Techniques of Child Therapy:
Psychodynamic Strategies (Second Edition)

动力取向儿童心理治疗

【美】Morton Chethik 著

高桦 闵容 译

赵丞智 审校

中国轻工业出版社

图书在版编目（CIP）数据

动力取向儿童心理治疗／（美）查特尼克（Chethik, M.）著；高桦，闵容译. —北京：中国轻工业出版社，2014.9（2020.6重印）

ISBN 978-7-5019-9823-4

Ⅰ. ①动…　Ⅱ. ①查… ②高… ③闵…　Ⅲ. ①儿童－精神疗法　Ⅳ. ①R749.940.5

中国版本图书馆CIP数据核字（2014）第147580号

总 策 划：石　铁

策划编辑：阎　兰　　　　　　责任终审：杜文勇

责任编辑：阎　兰　　　　　　责任监印：刘志颖

出版发行：中国轻工业出版社（北京东长安街6号，邮编：100740）

印　　刷：三河市鑫金马印装有限公司

经　　销：各地新华书店

版　　次：2020年6月第1版第3次印刷

开　　本：710×1000　1/16　印张：19.00

字　　数：210千字

书　　号：ISBN 978-7-5019-9823-4　定价：45.00元

著作权合同登记　图字：01-2014-1282

读者热线：010-65181109，65262933

发行电话：010-85119832　传真：010-85113293

网　　址：http://www.chlip.com.cn　http://www.wqedu.com

电子信箱：1012305542@qq.com

如发现图书残缺请与我社联系调换

140898Y2X101ZYW

推荐序

我做了将近二十年精神分析取向的成人心理治疗，直到近几年才发现儿童心理治疗经验为治疗师精准理解成人患者提供了独特的视角和方法。遗憾的是，目前在国内很少有系统叙述儿童心理治疗技术使用过程的读物供大家学习。在所有心理治疗流派中，只有精神分析涉及儿童心理发展理论和治疗技术的研究文献最全面且系统。从 S·弗洛伊德，A·弗洛伊德，M·克莱因，D·温尼科特，到 R·Negri，M·Harris 等精神分析学者们，对婴儿和儿童的人格发展理论以及儿童精神分析心理治疗做出过杰出的研究和临床实践。在精神分析电子出版物"PEP"网站上有四十多种精神分析理论和临床专业杂志，其中有三本杂志是关于婴儿、儿童和青少年的英文版杂志，这三本杂志代表了精神分析儿童发展与心理治疗理论和技术最前沿的研究成果及学术精华。而目前我国无论是儿童精神病学专业，还是心理治疗专业领域，尚没有成系统进行儿童心理治疗的研究与实践，也没有多少介绍儿童心理治疗的书籍。

我与中国轻工业出版社的编辑阎兰女士在一次谈到儿童心理治疗时，她说十几年前出版过一本精神分析取向的《儿童心理治疗技术》，作者是美国儿童心理治疗师 Morton Chethik。她说近十多年有关儿童心理治疗方面的书籍出版的很少，而儿童心理治疗需求却越来越大并正逐渐受到专业人员的重视。所以出版社想再版这本书的中文翻译版本，她希望我能主审一下这本书的原翻译稿，原因是中国近十几年来无论在精神分析心理治疗实践，还是在治疗师培训方面都有了很大的发展和变化，我们对精神分析的理解也越来越准确和深刻，她希望我对原翻译稿中有关精神分析理论和技术之术语以及一些治疗性表达进行重点修改。鉴于我近几年也在研究和实践精神分析取向儿童治疗及儿童游戏家庭治疗，以及自己对精神分析儿童心理治疗的兴趣，故此欣然接受了这个任务。

本书作者 Morton Chethik 是美国密西根大学精神病学系教授，他曾经是美国密西根精神分析协会儿童心理治疗项目负责人。他在这本书中描述了精神分析取向儿童心理治疗的特点与操作过程。他借助大量实际案例，所描述的儿童心理治疗过程层次结构清晰且操作过程详细，非常适合初学者或作为想了解儿童心理治疗的专业人员的入门读物，同时书中对心理动力学评估方法、与儿童父母工作方式以及游戏治疗过程比较详细的描述，也会给高年资心理咨询和治疗专业人员以极大的临床思路启发及特别收获。

本书首先从儿童未发育成熟的基本人格特征，到结合具体案例的动力学评估维度与过程，以及游戏在儿童治疗中的作用，对精神动力学取向儿童心理治疗做了介绍。紧接着用四个具体治疗案例说明在动力学儿童治疗中如何针对儿童父母进行工作，并提出针对父母的工作目的和两种干预方式：父母指导和移情养育，工作目的是治疗和改善亲子关系。之后作者结合具体案例对动力学儿童心理治疗实际操作过程进行了详细的描述，本章节的描述能特别满足初学者和那些想详细了解动力学儿童治疗过程读者的需求。本章节同时从不同儿童心理病理类型：神经症、病理性格、边缘性问题、自恋性问题，分别结合具体案例详细描述个案问题及背景、心理动力学技术性评估和游戏治疗过程，并分别对每一个案例治疗过程的重点进行了总结。所描述案例评估、案例概念化和治疗操作过程十分明晰，极其利于学习。作者在本书最后一部分详细描述了两个案例，一个案例的病理性位置在俄狄浦斯期，另一个案例的病理性位置在潜伏期，这部分也对儿童所面临现实创伤焦点问题（父母离异、居丧）的治疗干预方法进行了描述。与此同时，所呈现的治疗过程更加侧重对实际治疗操作特点和细节的描述，读者将会对动力学诊断性评估和治疗过程产生深刻印象，并将对自己理解个案和临床实践产生影响。

作者在本书中所呈现个案的年龄都在 6-12 岁之间，大部分个案人格发展基本上度过了俄狄浦斯期和潜伏期，有些个案进入青春前期。即使是作者所呈现的边缘性个案，案主儿童的自我功能水平也接近神经症结构水平。我个人感受本书所呈现的动力学治疗尽管在治疗中使用了儿童游戏，但还是有比较多的解释技术，这些解释大多是围绕俄狄浦斯情结进行的，有较多经典精神分析理论和技术的特征。

　　精神分析取向儿童心理治疗区别于成人心理治疗的重点更多不是在于人格发展理论，而是着眼于治疗设置和技术操作的方式上。对于儿童治疗，随着儿童个案年龄越小，特别是为那些 5-6 岁之前幼儿做心理治疗时，治疗的时空设置可能越灵活，比如在治疗频率上，见不见治疗师可以由幼儿的需要决定，D·温尼科特称之为"按需索取"（on demanding）治疗；在治疗的空间位置上，治疗师可以从自己的座位上下来，与幼儿一起坐到地板上成为幼儿指定游戏中的一个角色。显然，要成为这样的儿童治疗师，我们所面临的学术挑战和治疗师自己人格问题挑战要比成为成人治疗师大很多、也严峻得多（这可能就是儿童心理治疗师很少的原因之一吧）。对与更小儿童进行心理治疗感兴趣的读者可以参阅即将出版，由我翻译的 D·温尼科特做的一个儿童治疗记录逐字稿《皮皮的治疗过程》（暂定中文名字，The Piggle）。

　　针对儿童的系统心理治疗在中国刚刚开始，很多儿童及其父母需要专业的帮助，需要帮助他们健康养育和成长，这是时代赋予当代中国精神卫生和心理学专业人员的职业使命，也是我们的兴趣所在。这可能需要付出更多精力、努力和资源去学习成为有能力胜任的心理咨询师，心理治疗师，精神科医师，精神科护士，儿科医护人员，社会工作者，婴幼儿养育者和教育者以及幼儿园老师等。以上的这些人员就是最适合成为帮助儿童成长的专业人员，而 Morton Chethik 的这本《动力取向儿童心理治疗》就是最适合我们学习成为各自领域中具有心理动力学知识和技能专业人员的入门读物。在阅读本书时，如果您有些精神分析理论和技术基础读起来会容易些；如果您还没有接触过精神分析概念，想必书中作者对儿童心理深刻的理解和出神入化的技术操作，以及儿童在治疗中获得的健康人格发展，家庭亲子关系的出奇改善，都将会唤起您对一个新专业领域的好奇感和探索欲望，如果是这样，我们就可以一起学习和工作。（Email：zchengz@163.com）

赵丞智　于北京回龙观

2014 年 07 月 09 日

译者序

本书结合实例，深入浅出地介绍了儿童心理治疗的理论和技术，尤其侧重于对案例的详细陈述和分析，是一本指导性较强的著作。全书共分四部分：第一部分为儿童心理治疗简介，主要论述儿童心理疾病患者的人格特征和游戏治疗的作用；第二部分介绍治疗师与儿童患者父母的工作；第三部分介绍治疗过程的基本原理，分别阐述了对神经症儿童患者的治疗、对性格病态儿童患者的治疗、对自恋障碍儿童患者的治疗等；第四部分介绍治疗案例。本书是儿童心理治疗工作者的必读图书，对儿童父母、儿童教育者、心理学爱好者也会有所帮助。

本书作者 M. 查特尼克（Morton Chethik）是美国长年从事儿童心理咨询工作的临床专家，他撰写的本书第一版在美国及全球有很大影响，这里翻译的是他进一步补充了实例后的第二版，因此更臻成熟和完善。本书作者采用的是心理动力学的治疗技术，即常说的精神分析疗法。书中提出在儿童治疗中要做到对儿童本身的治疗和对父母的治疗并重，因为家庭是儿童成长的重要背景，儿童往往是家庭心理病理的承担者和表现者。本书注重游戏在儿童治疗中的作用，认为游戏是儿童与外部世界沟通的天然桥梁，只有借助游戏才能真正走进儿童的内心世界，儿童心理治疗师同时必须成为良好的游戏者。作者指出要根据儿童不同的病症特征采用不同的治疗方式，书中对神经症儿童、性格病态儿童、边缘型儿童、自恋障碍儿童以及经受父母离婚或亲人丧失产生反应紊乱的儿童进行了分别的探讨。全书贯穿了作者长期的思考，处处闪烁着作者长期从事儿童心理治疗工作的智慧结晶。他把自己的经验毫无保留地奉献给了读者，这一点值得我们敬佩。

我非常高兴把这样一本好书翻译出来，介绍给更多的朋友去读。近一年来，我在江西南昌从事一项繁忙而有意义的工作，即使这样，在夜半时分，我也兴趣盎然地翻译本书，希望它早日带着墨香出现在读者的手上。我非常感谢我的博士导师杨治良教授，他一直在鼓励我继续专业的学习和研究。感谢胡竹菁教授和闵容同学的支持，闵容同学翻译了第六、八、九、十一、十二章，为此书的出版争取了宝贵的时间。另外，Bentson、李之谷、吴水生等朋友给予了很多帮助，我的父母家人和女儿皎皎也尽可能地为我翻译提供后援，在此一并表示感谢。对于译者来说，翻译的过程也是学习的过程，我翻译了七个章节以及前言和各部分的导言，并进行了全书的校译统稿，受益匪浅。但是，由于心理动力学的基础不厚，而且时间仓促，难免会有翻译得不妥甚至错误之处，恳切地希望读者提出宝贵意见，以便改正。E-mail：ghwa@21cn.com

高　桦

2002 年 8 月

前　言

对于致力于提高儿童心理治疗技巧的学生（其中包括儿童精神病学、临床心理学和社会工作系的学生等）和更为高级的专业心理治疗从业者来说，这本《儿童心理治疗技术（第二版）》均能够为他们的专业训练提供指导。

在本书第一版中讨论了一些案例，而这次修订的主要原因是对这些案例进行了丰富和充实，通过一步一步的具体陈述，详细地描述了对儿童及其父母进行咨询的临床过程的特点。另外，在本书的最后还增加了两个详细的案例，记录了从接收患者到治疗结束的全过程，从而与大家分享我在案例中的所思所想和所做出的反应。在压缩的案例报告中很难详细说明的治疗技巧在这些案例中得到了充分的阐述。

本版另一处修订与我们对"游戏"在儿童治疗中作用的理解有关。尽管在第一版中也有对游戏的讨论，但是在最近十年中有关游戏在儿童成长中的作用、游戏在治疗时间中的使用以及游戏加强医患联盟（儿童与治疗师）等方面的文献极大地充实了游戏研究的内容。在本书增补的第三章"游戏的重要作用"中对这些内容进行了回顾，并做了临床说明。对于儿童治疗执业者来说，理解游戏的功用是至关重要的。

这个版本保留了第一版中心理治疗的一些基本定义和概念，以及运用多种心理病理学理论进行的讨论和说明。这个版本保留并进一步充实了评估过程（assessment process）以及向患儿父母开展咨询工作的多种方式，从而使读者通过这一个扩充后的版本就能够很轻松地领略临床理论和临床案例。

目　录

第一部分　儿童心理治疗简介 ……………………………………………… 1

导　言 …………………………………………………………………………… 3

第一章　儿童患者基本人格特征 …………………………………………… 5

　　一、儿童自我的变动状态 …………………………………………… 6

　　二、儿童的行动需要：游戏的功能 ………………………………… 11

　　三、儿童的依赖状态：父母的作用 ………………………………… 15

　　四、儿童的发展过程：成长的需要 ………………………………… 19

　　五、治疗师对儿童患者的逆反应 …………………………………… 22

　　参考文献 ……………………………………………………………… 25

第二章　评估过程及其在治疗过程中的作用 ……………………………… 29

　　一、伊曼诺及其家庭的评估过程 …………………………………… 29

　　二、心理动力学技术性评估 ………………………………………… 37

　　三、对治疗的意义 …………………………………………………… 43

　　参考文献 ……………………………………………………………… 46

第三章　游戏的重要作用 …………………………………………………… 49

　　一、游戏的界定 ……………………………………………………… 49

　　二、对于成长的作用 ………………………………………………… 50

　　三、游戏及其客体关联 ……………………………………………… 51

　　四、对儿童治疗师的意义 …………………………………………… 51

　　五、临床资料 ………………………………………………………… 52

　　参考文献 ……………………………………………………………… 58

第二部分　与患儿父母工作 ··· 59

　导　言 ·· 61

　第四章　父母指导和移情养育 ······························· 63

　　一、案例 1 ··· 64

　　二、案例 2 ··· 67

　　三、案例 3 ··· 69

　　四、案例 4 ··· 71

　　五、移情养育 ··· 74

　　参考文献 ·· 79

　第五章　亲子关系治疗 ··· 81

　　一、临床资料 ··· 83

　　二、讨　论 ··· 88

　　参考文献 ·· 90

第三部分　治疗过程：基本原理 ····························· 93

　导　言 ·· 95

　　一、心理病理 ··· 95

　　二、心理治疗概念 ··· 96

　　参考文献 ··· 102

　第六章　神经症儿童的治疗 ································· 103

　　一、佛瑞德：生活背景、发展史和治疗中呈现的问题 ········· 103

　　二、心理动力技术性评估 ································· 107

　　三、治疗过程 ··· 111

　　四、总　结 ··· 127

　　参考文献 ··· 128

　第七章　性格病理的治疗 ····································· 129

　　一、罗杰：案例概述和首次咨询 ······················ 132

　　二、诊断评价 ··· 134

三、治疗过程 ·· 136

四、总　结 ·· 143

参考文献 ·· 144

第八章　边缘性儿童的心理治疗 ·················· 147

一、对早期客体关系理论的回顾：边缘性和自恋性紊乱儿童的

发展背景 ·· 147

二、马修：案例概述和诊断思考 ·················· 151

三、诊断性评估 ·································· 153

四、治疗过程 ·································· 156

五、总　结 ·································· 166

参考文献 ·································· 167

第九章　自恋障碍儿童的治疗 ·················· 169

一、汤姆：背景、发展史和症状 ·················· 170

二、治　疗 ·································· 172

三、总　结 ·································· 182

参考文献 ·································· 183

第十章　焦点问题的治疗 ·················· 185

一、准备过程 ·································· 186

二、案例 1：离婚的冲击 ·················· 187

三、案例 2：居丧反应 ·················· 193

四、总　结 ·································· 201

参考文献 ·································· 202

第四部分　治疗过程：详细阐述的文本 ·················· 205

导　言 ·································· 207

第十一章　安迪的病例 ·················· 209

一、引言：俄狄浦斯期 ·················· 209

二、治疗的最初 4 个月 ·················· 225

三、中期阶段 ·· 234

四、后期治疗阶段和结束期 ·································· 243

附录：对幼儿性欲的否认 ·································· 254

参考文献 ·· 256

第十二章 玛格丽特的案例 ·································· 257

一、引言：潜伏期 ·· 257

二、玛格丽特治疗阶段的第一个月 ···················· 270

三、对玛格丽特及其父母的继续治疗 ················· 275

四、玛格丽特及其父母的中心问题 ···················· 280

五、结束期 ·· 285

参考文献 ·· 288

第一部分

儿童心理治疗简介

第一章　儿童患者基本人格特征

第二章　评估过程及其在治疗过程中的作用

第三章　游戏的重要作用

导　言

　　本书的第一部分向读者介绍了儿童患者的基本人格特征，使读者对于儿童的情感和认知世界有一个更深的了解；同时，比较儿童患者与成人患者在治疗准备方面的差异，第一章和第三章具体讨论了这些差异。其中一些差异源自于儿童的"不成熟性"（immaturity），他依赖父母，并处于持续的成长发育过程之中。这些差异改变了成人治疗的过程和形式，而且有时还会改变治疗目标本身。第一部分阐述并讨论了儿童治疗中所要做的必要调整。

　　与治疗成年患者相比，在与儿童的工作中，最重要的调整是患者与治疗师之间交流的基本形式。所有心理治疗的重要目的是与患者的情感生活一起工作。游戏作为儿童表达情感的重要模式，成为治疗师与大多数儿童交流的主要媒介。第三章向读者介绍了这种媒介方式，集中讨论了游戏无论在儿童阶段还是在成人阶段都对人格发展起到了重要作用。这一章描述了怎样布置游戏场地，怎样推动游戏进展，还有当游戏展开后怎样利用它来开展治疗等内容。通过临床资料，这些内容在全书中都有所体现。

　　第一章和第三章全面介绍了儿童治疗的过程，而在任何案例中评估过程（evaluation process）都能够提醒治疗师注意到在特殊的儿童治疗中将可能出现的情况和问题，评估是治疗本身的"开始"。第二章中讨论了如何实施评估，如何构建一个心理动力学的临床模型，如何利用有效的人格评估来勾画、预期和促进治疗过程。

第一章　儿童患者基本人格特征

在开始儿童心理治疗之前，很有必要先了解儿童期的各种状态和儿童的世界。本章的目标是"构建平台"，对儿童患者确立一个基本的定位。一个很常见的不良倾向是将成人世界和治疗成人的模式引入儿童治疗。在成人心理治疗中，大多数治疗技巧是针对成年患者相对稳定的结构化的人格和自我而形成的。而儿童的特征是其人格还处于发展变化的状态之中，自我还是不成熟的。儿童的防御还很脆弱，认知能力还很低下，焦虑很容易被激发，超我的发展十分有限，魔术和全能感还牢牢存在于他们的意识之中，这些人格特征对于治疗有何意义？在本章中将讨论以下五个问题：

（1）**处于变动状态下的儿童自我**。儿童的自我是脆弱的，不成熟的，从而他们是一类特殊的患者。

（2）**儿童的行动需要：游戏的功能**。行动是儿童的主要工作方式，治疗师必须成为一个游戏者。

（3）**儿童的依赖状态：父母的角色**。一个重要的任务就是理解并经常调整儿童所在家庭的动力。

（4）**儿童的发展过程：成长的需要**。治疗师对于儿童来说，是一个真实的客体，一个可以认同的人物，可以作为儿童"成长的促进者（developmental facilitator）"。这一特性包含于治疗关系之中。

（5）**对儿童患者的逆反应：治疗师的内在反应**。儿童患者会唤起一种独特的情感"损耗（wear and tear）"反应，这种反应必须得到理解。

一、儿童自我的变动状态

根据发展的特征，儿童的自我与成年人相比正处于流动变化之中。它持续地改变和退行（regress），类似于世界的初始过程。自我的边界经常具有流动性，特别在承受压力的时期。初级过程（primary process），我们知道意味着一个心理上逻辑性中断或缺乏的状态，潜意识成分通过原始的形式表达出来，对当前没有觉察。在儿童心理治疗中，除个别案例外，"见诸行动（acting out）"是儿童治疗中的主要内容。儿童倾向于用直接行动和游戏来外现他的愉快、焦虑和障碍（Olden，1953；Freud，1965；Anthony，1964）。Davies（1999）讨论了会引发儿童破坏行为的一些具体的焦虑：对攻击感的反应，对失去父母爱的害怕，对身体功能控制的失败感，被同伴拒绝的害怕和痛苦，由不充分的现实检验和魔术性想法造成的恐惧，等等。

为讨论这个问题，我们很有必要了解一个儿童患者。马克，5岁半，在他的评估和早期治疗过程中，他的情感状态富于变化，生动展现了儿童期的状态。他是一个有着精神困扰的小男孩，他的表现也时常有些夸张，通过他我们可以说明在治疗儿童患者过程中可能出现的所有问题。

临床资料

马克因长期的挑衅性打斗和经常的失控行为被送来治疗。马克个头矮小，但是发育良好，一看就是一个时刻"准备行动"的孩子。他看上去很顺眼，身材均称，肤色较暗，很像他的妈妈。他一刻不停地行动，从一处到另一处时他总是不好好走，而是攀爬、拐着弯走，或是猛冲过去。

他的父母说他经常和其他人特别是和他母亲打架，他们已经对他毫无办法了，他们曾经尝试了所有可能的做法——与他交谈，同他讲理，惩罚他，打他的屁股，甚至曾经每天特别给他设半小时的"马克时间"等，但均告失败。

看他的病史，马克在他两岁时开始出现问题，当时他的母亲怀上了他的弟弟理查德。（马克总共有两个兄弟：哥哥金森比马克大两岁，弟弟理查德比马克小两岁。）那年夏天特别炎热、潮湿，马克的母亲 L 夫人在那一段孕期感到非常困难和疲倦。马克在学步期非常活跃。L 夫人发现自己对马克的态度也有变化，她变得很易怒，缺乏耐心。在生理查德的前一个晚上，她给两个孩子讲即将来临的分娩，马克从此开始从他的小床里往外爬。

当 L 夫人带着新婴儿回到家里，马克的问题更严重了。一天晚上她发现他在小床上骑跨在婴儿身上，她开始每天晚上把马克锁在他自己的房间里。由于马克激烈的抗议，她妥协了，不再锁他的门，但是他不断地从他的小床爬出来。马克的父母为了让他呆在床上，把他小床的护栏加固得越来越高。但马克表现出令人不可置信的能力，为了获得自由居然能够逾越所有的障碍。

这种反叛的模式扩散到了家庭生活的各方面。在如厕训练中，马克被要求坐在马桶上，但只要他起身，就会搞得一塌糊涂。他的母亲为此非常恼火。马克 3 岁时接受了大小便训练，但在评估中他夜晚经常遗尿，白天也偶尔会尿湿裤子。他母亲还描述了他挑衅性污染行为——他时常脱下裤子，在邻居的草坪上拉上一泡大便。

随着马克长大，他的视野有所拓展，他的反社会行为也扩展了。他似乎成了社区里令人恐怖的对象，他经常攻击社区里的朋友们，他会无缘无故地突然给别人一记重拳。他带头突袭邻家的院落，还会打开别人家的水龙头，让厨房和地下室水流成河。他母亲自嘲说因为他，他们家成了所在街区中"非常出名"的一户。

尽管我们对他具有行为困难和失控行动的历史有所了解，还是没有充分预料到他在开始治疗的最初几个月中表现出的狂怒。在每次会面时，没有几分钟，马克就会完全失控。惊恐、攻击、自我破坏在他的行为中表现非常明显。以下面这次早期会谈为例。

马克一进办公室就很快进入房间开始玩积木。过了不大一会儿，他设计创造了一个情境：在一个房间里有一个妈妈床和一个爸爸床，婴儿床在另一个房间里，接着妈妈床和爸爸床发生了激烈的战斗，爸爸床经常占上风。打斗的声音传到了隔壁，让婴儿床十分害怕。

突然积木飞散开来，积木房间倒塌了。很快马克又开始在家具上攀爬，不听治疗师的任何警告；他跳起来一次又一次把自己摔进长沙发，直到摔疼了胳臂。他疼得哭了起来，这才消停了几分钟。突然他又起身了。现在他决定脱掉鞋袜，在裤子上撕一个洞。他看起来狂怒异常，打翻所有的椅子，扔枕头，向治疗师大喊大叫。他非常害怕，喊叫他的妈妈。然后，马克和治疗师就去见了他的妈妈。他脱下裤子，企图在地板上撒尿，至此结束了这次会面。可以看出，马克的游戏很快诱发了与之相关的恐惧。前面提到的最初的玩具场景就是一个例子。儿童表达焦虑的典型方式是通过肌肉运动来发泄。从而，当马克对他游戏所揭示的性材料感到焦虑时，他通过喊叫、投掷、打斗这些儿童语言来表达他的焦虑。

治疗两周后，马克的父母在"紧急"会面中报告马克严重攻击了一个男孩（他扯着那个男孩的夹克衫的兜帽，把他拖了整整一个街区），从此他们不得不陪着他上下学。校长警告说这个事件加上马克以往的问题，可能意味着马克将被学校开除。

很显然，治疗师需要对马克建立起强硬、严格的控制。在最初的麻烦之后，治疗师把房间中所有可以"投掷"的物品如椅子、枕头、纸张等都收进壁橱，并把壁橱关好。给马克制定了攀爬规则（如不允许穿鞋子上到桌子和沙发上），让他毫无例外地严格遵守。治疗师陪着马克到洗手间，如有必要随时进去。在早期的治疗阶段中建立安全的环境和结构，治疗师需要通过语言和行为将控制与惩罚区别开。例如，在早期治疗阶段时常需要治疗师抱住马克。马克可能以为要受到伤害，不时地看起来很惊恐。这时治疗师会向马克解释说他抱住他是为了让他不破坏东西，不让马克自己受到伤害，只要马克平静一点，治疗师就会把他放开。当情况缓和了，治疗师会进一步解释他为什么要控制马克，即使马克仍然担心治疗师要伤害他。

开放的治疗环境使引发马克害怕的内在材料（如妈妈床和爸爸床）显现出来，治疗师明显观察到马克的退缩、恐惧和混乱。Anthony（1982）用认知观点这样描述儿童：

> "儿童，就像皮亚杰最早指出的那样，被自我中心所控制。他不是一个自觉的思考者，因此与青少年和成人具有根本性的区别。在本质上儿童的头脑是具体的，单纯操作性的，对当前负责的。儿童从来不会思考他正在思考什么，从而限制了他思考的能力。在时间和空间相距较远的想法和事件之间建立自然的联系，这对于儿童来说还比较困难。"

在治疗过程一开始，儿童自我的相对不成熟的状态就有所涉及。

动机能力

在治疗之初，儿童缺乏基本的动机能力（Tyson 和 Tyson，1986），与之相比，有潜力的成人患者就具有多种不同的能力。起初，成人会回顾自己当前的情感生活，意识到自己存在严重失败之处。例如，他承认自己与异性建立有效关系时屡遭失败，从而得出结论他自己不知何故存在着一定问题。或者他认识到虽然自己很聪明，却一直做不出工作业绩。他会设想如果他的问题解除了，他就会在异性关系和工作方面有所成功。能够潜移默化促成这种改变的因素就是心理治疗，因此他可以放弃抑制和阻抗进行治疗。成人患者从而具有大量的自我的能力，其中包括观察当前状态的自我观察能力和预见将来良好状态的预期能力。儿童患者根本不具有这些能力（Rees，1978）。在前面介绍的早期会谈中，马克很明显想逃离这个令他害怕的新环境。治疗环境是一个引起恐慌的地方，他参与治疗只是为家庭所迫。他的态度在儿童中很典型，而在成人患者身上我们从未见到过这种明显动因。

然而有趣的是，在早期治疗阶段马克表达出了情感资料，妈妈床和爸爸床（性活动）惊吓了婴儿床。马克并不是有意识地将这些材料传达到治疗之中的。潜在的本能资料在儿童的游戏和行动中表现出来，这成为儿童治疗中的导向力量。但是，如果认为儿童是作为治疗的参与者为治疗"提供"了这些资料，那就是一种误解。

忍受痛苦和焦虑的能力

马克和大多数孩子一样，根本不能承受自己存在问题的想法，这和成年患者有所不同。承认内在问题的能力在一定程度上取决于他能够忍受少许焦虑和不适的能力。儿童有很大倾向将所有问题外化，归咎于外界（Bornstein，1948）。例如，当治疗师指出马克在学校里可能有"打架问题"，马克马上辩护他的行为很正当。他知道同学们都很恼怒他，都打算揍他一顿。如果采用"你的意思是你班上的同学都想揍你一顿？"这种逻辑来质询他，就没能理解他将过错投向外界，以便摆脱不良处境的心理需要。像马克这样的儿童患者在治疗的早期并不是积极的参与者。

治疗师是恐惧客体

父母给马克描述治疗师是"一个会谈话的、帮助你的人"。在马克看来，治疗师只是企图哄骗他对陌生新环境中种种危险不要害怕的骗子。他的反应是惊恐和攻击。他最清晰的愿望就是离开令他焦虑的环境，逃避治疗。儿童很少能够建立起早期治疗联盟。很多刚做这项工作的儿童治疗师将自己视为希望对他们有所帮助并且关心儿童患者的人，但是，儿童对于治疗师的印象很少能与治疗师的想法相符。

总之，儿童很少具有早期治疗动机，他们想从产生焦虑的环境中逃走，并将他们自己所体验到的攻击打斗动机投射（将自己的内在感觉外归因于别人）到治疗师身上。儿童的自我状态造成他们通常是不情愿的病人。一般来说，由于儿童自我尚未成熟，还非常脆弱，作为儿童工作者一定要尊重这种脆弱。一个儿童工作者还需要理解儿童能够忍受挫折的程度，必须与儿童的感觉状态同调（Harley，1986）。建立治疗联盟，帮助儿童意识到他们自己内在的困难，对于治疗师来说是在治疗早期阶段的一项重要任务。

二、儿童的行动需要：游戏的功能

在成人心理治疗中，传递患者情感生活的基本方式是言语化。对于儿童，他们思考功能和象征形成（symbol formation）能力的次级过程（secondary process）都处于发展之中。言语化对于儿童来说是困难的，尤其在情感表达方面（Peller，1954）。儿童的自然倾向是像马克那样用身体行为来释放所有的不安和紧张。

儿童确实学习了成人世界的"语言"，他们常使用成人语言是为了传达信息的需要。马克在会谈早期告诉治疗师他是因为"打架问题"来这里的。这不是一种自我观察，而是一种把治疗师投入困境的防御方式。马克根本不觉得打架有什么问题——确实，在他投射出的充满敌意的世界里，打架是生存的必然方式。

儿童通过行动的（一部分语言的）方式——游戏来自然地发展并建设性地表达他们的情感世界（Sandler，Kennedy，& Tyson，1980）。游戏源自于儿童的内在生活，因而能够典型地说明主要的冲突（conflict）或防御（defense）。当一个6岁孩子佩带着两支6发子弹枪和司法长官徽章在家里大摇大摆走路时，他常常是为了处理他自己无助而渺小的内在自然感受。他通过幻想，暂时控制了渺小的感觉。在整个儿童期，他通过多种不同的形式进行这个过程。就像Anthony（1986）指出的那样，"在游戏的语言中，儿童患者能够更加自由自在地交谈，较少设防，这是因为儿童前意识（preconscious）认为游戏这一特殊领域不承受日常生活的压力和要求。"

儿童治疗师需要将这种介于原始行为和言语化之间的沟通交流形式作为工作的资本。实际上，治疗师的办公室应该是一个"游戏场"，纸张、蜡笔、剪刀、积木、玩偶等散放其中，这能使儿童的内在人格活起来，而儿童的内心世界就能够投射出来。儿童治疗师的任务就是促使儿童的故事显现出来。下面的临床资料展现了游戏在马克的早期治疗阶段的发展情况。

临床资料

马克在治疗早期的极端行为表现出他男人的融合恐惧，但是慢慢地某个主题就变得清晰可辨易于处理了。在治疗时间里他对治疗室和治疗师感到恐慌，害怕与母亲分开。通过他的行为而不是他的言语，马克表现出他害怕吊灯、害怕隔音壁上的孔、害怕壁橱及壁橱门。治疗师和马克玩起了充满活力的游戏。这是一个关键点，治疗师将马克所表现出的害怕转入游戏形式。治疗师宣布一个游戏名叫"刑罚室"，这描述出马克对治疗室的畏惧。将壁橱当作"刑罚室"，通过介绍，马克进入了游戏。他或治疗师被关了好几天。他们挨了打或挨了饿，或是无水可喝。马克哭喊着。只有当游戏重复了许多次之后，直接的言语才有意义。那时治疗师才能够宣布："如果你认为在这儿可能发生那些可怕的情况，你又踢又打就并不奇怪了。"

转而，马克决定玩"起居室"游戏。他敲门进入"起居室"，而不是治疗室。他很舒服地坐下，要食品和牛奶，治疗师在游戏中给了他。治疗室变成了家，治疗师成了给予的母亲，马克因害怕分离引发了这个游戏。

经过一个月的治疗，马克使用了更多的游戏。主题常常是危险、攻击、反击和胜利。例如，枕头成了怪物，猛一下扑到他身上。起初他被打倒了，但是接下来他自己变成一个狂啸的怪兽，打败了对手。而且，他会继续作怪兽去搜寻家具或治疗师。治疗师开始将马克咆哮的失控的性格成分定名为"狮子部分"。"当你害怕时，你就变成了狮子。""那儿，我们又看到了狮子。""马克的狮子部分给马克带来了多少麻烦？""他从来不知道狮子将会干什么——它会怎么样突然出现。"马克的行为常常很冲动。有一天他把他喜欢的一个蚀刻绘画玩具摔得粉碎，这个玩具是他对自己的设计成果感到很得意而拿给治疗师看的。治疗师确认每当狮子爆发后马克自己都会感到震惊和诧异。"接下来马克会发生什么呢？"治疗师和马克一同思量这个问题。

马克的狮子部分并不在意警告和安全的一般规则，有着鲁莽的特质。马克拿了一只"大力鼠"玩偶到治疗室，他说这只大力鼠陪他睡觉。在这个咨询时间里，大力鼠很危险地卧在窗台边上，在马克的帮助下摇摇摆摆掉进下面的深渊。或者大力鼠被放置在游戏桌的最顶端，风把它吹下来，掉向下面山谷的大石头，但是最后时刻，大力鼠却安然无恙地飞走了——它是不会被伤害的。

马克的常见行为中有一个问题就是他有着游戏危险的需要。他的母亲报告说他在大街上全速骑他的两轮车，一点儿也不顾及汽车。这个鲁莽的孩子这样在交通繁杂的地段穿行过好几次。一天，治疗师接到电话说马克在雨中爬到了一个有着很陡斜坡的房顶上。起初，治疗师曾用平静而严肃的口吻谈起这些事件，马克做出一副很自信的样子。但是这次房顶事件使得治疗师警告马克他性格中的狮子部分有一天会把他带得太远，会发生一些事情使他再也难以改变，再也无法弥补。马克这才流露出强烈的害怕反应。他突然精疲力竭，躺在沙发上吸吮手指，摸耳朵，摆弄"鸡鸡"。他告诉治疗师他可能要倒下死掉了。

马克的狮子部分逐渐变得更自我异质性了。在一次咨询时，与治疗师进行了激烈的争论之后，马克开始思索。他告诉治疗师他很难做好了。治疗师对马克承认这是一个问题，但是他觉得自己能够帮助马克。马克开始吐露心声，这些内容曾在他们的游戏中有所表现。他告诉治疗师有一个男孩名叫加里，不是马克，他很野蛮但是害怕鬼。马克在治疗室制造"夜晚"（让房间暗下来），重现了一些情景。一个强盗来偷钱，加里很害怕。甚至当这个强盗被关进了监狱，他还会逃出来惊吓这个孩子。治疗师提示马克是他自己每天晚上都很害怕，好像有很多噩梦，马克想知道治疗师能不能"把它们赶走"。

另外，马克开始检查身体各部分受的伤，并承认对打碎了东西感到不安。污染的问题也显露出来。一天治疗师和马克做火车旅行的游戏（两个椅子摆在一起），马克突然从裤子里制造"污物"（"doo"）。他拿出假想的"污物"，把它扔到治疗师脸上，说治疗师恶心以至于自己不能看他。治疗师提醒马克如果他时常在课堂里"制造污物"，那是让人很难忍受的。马克很悲哀地说他在班里的绰号是"内裤"，"你知道这是什么意思——肮脏的内裤。"

马克在治疗室的行为有了戏剧性的改变。有时他能够讨论他的一些害怕并表现出焦虑，不过他仍吃着他的大拇指。他也能全神贯注于创制工艺品，在这方面他颇有技巧。他绘图精细，并能用"乐高"拼装玩具和积木建造出具有护城河、炮塔和有趣城墙的复杂城堡。

马克从怪异的行为转化为关注内部的感受和忧虑，这时，治疗联盟开始以较为成熟的形式建立起来。

在前面的临床案例中，治疗师从一开始就致力于在儿童患者的失控行为和游戏之间架起一座桥梁。马克偷偷摸摸地看壁橱，治疗师就设计"刑罚室"的游戏集中表现马克的害怕和恐惧。游戏展开以后，马克的焦虑开始以治疗师和马克自己都能观察到的连续的形式出现。只有那时治疗师才能进行言语整合——"如果你认为在这儿可能发生那些可怕的情况，你又踢又打就并不奇怪了。"游戏的一个主要功能就是改变儿童在焦虑时所产生的未加修饰的强烈情感，并为这些情感的表达提供自然的载体。

由于游戏源自于儿童的内在生活，它能够很典型地说明其内在的主要问题。在一段治疗之后，马克就导入了"大力鼠"的游戏。大力鼠面对各种可怕的灾难，但最终都能够逃脱。例如，大力鼠从高山上吹落下来掉进深渊，就要粉身碎骨，在关键时刻它使用超能力飞走了。大力鼠很明显是自体表象（self-representation），也就是，它描绘出马克自己。马克很弱小，经常害怕成年人的世界会袭击自己——他对毁灭和阉割充满恐惧。他就像大力鼠一样，面对或激发危险，他会"无畏地"面对，然后采用魔术性方式逃脱。当真实的马克害怕街上的汽车时，他就会骑着两轮自行车跑到交通中心地带，以蔑视各种危险。他游戏中的大力鼠表现出马克在处理巨大的内心焦虑时形成了逆恐惧的（counterphobic）个性应对风格。儿童治疗师的任务就是提供一个结构促使这些内在个性特征显露出来，从而使治疗师能够和儿童患者一起逐渐地认识和研究它们。

治疗师不仅要设置好游戏场景，而且还要成为儿童世界中的"游戏参与者"。当马克袭击治疗师，朝他怒吼时，治疗师就在马克的指挥下充当相应的角色。治疗师和儿童扮演成咆哮的怪物和受惊吓的人。同时，治疗师采用儿童能够理解的言语，向着言语化的目标努力。治疗师试图让马克认识他的人格组成——"狮子部分"。这种技巧以非评判（nonjudgmental）的方式（狮子不时地袭击打斗，但是也很勇敢）提高了马克的自我观察能力。之后马克和他的治疗师一起探究是什么激惹了"这只狮子"，使马克麻烦缠身。这样治疗师可以开始探察马克攻击行为的诱因和效果，但是只有借助儿童的游戏世界才能有效地达成这种沟通。这个理论将在后面的章节（第三章）中做进一步探讨，并贯穿于全书。

对马克的咨询工作在此看到了变化，他与治疗师的联盟正在形成。马克表达了他对自己行为的真实感受（"我很难成为好孩子"），确证了他可怕的梦，他对刮擦伤的担心，他的"污物"（污染）问题。他希望治疗师能够帮他摆脱这些烦恼。

一段时间的治疗很可能帮助儿童患者放弃了一些外在化的需要（externalization）（将问题排除在外，否认与自己有干系）。几个因素能促进内在觉察的发展。因素之一就是治疗师以接受的非评判性的方式来面对问题行为的寻常态度。例如，对于马克的打架问题。当治疗师集中关注并探讨马克的"狮子情绪"带来的这些行为困难时，马克就不会有受到打击的焦虑不安。他会为自己的力量感到自豪，虽然这时常让他陷入麻烦。因素之二是认同（identification）。当积极的依恋（attachment）形成后，儿童患者希望与治疗师发生认同。治疗师经常鼓励次级思考过程（推理的成熟模式、言语化等）。这样，马克的治疗师可以强调马克能时常使用他的"思考者"是多么好，或让马克知道即使谈话令马克感到害怕，治疗师对马克能聆听他的谈话还是印象深刻的。

三、儿童的依赖状态：父母的作用

另一个严重影响儿童治疗过程的主要差异在于儿童对于家庭有着明显的

身心依赖。儿童离父母最近，父母为他的成长发展提供主要动机根源——亦是快乐与恐惧的源泉。对于客体的爱和赞许的需要和对于客体丧失的恐惧共同塑造了儿童驱力（其冲动是可接受的）、自我能力（通过认同作用）和超我形成（对父母的禁令和价值观的内化）的发展进程（Ackerman，1958；Cutter & Hallowitz，1982；Fraibery，1954；Kessler，1966）。Davies（1999）列举了一些会显著影响成长中的儿童的"父母风险因素"（parental risk factors），如父母严重冲突、家庭破裂、严厉无情的父母管教、高压的家庭过程和虐待儿童。理解亲子关系是诊断过程的中心环节，而且如果有必要，调整亲子关系中存在的问题也是儿童治疗过程中要做的工作之一。

近年来，在父母与儿童之间的客体关系（object tie）方面有许多使用鲍尔比（J. Bowlby，1988）的依恋理论所做的社会科学研究。从本质上说就是无安全感的成人成为无安全感的父母，很快造成下一代人的困扰。独特模式在这些人口样本中表现明显。"轻蔑的"父母很可能养育出"回避型的"婴儿（Main 等，1985）。"忽视的"父母养育出"矛盾的"婴儿（Bartholomew & Homwitz,1991），"混乱的"父母则养育出"无判断力的"孩子（Main & Hesse，1990）。这些发现确证了父母对于儿童的情感发展有着极大的影响。

在治疗环境中，与患儿父母建立良好的工作联盟是至关重要的，因为儿童会明显地察觉到父母对于治疗的态度。Ritvo（1978）指出"就像父母为了儿童玩耍购买玩具一样，父母花钱请治疗师是为了减轻他们的不安和痛苦。"

不幸的是，对患儿父母进行的工作常常遭到抗拒或被视为画蛇添足之举。一些学者公开宣称很少或没有接触，另一些则勉为其难地承接起这个"负担"（Kohrman，Fineberg，Gelman，& Weiss，1971）。我的观点是父母工作是儿童治疗中绝对重要的方面，许多案例成功或失败均取决于这方面工作的质量。下面的材料集中介绍了马克与他母亲的交互作用。

临床资料

从马克的成长经历可以清楚看到马克和他母亲是一种长期对抗的关系。

每周与马克的母亲会谈，她都非常合作。并且很快接受建议，在家里有意识地建立起有效的限制，从而有助于开始控制马克的出轨行为。当我们逐渐认识到马克的混乱在一定程度上源于强烈的兴奋，L夫人（暗地里）建立了浴室保密制度，并减少马克在她穿衣服时进入她卧室的机会。

经过几个月的治疗，冒险的问题在马克的行动中表现非常突出。在治疗室，他爬高下低，好像他受到了某个障碍物的挑战，需要努力去征服它。比如，确定他是否能爬上最高的窗台并坐在那儿对于马克来说似乎很重要。但是征服危险的愿望从来没能得到充分满足。他接下来又会想知道自己能否在窗台上移动，如果这样也成功了，他又企图站起来做，如此等等。他的母亲对于他采用这种逆恐惧的方式来对付危险起了重要的作用，这一点逐渐地凸显出来。

一次咨询时间中，马克的母亲说起不会游泳的马克曾经有一次掉进了附近的池塘里，全家为此紧张了好几个小时。但是当她谈到这个吓人的事件时，一种纯粹很愉快的有特色的微笑浮现在她的脸上。马克非常的足智多谋：他自己发现了离家七个街区之外的池塘，他说服了保卫人员让他进去，尽管按规定他需要一位父母带领，他的身高恰好不到进入的最低标准122厘米（48英寸）。（马克在接受这一点的治疗时，他完全陷入了溺水的恐惧。）他的妈妈在讲述所有这些高度冒险的事件时，即马克在困难情境下侥幸脱险，很明显表现出她潜在的强烈的愉悦。很显然，马克获取大量的令人惊恐的行动机会从本能上说是得到了他母亲的强化。她以微妙的方式将自己的愉悦传递给了马克。她自己也意识到了，承认尽管马克的出轨行为让她担惊受怕，但也让她感到有些愉快。这些反应成为我们接下来的工作领域。

在与L夫人接触中，治疗师对于她有关马克的特殊评价留下了很深印象。她指出尽管马克可能比他的两兄弟麻烦事多一些，但他有着独特的潜能。他比另外两兄弟聪明，有着他们所没有的特别的坚忍，而且他在身体条件上是最有吸引力的孩子。她经常能让大儿子金森按她的要求做事，她把打算给他穿的衣服拿出来，他就会自己穿起来，没有一点问题。但是如果马克决定穿他自己选定的衣服，她只有放弃自己的立场，一点儿也改变不了他。当她说起这些事，她的特别微笑透露出她对马克所表现出的男性进攻性有着明显的愉悦感。

L 夫人与马克的这种特殊联系很早就开始了。马克一出生，她就觉得他特别漂亮，其中部分原因是马克全身都长着胎毛。有个家庭的玩笑话是他们应该从医院直接去理发店。另外，当 L 夫人还是孩子的时候，她的多发也是家里长年的话题。

L 夫人自我感觉除了与她自己的母亲有一段难相处的时间之外，她曾是一个快乐的孩子。她曾经为了增强自己的个性感觉，不得不步步为营地与母亲做斗争。这倒不是因为她母亲气量小，而是她想自己拥有完全的支配权。L 夫人记起在她策划自己 16 岁生日的甜蜜聚会时，她的妈妈试图插手所有的安排。女儿反抗，妈妈继续干涉，最后女孩就把聚会放在了一个朋友家里，整个聚会都是她自己操办的。婚后，她还是继续这种主张明确的行为模式。她妈妈总怀疑她是否把餐具放在了"适当位置"，对家具摆放提出意见，等等。L 夫人对这些想法完全抵制，结果是母亲和女儿相互之间反倒极其尊重。这种相互尊重可以通过与她妈妈和她妹妹之间的关系相比较看出来，她妹妹像一个孩子一样依赖着她妈妈。

L 夫人在回顾历史的基础上理解接受了治疗师的解释，她非常珍爱从来不会被击败的、精力充沛的小马克。因为他唤起并表现了她自己与她妈妈之间的积极斗争。当然，她一部分意识到马克需要强有力的权威的限制，但她内心的另一部分则希望看到马克永不屈服或不被周围的权威压倒。当她逐渐认识到她设置的限制不会使马克的精神窒息，她就能够心态不太矛盾地做出有效的命令。她利用技巧，还能够预期马克的"男性化"挑衅在何时会激发起她微妙的愉悦。而且治疗师发现，她很成功地控制了她给马克带来的影响。为了让马克的坚忍和活跃能够适当地表达，马克的母亲和治疗师一起又致力于新的工作领域。

在每一例具体的儿童治疗中，回顾过去与当前的亲子交互关系是一个重要的诊断需要。他们怎样相互作用，以何种方式，如果有的话，这种相互作用是否支持该儿童的病理症状？在马克的案例中，在意识层面马克的母亲非常支持治疗，并在治疗师的帮助下能够设置有效的限定，控制明显的性刺激。而在潜意识层面，这位母亲有效地强化了马克的蛮干和逆恐惧趋向，这一点日渐清晰。马克在实现他母亲潜在希望时会感到愉快，如果没有对马克采取治疗干预，就不可能改变他的这种快感。

这个案例，就像大多数儿童治疗案例一样，对其父母做工作是至关重要的。治疗师帮助马克母亲认识到他们（母子）之间的相互愉悦，帮助她创造出独立于自我人格之外能满足自己的来源，帮助这位母亲理解正是这种内在情感根源造成了历史在她的新家庭中重演。处理好父母的作用在儿童治疗中是非常必要的。根据父母影响的深度，儿童治疗中可以采用分等级的多种技术和多水平的干预方式（Chethik，1976）。在本书后面章节中将对此做详细讨论和特别阐明。

四、儿童的发展过程：成长的需要

在儿童心理治疗中治疗师具有一个额外的重要功能，这项功能在成人心理治疗中并不是典型成分，这构成了二者的又一个主要区别。儿童处于发展过程之中，他的表现往往展示了发展过程中的多个方面。治疗师不仅要针对导致儿童前来治疗的核心冲突开展工作，而且要处理好儿童随着正常发展而出现的现象及压力（Curtis，1979）。儿童治疗师要能很快意识到儿童患者随着成长正在快速变化着：他的自我正在拓展；他的意识和自我意识正在提高；他正在尝试着建立认同；而且他在形成一整套防御方式和应对技巧（Anthony，1982）。由于儿童新的心理结构正在形成过程中，治疗师就处于非常重要的位置，他可以帮助满足儿童发展的需要。安娜·弗洛伊德（1965）指出治疗师对于儿童来说也是一个"新的和真实的客体"，因为儿童渴求所有的新经验、新关系。在一开始慢慢地培养言语化的过程中，治疗师就能够帮助儿童拓展和控制自我。下面讨论的临床资料介绍了治疗师如何帮助马克去理解所有孩子都会产生的典型的性别曲解，以及马克所特有的一些问题。

临床资料

治疗快到一年的时候，马克在几个月里一直都在表达一系列与性有关的幻想。他宣称有一天他不害怕蛇和蜘蛛了：它们都是化学物质制成的。他爸爸有许多化学药品，他告诉治疗师他爸爸能在地下室从一堆药品里化合出这种化学物质，再用这种物质制造人。他爸爸自己就是在医院由医院人员制造出来的。他爸爸回家以后，制造了他的妈妈，接着又按时间顺序制造了三个孩子。由于马克4岁时才记事，他断定自己是在4岁时被制造出来的。

这些想法后来证明是他行动的前奏。下一咨询时间中，马克解开他裤子的前裆，治疗师打算制止他。但是马克深陷于幻想，并没有性唤醒（也没有暴露）。他声称他的裤腿里有许多秘密口袋，每个口袋里都有化学物质。他"取出"某种化学物质，在手中用极其故意的系统手法揉搓。再猛一下用力伸开手——爆炸起火了，宝宝诞生了。治疗师和马克在很多地方找到了这些宝宝，听到他们在治疗室的各处啼哭着，马克小心翼翼地把他们抱出来。

治疗师以多种方式暗中推进："马克有时觉得这难以设想，你要有妈妈和爸爸才能养宝宝。""马克的想法很聪明——是由爸爸的某种特殊化学物质帮助制造了宝宝。我们可以在我们正在制作的身体书本里想一想这个物质。""马克真希望能像他的妈妈一样生孩子呀。"

几个月以后，马克才开始全神贯注于出生幻想。起初，他对一些宇宙现象感兴趣，比如光明和黑暗的区别。他的想法是在白天太阳发光，他断定月亮在夜晚"发出"黑暗（并不认为黑暗是缺少光线造成的）。有关上帝的想法开始进入想像图景：上帝是不是像人们说的那样无处不在又无法看到？他过世的祖父和上帝在一起，是不是也是无处不在又无法看到？

接着他又专注于食物和吃喝的主题。他画了一幅画，一个小男孩在吃查瑞欧（译注：一种食品）。他吃着吃着，胃越来越大。胃膨胀得太厉害了，爆炸了，房间里到处都有胃的碎片。他开始关注细菌：他前来咨询时带来的食品可能带菌。他"不小心"把苹果掉了，滚到了地板上，沾了点土，他拿起来又咬了一口。在他的图画中，细菌进入人体，到达了胃。胃变成了鱼舱，许多生物（鱼）在人体里游动。接着，在另一幅画中，他用褐色蜡笔画的各种"污物"（粪便）从人的肛门中倾泄出来，覆盖了整个画面和房间。

治疗师和马克一同制作"身体书本"，进一步通过绘图搞清了马克"混在一起"的各种想法。他认为妈妈怀孕可能是因为吃了食物和细菌，她吃得越多孩子在她的肚子里长得越大，里面会动的孩子就像鱼一样。治疗师通过画一些真实情况的图画慢慢地澄清了马克关于怀孕的认识。

马克还搞不懂那么大的婴儿是怎么生下来的，哪里是婴儿孔？是从肛门生下来的吗？治疗师解释说许多男孩都有这种可怕的想法。治疗师又绘图慢慢地解释妈妈的身体结构，说明孩子是怎么出生的，澄清马克的想法。治疗师甚至在"人体书本"中用橡皮圈来解释产道的弹性。马克的父母报告说在一段兴奋增强的时期之后，马克又进入了平静的新阶段。

他在有一段兴奋期中开始对同类感兴趣，和他的兄弟们上床的愿望很强烈。在他的咨询时间，他很活跃，很兴奋。他不再想画画。他拿一根长钉子或铅笔，用颜料把顶部染红。他把这些物品给治疗师，让他去触碰他的（马克的）胃（假想这些物品的顶部被点燃）。这非常刺激——胃"爆炸"了。马克想成为被动的怀孕的游戏一方。有一段时间，他总唱着"新娘来了"走进咨询室。

治疗师再次控制这令人兴奋的游戏（例如"这看起来太让人兴奋了，现在我们可能需要暂停几分钟）。马克这个时期在咨询中出现了性交的概念（前面提到过的可怕的妈妈床和爸爸床游戏），治疗师以马克能接受的速度慢慢地和他绘画探讨。治疗师还讨论马克想做女人的愿望。马克有时有强烈的想做妈妈的愿望，想怀一个孩子，想让一个爸爸用阴茎来碰他。治疗师告诉他所有的男孩子有时都会有这种愿望。（马克对他强大的母亲产生了强烈的认同）。这个念头对他而言很危险，因为他有时想让自己的"鸡鸡"脱落，这样他就可以做女孩了。但这只是一种幻想，因此，接着他又非常害怕。由于他的阉割焦虑非常强烈，修通他的被动愿望成为治疗工作的关键方面。

这个阶段的治疗工作面对着一种混合的问题，既有马克的精神冲突，又有他的发展需要。的确，马克的核心冲突是他强烈想做女孩的潜在愿望和他与之有关的被动的性愿望。他对他的母亲产生了认同，这在他所有怀孕养孩子的意愿中都有体现。但是由于这些愿望引发了阉割的愿望，从而产生了高焦虑。这个"小伙子"表现出明显的被驱动的过分男性化、爱挑战、刚性等特点，其中主要原因就是否认和防御内在女性化的内驱力。治疗的一个主要目标就是使这些潜在的冲动浮现出来，让这个孩子接受他内在的部分愿望（他明显是异性恋的），帮助他理解正是对其内在女性化愿望的恐惧，驱使他不适当地去证实自己是邻近最酷的男孩。

但是，在治疗师和儿童致力于关键问题的同时，还出现了许多其他的性别幻想，这在儿童期十分正常。马克详尽说明了受孕的口部（食物）幻想，婴儿出生的幻想，对性交的否认（爸爸在医院里制造孩子），和对性别差异的否认（男孩可以养孩子）。儿童期一部分天然使命就是与所有这些性别推测做斗争，逐渐接受"生活现实"的真实性。很清楚，在这个过程中，治疗师不仅可以帮助马克解决导致他主要问题的核心冲突，还有许多机会来帮助他了解这些自然发展的性别概念。在矫正性别歪曲工作的一些方面，对马克所做的工作（澄清错误概念）是自我支持的（egosupportive）。在儿童工作中，特别需要解释过程和自我支持因素的结合（Kennedy & Moran，1991）。这样，儿童心理治疗的一个主要方面就是治疗师起到"发展性促进者"的作用，他或她能够直接澄清和解释发育现象。Beiser 在近来的论文（Beiser，1995）中讨论了在深入的治疗中儿童对治疗师产生的特殊的认同反应。

五、治疗师对儿童患者的逆反应

在儿童咨询工作中存在着不寻常的压力，这一点已被普遍承认（A. Freud，1965；Bornstein，1948；Chethik，1969）。这些压力使治疗师产生了强烈的内在反应。一些作者将这种内在反应称为反移情（countertransference）

反应（反移情，按照通常的理解，指儿童引发治疗师产生的特殊感觉，这源于治疗师的独特童年经验和他或她自己潜在的神经质倾向）。但是在儿童工作中，单单有一个儿童患者的这个事实就会生动地引发所有治疗师的许多反应。这些常见的反应会让治疗过程变得困难，并阻碍对小患者的共情和理解。

儿童治疗师在工作中要忍受的主要感受之一是困惑和完全失去方向。例如，在马克的早期治疗中，他的攻击性、亢奋、恐慌和不连贯的无序状态会突然地猛烈爆发，让治疗师很迷惑很担忧。儿童患者并不准备为他突发的行为提供前后的关联。治疗师被问题淹没了。这些突出行为意味着什么？怎样才能得到控制？但是对付这些行动型的孩子常常没有什么时间思考。有时尽管治疗师有许多不理解，但不得不先要行动了。在马克治疗的第一阶段，治疗师立即开始控制混乱局面——设置规则，拿走玩具，抱住孩子等。

在解决儿童患者常见的"见诸行动"的问题时，儿童治疗师需要处理好的一种情绪就是被激起的"愤怒"。6 岁的马克能产生那么强烈的反应，学会欣赏这种强烈程度对于治疗师很重要。Winnicott（1965）指出在儿童工作中会出现"客体憎恶（objective hate）"，这种感受往往有客观的基础。认识这一点对于防止治疗师产生强烈的内在负罪感非常重要，负罪感会使治疗师治疗儿童患者的能力固化不前。在马克易怒爆发的时期，治疗师将会见时间安排在早晨。目的是让混乱的时间不碍事，让这一天剩余的时间都很清爽，相对较为平和。等待与马克相处的时间，会有点畏惧的感觉，这对于治疗师来讲并没什么不正常。

儿童的见诸行动并不只限于治疗室。在治疗时间结束后，儿童对这些引起强烈情感反应的内容做何反应，也常是治疗师困扰的问题。这是由于儿童的自我、思想、愿望和幻想的一方面与行动和行为的另一方面的分界并不是很清晰。咨询时间中马克在游戏场地扮作欺凌弱小者，借此马克的"狮子感受"表达到了何种程度？咨询时间中所出现的易受伤害的"大力鼠"会不会导致马克在邻里间使用更多的鲁莽行为？由于作为儿童自我功能之一的现实检验能力还没有很好地发展，儿童治疗师必然经常要面对这次治疗会给孩子引发什么后果的焦虑。

有时，由于孩子依赖父母和家庭，儿童治疗师在工作中会面临"无助"感。当儿童家庭有一些变故（分居、离婚、疾病等）或对儿童影响明显的持续作用时，儿童治疗师清晰地见证了儿童的变化和整个治疗过程，常常会因此体验到强烈的挫折感。马克的妈妈 L 夫人有着强化和理想化马克"英雄"行为的强烈需要，尽管她逐渐接受了建议，要去除这种需要，但在马克治疗的早期，证实这种病理学的诊断是极其困难的。治疗师认识到除非马克的妈妈能够从情感上放弃她从儿子"男性化"表视中获得的愉悦，否则他对马克的治疗将毫无成效。

在我们的儿童工作中，认识到儿童患者的父母对儿童的病理负有责任，又会使治疗师产生"拯救幻想"。易受伤害的小患者常常唤起治疗师做其父母的愿望，想保护孩子不受其"坏父母"的负面影响。这种潜在冲动会破坏治疗过程。治疗师会不会传递出他或她对父母的控诉而干扰了他或她与该父母的工作联盟？在与儿童患者的联系中治疗师会不会很不合适地去"弥补"患者所遭受的剥夺，以至于扭曲了治疗的状态？这都是拯救幻想所带来的一些潜在危险。

尽管儿童的自我状态、他的依赖性、他犹疑的动机都会对治疗师构成情感折磨，但是儿童治疗师还是会体验到一些独到的快乐。

例如，马克这个激烈得令人难受的 6 岁男孩，经过一段时间的治疗，能够识别和讨论自己的失控行动了。就像前面提到的，他在一次咨询时说，"我有一头狮子在身体里面。这只野狮子经常让我惹麻烦。"一天，在一段令人沮丧的时间之后，他很悲哀地说："你知道，做好对我来说的确很难了。"后来的治疗中他谈起了他可怕的梦。他感到他身体里有一个小上帝。当他白天是坏孩子时，小上帝会让他晚上做不好的梦。

有时，在幼儿的治疗中，我们要致力于帮助他们形成其成长必要的基本结构。在马克的陈述中我们可以看出新结构的萌芽。他内部的"小上帝"是他意识的启明觉知，是他的超我的建立。看到内部的狮子，见证了野性部分，这表明自我观察和自我评价的开始。随着思想和言语化的发展，随着情感可以用言语表述，马克的破坏行为开始得到控制，新的功能开始建立。

治疗师还认识到儿童，正因为具有儿童的天性，所以与成人相比患病期相对较短。他不需要去化解那些用毕生时间固守和强化的防御机制，或处理那些已经在病理基础上积存已久的现实选择。在儿童身上所造成的改变能够特别实在，这些改变会给治疗师带来相当的满足。

上面专门列出的逆反应并不单单是儿童从业治疗师的内在反应。困惑、愤怒和无助是每个从业者在实践中的感受。除了这些负面的内在感受，治疗师还常常有正向的情感（如希望帮助儿童摆脱无助感的愿望），这些情感也会构成治疗过程中的主要障碍。这意味着在儿童工作中这种感觉更强烈、更频繁，这些内在反应形成了治疗工作的基本事实。区分这些反应与移情感受的差异对于从业者建立治疗自信十分重要。治疗师在做儿童工作时会产生强烈的反应，他或她认识到了自己这些反应的本质常常可以令人建立起自信，可能也是工作所必需的。在 Brandell 的书（1992）中，反移情的内容里不少章节讨论了治疗师在特定环境下的内在反应，这些特定环境包括种族和文化差异、心理严重失常的青少年、饮食紊乱、边缘型儿童、物质滥用青少年和受虐儿童等。

参考文献

Ackerman, N.（1958）. *Psychodynamics of Family Life*. New York: Basic Books.

Anthony, J.（1964）. Communicating therapeutica lly with the child. *Journal of the American Academy of Child Psychiatry* 3:1 06-125.

Anthony, J.（1982）. The comparable experiences of a child and adult analyst. *Psychoanalytic Study of the Child* 37:339-366.

Anthony, J.（1986）. The contributions of child psych oanalysis to psychoanalysis. Psychoanalytic Study of the Child 41:61-88.

Bartholomew, K., & Horowitz, L.（1991）. Attach merit styles among young adults. *Journal of Personality and Social Psychology* 61:226-244.

Beiser, H. (1995) . A follow-up of child analysis: The analyst as a real person. *The Psychoanalytic Study of the Child* 50:106-121.

Bornstein, B. (1948) . Emotional barriers in the understanding and treatment of young children, *American Journal of Orthopsychiatry* 18:691-697.

Bowlby, J. (1988) . *A Secure Base: Parent-Child Attachment and Healthy Human Development*. New York: Basic Books.

Brandell, J. (Ed.) (1992) . *Countertransference in psychotherapy with Children and Adolescents*. New Jersey/Northvale: Jason Aronson.

Chethik, M. (1969) . The emotional "wear and tear" of child therapy. *Smith College Studies in Social Work* (Feb) :147-156.

Chethik, M. (1976) . Work with parents: Treatmcnt of the parent-child relationship. *Journal of the American Academy of Child Psychiatry* 15:453-463.

Curtis, H. (1979) . The concept of the therapeutic alliance. Implications for the "widening scope." *Journal of the American Psychoanalytic Association* 27 (Suppl.) :159-192.

Cutter, A., & Hallowirz, D. (1982) . Different approaches to the treatment of the child and the parents. *American Journal of Orthoprychiatry* 22:152-159.

Davies, D. (1999) . *Child Development: A Practitioner's Guide*. New York: Guilford Press.

Fraiberg, S. (1954) . Counseling for parents of the very young child. *Social Casework* 35:47-57.

Freud, A. (1965) . *Normality and Pathology in Childhood*. New York: International University Press.

Harley, M. (1986) . Child analysis, 1947-1984: A retrospective. *Psychoanalytic Study of the Child* 41:129-154.

Kennedy, H., & Moran, G. (1991) . Reflections on the aim of child analysis. *Psychoanalytic Study of the Child* 46:181-197.

Kessler, J. (1966) . *Psychopathology of Childhood*. Englewood Cliffs, NJ:

Prentice-Hall.

Kohrman, R., Fineberg, H., Gelman, R., & Weiss, S.（1971）. Techniques of child analysis. *International journal of Psychoanalysis* 52:487-497.

Main, M., & Hesse, E.（1990）. Parent's Unresolved Traumatic Experiences are related to Infant Disorganized Attachment Status. In M. T. Greenberg, D. Cicchetti, & E. M. Cummings（Eds.）, *Attachment in Pre-School Years*（pp. 161-184）. Chicago: University of Chicago Press.

Main, M., Kaplan, N., & Cassidy, J.（1985）. Security in infancy, childhood, and adulthood. In I. Bretherton & E. Waters（Eds.）, Growing points of attachment theory and research. *Monographs of the Society for Research in Child Development*, 50（1-2, Serial No. 209）, 66-106.

Olden, C.（1953）. On adult empathy with children. *Psychoanalytic Study of the Child* 8:111-126.

Peller, L.（1954）. Libidinal phases, ego development and play. *The Psychoanalytic Study of the Child* 9:178-198.

Rees, K.（1978）. The child's understanding of his past. Cognitive factors in recon struction with children. *Psychoanalytic Study of the Child* 33:237-259.

Ritvo, S.（1978）. The psychoanalytic process in childhood. *Psychoanalytic Study of the Child* 33:295-305.

Sandler, J., Kennedy, H., & Tyson, P.（1980）. The *Techniques of Child Analysis: Discussions with Anna Freud*. Cambridge, MA: Harvard University Press.

Tyson, R., & Tyson, P.（1986）. The concept of transference in child psychoanalysis. *Journal of the American Academy of Child Psychiatry* 25:30-39.

Winnicott. D. W.（1965）. *The Maturational Process and the Facilitating Environment.* New York: International Universities Press.

第二章　评估过程及其在治疗过程中的作用

本章的目标不仅是集中探讨诊断过程本身，而且阐明了一次好的评估对于指明治疗的特点是何等的重要。本章之初完整地介绍了对一名 6 岁的年轻患者所做的评估。在介绍这个案例的心理动力学评估的同时，还对治疗中的细节进行了介绍。接着讨论了此案例中出现的诸多方面及它们在治疗过程中的展现。没有人能对解开案例或者何种重要的新因素将日趋明显做出绝对的预测，尽管如此，诊断的前后关联还是极其重要的。治疗师努力弄清楚在治疗时间中展示出的材料，并对之加以组织，这时诊断的背景十分关键。本章试图通过实例来说明评估和治疗是一个前后交织的过程。

一、伊曼诺及其家庭的评估过程

评估包括与伊曼诺母亲的两次会谈，对伊曼诺的两次咨询、与其父亲的一次会谈，以及儿科医师、幼儿园和一年级老师所做的报告。伊曼诺在接受评估时年龄是 6 岁，他的父母已经离婚两年有余。伊曼诺排行最小，另外还有两个姐姐（道约瑟，11 岁；辛萨，9 岁）。他们三个都跟着妈妈住在中上阶层社区。他们的爸爸住在附近的一个小房子里，孩子们很容易前往，所以经常去玩。

最早的电话

在最早的电话中，R 夫人（伊曼诺的母亲）说她想对她的儿子进行评估。

她表示她已经为他担心了很长时间。她说她离婚了，她与伊曼诺的爸爸联系过，他也支持评估，愿意参加。她询问有关费用。治疗师告知了他收取的费用，这位母亲表示可以接受。接着，治疗师告诉她办公室的方位，并确定面谈时间。

初次访谈具有筛查的功能，可以判断是否需要进行完整的评估。父母常会初次访谈中介绍那些行为问题和 / 或症状，以及这些困难是慢性的或变化的特性。有时会出现该父母是为他或她自己寻求治疗，或是儿童虽然当前有危机，但并不需要做全面评估。治疗师进行判断之后，可以初步勾画出发展进程。

在首次访谈会面中，治疗师经常会见到一位父母或父母双方（如果家庭完整）。这是决定是否进行全面评估的又一次机会。另外，如果打算继续的话，治疗师能够帮助父母为孩子进行评估做好准备。

第一次会谈：R 夫人

R 夫人 35 岁左右，是一个很有魅力的女人。她的儿子 6 岁，他的问题已持续了相当一段时间，她为此十分烦恼。她感觉最早是从她离婚时开始的（她和她先生彻底分开时伊曼诺才 3 岁），她的两个女儿发展得非常好，但她的儿子就不行了。她现在已完成了她自己的大学教育，即将开始找工作。

在第一次会谈中治疗师请这位母亲描叙一下她所提到的慢性问题。她和伊曼诺是一种对抗的关系，她对此非常在意。她发现自己几乎所有时间都在冲伊曼诺发火，他也不断还击。他经常不接受她的权威指导——例如，关于饮食或衣着。他非常固执，总以"我不"作为回答。这位母亲说因为自己个头大，所以她能够用武力让他屈服，她打伊曼诺的屁股，他们的斗争常常在哭喊声中宣告结束。她憎恨这些她认为降低她身份的做法。伊曼诺也经常会让她困窘不安。他对她的朋友的孩子大发脾气，他对所有的朋友都非常专横，指手划脚。她不愿听到他让别人干这干那的声音。治疗师让 R 夫人对这些描叙性资料列举出具体的例子。这位母亲感到伊曼诺总是防碍她与男人的交往。由于他总是对她外出不能忍受而且大惊小怪，谁会要一个带着小恶人的女人呢？

针对治疗师的询问，她说是最近圣诞节假期中发生的一件事促使她决定为他做一次评估。伊曼诺异常愤怒，竟然直接说出他要用刀子捅他的妈妈。说出来这些话事实上令他平静了下来，有一段时间他们相处很不错。她对这次事件有着矛盾的心态——一方面她对他如此的愤怒感到害怕，另一方面她也考虑如果他能在治疗中表达出他的许多感受，可能情况就会好转。

治疗师询问是否还有其他事情令她为儿子担忧。R 夫人提到伊曼诺曾经一直尿床（几乎每天晚上），还有就是尽管他很聪明，他的老师认为他并没有逐步开发出他的学习潜能。

至此，由于了解到伊曼诺的确存在着长期的困难，治疗师感到有必要进行全面评估。治疗师将这个结果告知这位母亲，并简要介绍了咨询过程。他需要和这位母亲会谈几次，从而了解伊曼诺的发展历史和她自己的历史，以及她与她前夫的婚姻状况。他解释说一个人做孩子时是如何长大的，这造就了他或她如何做父母。他也会与伊曼诺多次面谈。由于伊曼诺在学校读书有困难，如果可能的话他还需要与他幼儿园和小学的老师联系。他建议孩子的父亲打个电话过来，确定一次面谈。在他搜集资料的工作完成后，他会加以整合，并将他的印象和建议告知她、伊曼诺及他的父亲。

这次会面的剩余时间里，R 夫人谈了她的婚姻和她与她前夫之间的问题。他们的婚姻状况从来没好过，部分原因在她。她钦佩她的丈夫，但从来没有爱过他。他是一个非常杰出的商业经理，友善、温和、成功，但他们从未感到彼此亲近。他们彼此不和对方谈话。坦率地说，她的丈夫越有能力，她就越感到他作为一个人的匮乏。尽管他们想通过再要一个孩子使他们拉近一点，但是她认为伊曼诺出生后距离反而更大了。R 先生总是很优雅很有教养，在伊曼诺小的时候，他对伊曼诺的照顾甚至比 R 夫人还有效。说实话，她有时感到他是在做给她看。

在会谈结束时，她对自己到底是不是称职的母亲感到困惑——可能伊曼诺跟着爸爸会好一些。当她说到这次评估可能应当考虑监护权归属问题时流下了眼泪。

第二次会谈：R 夫人

第二次会谈时，R 夫人主动说起上周的会谈令她心烦意乱，她离开时感到昏昏沉沉，进汽车时感到想呕吐。她真的要放弃伊曼诺吗？她觉得这样想都很困难，她为此感到悲哀。她很爱他，她说除非治疗师发现有他们不能共处的令人信服的明确原因，她还打算抚养他。

谈到更早的历史，R 夫人谈到她非常想再要一个孩子，胜过想要世上任何东西。她怀孕期间是她生命中最快乐的时光。但是她是个完美主义者。她和以往两次生产一样，去上了心理助产法的课程，没有想到这次生产会有什么伤痛。这一次疼得令她吃惊，她感到难以忍受，这让她非常沮丧。这是她最早的时候恼怒伊曼诺。但是第一年非常好——她喂他抱他，为他买衣服，轻拍他，等等，其乐融融，而且回忆起那时她特别爱看他安静地睡在小床里的样子。

伊曼诺学步时非常活跃，大人都很难跟上。那时她的婚姻开始恶化，她知道自己经常很愤怒很沮丧，对伊曼诺很没有耐心。伊曼诺快 2 岁时，她开始对他进行排便训练，他很快就掌握了。但一周之后他完全拒绝使用便壶，她难以哄骗他，使用武力也不奏效。从那时起他开始尿床尿裤子，尿了有一年多，最后，在他 3 岁半的时候，她让他洗自己的裤子，这个问题才彻底消失。但是，她让伊曼诺放好他自己的玩具、纸张和其他东西还很成问题。伊曼诺在哪一个房间玩过就非常清楚——明显的杂乱无章。

治疗师询问 R 夫人当前的生活状况。R 夫人毫不隐瞒地说她的男朋友拉瑞已经在她家里住了一年。令她烦恼的是伊曼诺装作没有拉瑞这个人，几乎不和拉瑞说话。拉瑞是与孩子相处的"天生能人"，但他感到伊曼诺是一个被惯坏了的小孩。谈到她与拉瑞的关系，她相信他想和她结婚，但她自己还没有把握。她在身体上被他吸引，但感到还不能和他谈一些感受或敏感的事情。他们现在的状态之所以能够继续，部分原因在于她害怕孤独，但是她无法确信这个关系能发展到何种程度。

R 夫人谈起了她自己的历史。她回忆起了非常不快乐的童年。她 18 岁的时候父母离婚，在此之前打闹不断。没有人在意她——她的父母全神贯注于他们自己，她想"消失掉"都没有人会注意到她。她的妈妈告诉她生她是一个"偶然"，而她的爸爸只关注她的婚姻，这样她就不再是他的经济负担了。她还回忆起她与两个哥哥的竞争关系，这两个哥哥分别比她大 2 岁和 4 岁。R 夫人经过思考推测她自己童年期的匮乏感构成了她婚姻中的核心问题。与丈夫相比她觉得自惭形秽，这让她难以忍受——这是她通过她自己的治疗形成的主要领悟。她从婚姻出现不稳固时开始治疗，持续了几年时间，其中包括她后来的离婚。

会谈结束时，R 夫人又谈到几次伊曼诺令她心烦的事。例如，她怀着良好的愿望决定带孩子好好玩一玩，就在一个下午带伊曼诺去了科学博物馆。他控制了参观的进程，他们看哪个展览、她看化石用多长时间等都由他来决定。游玩结束时她已是非常愤怒。权力的斗争似乎无处不在。

要完成一个儿童的富有意义的历史记录，仅有发展历史中的那些事实是不够的。治疗师的任务是努力在他或她的意识中构建儿童患者成长环境中的情感气候。这样，就需要尽可能地了解患儿父母的情感生活。让患儿父母描叙儿童生活的几年间的家庭气氛和有关事件，了解患儿父母自己的童年经历，这些都有助于治疗师了解他们为人父母的功能状态。R 夫人突出介绍了伊曼诺小时候父母间的斗争。在其他案例中，财力局促、专注于专业发展、迁居、或重要亲属的死亡都对理解家庭很重要，因为这些事件会严重地占用成人的有限能量，使他们不能卓有成效地担当父母之任。

伊曼诺：第一次会谈

伊曼诺是个健壮的顺眼的小男孩。起初他对与治疗师见面顾虑重重。他戴着一顶篮球帽，治疗师就问他对底特律老虎队有没有兴趣。但是伊曼诺很快就去玩房间里的玩具了，它们似乎让他感到更安全更熟悉。他拿出各种各样的玩具——卡车、士兵、牛仔——看来将要混乱不堪。士兵在杀妖怪，妖怪在杀卡车，卡车又在杀其他士兵。治疗师对这场战斗提出问题（谁在战斗？为什么？等等）。看上去这场战斗没有故事轮廓，暴力很明显，但也没有什么具体方式。随着游戏继续，治疗师感觉到其中有着明显焦虑：关于故事细节的提问很少得到回答。但是当治疗师谈到为什么他要来面谈时，伊曼诺看起来比较在意。治疗师说伊曼诺的妈妈觉得伊曼诺不太快乐，不快乐是因为有烦恼。他妈妈感到这一点是因为他经常发怒、尿床，还有交朋友方面的困难。治疗师现在想通过见他和他的妈妈爸爸，设法领会到他的烦恼。经过几次见面之后，他会思考伊曼诺的烦恼，把他有关这些烦恼的想法告诉伊曼诺，并告知伊曼诺这些想法可以如何帮助他。

伊曼诺抓住了治疗师所提到的"烦恼"一词，告诉治疗师他有一些不好的梦。他睡觉时很害怕，有时要躲在被单下面。他的梦里会出现死去的妖怪——来自于地底下。他们往人脸上喷射，再把人杀死。有一次梦见一个怪物来到一个家里，那家人正在吃饭，怪物往那个爸爸脸上喷射。伊曼诺从梦一下子转到谈论他妈妈的男朋友拉瑞，他说他很喜欢拉瑞。拉瑞在他家里做了很多事，修理东西，伊曼诺喜欢帮他的忙。他说，他妈妈有可能在夏季与拉瑞结婚。

追随伊曼诺的思绪过程非常有趣。他对拉瑞的"好感"在有关爸爸被杀的梦后很快出现。治疗师认识到是一个反应形成，但并未直接指出来。这类材料可以用来了解伊曼诺的冲突（后面将会讨论），但当前要给孩子指出来时机并不成熟。

伊曼诺：第二次会谈

治疗师说他还要和伊曼诺一起找一找他的烦恼，以此开始了第二次会谈。有时候绘画和有关图画的故事有助于表达内在忧虑。伊曼诺开始说其他不好的梦，他曾经梦到他妈妈是一个巫婆，在一些梦中还握着死人。他对泄露出的内容感到焦虑不安，跑到等候室里去察看他的妈妈在干什么。

伊曼诺画了好几张画，他画的时候讲了一个故事。一个男孩和他的妈妈睡在一个卧室里。当男孩睡着时妈妈就变成了巫婆。她对自己施了魔咒，把自己杀死。她吃了一个毒苹果。蝙蝠盘旋在她周围吃她的身体。男孩醒了看到这架白骨，骨架开始追他。他非常害怕地跑掉了，去和他爸爸一起生活。

治疗师指出伊曼诺有时候好像很恼怒他的妈妈。他承认他恼怒拉瑞和他妈妈。他说，当他睡觉时，他们就离开他，让他孤单一人。有很多次他们在一起说话都不想让他在那儿！他们一直说着话，他不懂他们在说什么。因为他们只顾自己说话，他决心和他们扯平。他不和他们说话，他妈妈让他干什么的时候他也不听。伊曼诺带着强烈的感情表达了他的愤怒。

咨询接近结束时，治疗师说许多男孩对他们的妈妈都感到非常非常恼怒。之后他们感觉很不好，因为他们需要妈妈，也希望情况好转。如果治疗师能对他和他妈妈的愤怒感受了解更多的话，可以能够帮助他和他的妈妈相处得更好更快乐。

在评估或治疗的早期阶段，要让孩子对治疗有一些初步印象，了解治疗如何有帮助，这是非常有益的。伊曼诺很生他妈妈的气，但很明显他也为他们之间存在的问题而痛苦。治疗师抓住机会，将之提升为意识层面的问题，并指出这是一个重要问题，他将努力帮助伊曼诺和他的妈妈解决这个问题。这些早期评点的目的是鼓励儿童患者在以后陌生的新阶段中更加投入。

学校的报告：一年级老师

整体来讲，伊曼诺的老师认为她已学会控制他，从这一年初开始他已经"平静下来"了。她已经学会严格管理他，他的桌子离讲台很近。自从她设置了这种"结构"，他的学习和行为都有改善，尽管在阅读发展方面还存在明显的困难。他是她长期以来见到的最聪明的有潜力的孩子之一。他的词汇、洞察力、常识和推理确证了他的能力，但是她认为他看上去"内心有很多的骚动"。最初，伊曼诺选择和一个个头较大的富有攻击性的男孩来往，那个男孩是班上的问题学生，但是最近伊曼诺远离了他。

托儿所

伊曼诺按部就班上了托儿所和幼儿园。整体来说，伊曼诺不是突出的"见诸行动者"（acter-outer），但是他倾向于和更困难的儿童保持交往；有一段时间，他喜欢说脏话。他遇到严厉的老师时做得很好，遇到松散的老师就有些困难。

他在学习方面有一些阻力，但在幼儿园的后期，他在数学和科学上发展显著，虽然在阅读预习技巧方面还有些问题。

与R先生会谈

R先生（伊曼诺的父亲）是一个成功的英俊的商业经理人，35岁左右，他热衷于他的事业。工作需要他经常出差，他也乐意跑来跑去。离婚以后他有不少恋人关系，但并未再婚。

除了他离开城镇外，平常他一周去探访伊曼诺和他的姐姐们两次（常常在周末的时间）。他在经济上支援他的前妻和家庭，并同意支付治疗费用。他意识到伊曼诺和他的妈妈间存在困难，但他没有直接观察到。伊曼诺和爸爸没有一点儿问题。他举止良好，他们十分喜欢与彼此相处。他知道抚养伊曼诺的劳动分割得并不公平，因而尽可能在周末带孩子，让他的前妻有时间做她想做的特殊事情。

他注意到伊曼诺的性兴趣。有时伊曼诺来玩时，他的女朋友也在。近来伊曼诺对这些女人的行为带有挑逗的味道，R先生对伊曼诺的言语和举止表现出的早熟特性，感到很不舒服。他希望在以后的父母指导时间中做积极的探讨。

二、心理动力学技术性评估

下面列出了技术性评估的主要标题。并以伊曼诺及其家庭为例介绍了这种评估方法。

Ⅰ.驱力评估（力比多和攻击）

包括心理性欲阶段的发展，阶段水平和客体关系质量（主要关于力比多），数量，以及攻击性的分配。

Ⅱ.自我评估

A. 防御功能——主要防御，适用性和功效。

B. 客体关系的质量——关联能力的程度。

C. 现实关系——适应能力。

D. 思考过程的本质——抽象对具体，幻想的使用。

E. 驱力调节和控制——驱力本能的发展，超我的功能；评估冲动的程度，挫折耐受力，以及注意跨度。

F. 自主功能——智力，记忆（短时的和长时的，消退或歪曲），运动功能（协调性和身体语言的使用）。知觉（歪曲—器质性成心理性），和语言。

G. 综合功能——评估整合和组织经验的能力。

H. 相对于年龄和发展阶段，根据目前所列的项目进行自我一般功能的评估。

Ⅲ.超我评估

广泛评估罪疚感的特征、程度以及与之相对应的对外在权威的恐惧感。

Ⅳ.关于儿童的发生动力学的陈述（Genetic-Dynamic Formulation）

讨论主要来源于以下几方面的冲突：性欲发展阶段；儿童的内、外在冲突；主要的认同作用及其对儿童适应性的贡献。

Ⅴ. 治疗建议

这个提纲本身不能为读者进行评估过程提供充足的信息。很有必要进一步熟悉驱力和伴随发展过程的多个方面，熟悉自我和具体的防御机制，熟悉超我如何作用和表现。讨论所有这些问题都超出了本书的范围，读者可以参考一些详细讨论这些问题的重要文献。可见安娜·弗洛伊德（1965）、Tyson和 Tyson（1990）的论述。技术性评估的创始人是安娜·弗洛伊德，那是Ham Pstead 诊所工作中创立形成的。一些作者也对她在评估方面的贡献进行了一般性的回顾和讨论（Mayes & Cohen，1996；Yorke，1996）。要想进一步侧面了解当前情况，读者可参考 Greenspan, Hattesberg 和 Cullander（1991）对评估的讨论。

评估的目标是清晰地展示出特殊问题的领域，详细阐明产生困难的潜在力量。伊曼诺表现出多种问题。①主要的明显问题是与他母亲之间的对抗关系，但这个问题看起来也波及了其他的关系领域，在一定程度上影响了伊曼诺与其他权威的关系。他准备对抗各种规则，其行为普遍造成脏乱局面，而且脾气恶劣。他在同伴中也是行为专横。②另外，他夜间遗尿多年，尿床的模式似乎与内部冲突有关（例如，经常在梦魇或噩梦之后发生遗尿）。③伊曼诺看起来在学校也有些问题——尽管他很聪明，但他并未充分表现出潜能，在学习阅读方面还存在着特殊困难。我们如何解释这些症状和行为问题？

上面所列的提纲作为评估的路径，设计得十分细致。第Ⅰ、Ⅱ和Ⅲ部分着眼于心智的三种主要结构（本我、自我和超我），对它们分别进行考察。第Ⅳ部分（发生动力学陈述）整合了前面三个部分的内容，并描叙儿童的内在斗争（动力学陈述），追溯影响这些斗争的以往经验（发生性陈述）。治疗师按照提纲进行工作，就能明晰地做出儿童评估，治疗的进程也会更为清楚。

提纲的应用

Ⅰ.驱力评估

许多证据表明伊曼诺达到了发展阶段的性器期和俄狄浦斯水平。他的梦暗示了这一点，在他的梦里，他和妈妈进入卧室并想和妈妈一起睡觉。伊曼诺的关系是"三角的"，这是俄期儿童的典型特征。他见到妈妈的男朋友拉瑞，把他作为强大的对手，嫉妒他们的活动和相处的时间。伊曼诺对他父亲的女朋友的挑逗行为也表明了他的性兴趣。

伊曼诺应对这个阶段的发展存在着严重困难。他的生殖器性欲似乎对他具有强大的破坏性。喷射器（第一次见面时他描叙的梦里的男性生殖器象征）向爸爸的脸喷射，把爸爸杀死了。伊曼诺体验到与爸爸和拉瑞的竞争，他表达出对毁灭的恐惧。性交对于他也非常可怕。他和妈妈到卧室就寝后，妈妈就变成了巫婆，骨架追赶他。伊曼诺描叙的这些可怕噩梦暗示了他的恐惧感。因为他的努力具有破坏性和竞争性，还因为他的性愿望，他要为此受到惩罚。

也有问题源自于发展的肛欲期。他的部分性欲通过肛欲期的一些形式得到表达。资料显示他与他妈妈之间的一些权力斗争令人兴奋，具有施虐受虐相互作用的性质。

很明显，伊曼诺在攻击驱力方面也有问题。他很难控制他的攻击性，特别是对他的妈妈。他的一些困难与性器期的竞争状态有关，前面已经做了介绍。他还被证实有源自肛欲期的一些困难，表现在大发雷霆，东西杂乱无章和控制行动方面。

Ⅱ.自我评估

大体上说，伊曼诺具有良好的天赋，自我的所有功能完好并得到了良好发展（智力、洞察力、记忆力等等）。在客体发展方面，尽管他在排解矛盾心理方面还存在一些问题，但他的确构建出了客体恒常性（与人建立起稳定性依恋的基本能力）。伊曼诺倾向于将父亲理想化，而贬低母亲。

伊曼诺使用了几种明显的防御。当他害怕别人的攻击时，他采用"与攻击者认同"的机制（例如，当他感到妈妈要攻击他，他就变成了攻击者）。伊曼诺的攻击性有着许多问题，他普遍存在"投射"，将他被禁止的感受归咎于其他人。他另一个主要的防御策略是"退行"。伊曼诺似乎很害怕性欲和俄期的感受，他把这种情感（如朝向他妈妈的）转移为以前的前俄期形式的关系。

伊曼诺时常在攻击的临界点出现时表现得很冲动。这种反应满足了他的多重目标。他的自我在调整他的驱力时似乎时常有些困难，他被这种强烈的感受所控制。另外，防御的选择（认同于攻击者）也容许他公开表达和释放他的攻击性。

Ⅲ.超我评估

伊曼诺没有一个完全内化的超我，他有点依赖于权威（妈妈和老师）来控制自己。他鉴别正确和错误的判断力正在形成，但他认为约束大多是非常严厉苛刻的（部分源自于他自己攻击性的投射）。由于他的攻击性问题，他期望（设想）为他自己的犯规行为受到残酷的毁灭性的惩罚。

Ⅳ.发生动力学陈述

伊曼诺是一个努力达到了俄期发展水平的男孩子，但是这一阶段的冲突对于他很成问题。他非常害怕自己性方面的行为（性的和攻击的）对其他人产生强大的破坏性，他还害怕表达这一阶段相应的感受会给他自己带来严重后果。喷射器（阴茎）杀了爸爸，和妈妈睡觉（卧室幻想）又与可怕的巫婆和骨架联系在一起。他害怕自己的欲望过于强大并且破坏性严重。伊曼诺趋向于退行到多种肛欲期功能的形式，这样他感到安全一些。例如，他强化与他妈妈之间的斗争关系和控制（肛欲期性质的）关系，而不是表达他在俄狄浦斯期的性爱感受。

从他的发展经历看出，是三种主要的因素使伊曼诺认为自己的性欲和俄期的斗争具有破坏性：

（1）在伊曼诺发展的肛欲期，他围绕着自主问题（排便训练的历史）与他的妈妈做斗争，其结果是建造了与性的和攻击的情感有关的蓄水池，里面蓄满了愤怒，并且随着他的发展而加强。愤怒、否定和违抗的情感是他在肛欲期未解决好的遗留问题。

（2）另外，在他的俄期，他的父母分离并离婚，这明显加剧了他对自身力量的恐惧。在他的幻想中，他除掉了父亲，他成为一个"俄期的胜利者"，这表现在他那个梦里怪物用喷射器杀死父亲。分离实际发生在伊曼诺三岁半的时候。在发展的那个时期，父亲通常是小男孩的攻击／性幻想的天然禁止者。由于小男孩普遍存在着将父亲排挤出家庭的愿望，所以这次丧失看来加强了伊曼诺的无所不能的感受。这个事件造成他对自己破坏力的恐惧。而且由于没有父亲在原有母子关系中所起到的缓解作用，父亲的缺失看来也激化了母子之间有问题的关系。这两个因素构成了伊曼诺内化的问题。

（3）第三个因素是外界因素，即 R 夫人对伊曼诺男性化斗争的感受，这也是解决俄狄浦斯情结的障碍。很明显 R 夫人与男人的关系中存在冲突。她感到与她丈夫（可能更早是她的父亲）的男性力量相比，她非常微小，能力不足。她曾经与她的兄弟失败地竞争。看来她将她儿子的行为（自主和男性化斗争）视为破坏性的，对于她也是一种威胁。这样，在当前日复一日的基础上，她的约束造成伊曼诺的俄狄浦斯情结难以表达。

Ⅴ.治疗建议

建议对伊曼诺进行增强内心洞察力的心理治疗，每周两次，这能够帮助他化解内在的冲突。要作出这样的建议，对伊曼诺接受任务的潜力进行评估是很重要的。伊曼诺表现出是一个聪明的男孩，在记忆、知觉或是运动和言语功能方面都毫无问题。他的思考过程与他想像和幻想的能力都是完好的。尽管他与母亲相处中有明显的困扰，但是只要在其他地方有严格的要求，他就能够正常运作。因此部分有问题的行为只限于他与母亲的关系。另一点也很清楚，就是他是一个不放弃的男孩。伊曼诺正努力再次进入男性的竞技场，他去他爸爸那里作客时这一点表现得很明显。

建议伊曼诺的母亲进行一周一次的父母指导。主要的任务就是帮助她接受她儿子的性器期和男性化的抗争。就这位母亲的历史和她进行自我认同的艰苦努力而言，这并非易事。但是，她已经进行了一些治疗，所获得的洞察力有可能在与儿子的关系中发挥作用。她帮助儿子的动机很强烈，而且想成为有影响力的父母，这会潜在地提高她的自我效能感。

建议伊曼诺的父亲进行间断性的父母指导。这样做的目的是加强他对孩子的投入和情感依恋。

小结

简要地说，现在可提出多种假设集中解释伊曼诺当前的问题。最复杂的问题是他的攻击行为（对他的妈妈、拉瑞和其他权威发火）。伊曼诺的行为时常表现为对他妈妈的攻击和贬低做法的直接反应。伊曼诺的愤怒也似乎直接表现为对"过去"的妈妈（肛欲期排便训练阶段）的反应。伊曼诺的斗争行为也是一种防御，因为对母亲表现出好斗比表达出俄期的亲切和性欲在形式上更容易让人接受。在与男人的关系上，伊曼诺的愤怒行为看来是表达了他与恋母竞争对象之间的敌对状态。

类似的俄期主题似乎还能解释他的尿床行为。这个症状经常表现为他梦中的性器冲动的表达。伊曼诺用强有力的"喷射器"消灭了男人。尿床也反映了他在惩罚性的梦中的焦虑。他的鸡鸡破裂了（尿床的行为）是不是表达了他的阉割焦虑？评估也表明由于伊曼诺害怕表现出自己的力量，一直在与这种恐惧做斗争，他的冲突可能部分表现在了他的智能方面。学校里要求他与其他人竞争取胜，伊曼诺在学校中就控制了自己的表现（与性器期表现有关）。

作为诊断，我们利用前面所述的冲突模式（本我、自我和超我之间的冲突），描叙出伊曼诺的冲突如表 2.1 所示。

表 2.1　伊曼诺的结构性冲突

驱力	→焦虑反应	→自我响应（响应）	→行为 / 症状
Ⅰ. 攻击性 / 肛欲期（虐待）	→毁灭恐惧	→与攻击者认同	→愤怒，发脾气，情感爆发，脏乱等
俄期（竞争）	→阉割焦虑	→抑制	→上学受限
Ⅱ. 力比多 / 俄期	→罪疚感 / 阉割焦虑	→退行（在客体关系上）	→与母亲相互斗争

三、对治疗的意义

尽管一个诊断评估自然会对儿童的治疗产生许多影响，但是常常无法准确说出该如何使用这些评估。最明显的影响是设定"治疗目标"。大多数情况下（就像伊曼诺），症状和／或行为问题的产生是由于一些内在的冲动未被接受。提高对内在生活的洞察力，能够充分地调整自我状态，让一个人知道，对其自我"负面"或被限制的部分该如何反应。因而，诊断过程能够准确指出本能生活中的哪些方面看起来最令人困扰。治疗目标就应该是让被限制的冲动表达出来、得到探究，并通过治疗与儿童精神生活重新整合在一起。

另外，诊断评估的一部分着眼于自我——患者为避开、压抑和防御不被接受的冲动在意识层面出现而采用的一些特殊反应。自我反应（如，防御）是儿童患者用来逃离自我令人困扰的方面的典型方式。这些反应会在治疗时间中显现出来，并成为儿童在治疗中采用的"阻抗"的特殊形式。诊断评估因此能够预见在治疗中将出现的具体阻抗。

另一个可预见的地方是在治疗过程中将会出现的"移情现象"的性质。（儿童工作中的"阻抗"和"移情"等概念将在第Ⅲ部分的导言中做详细介绍。）由于过去的客体关系存在问题，治疗师在治疗中会成为谁的替身呢？在治疗时间里会展现哪些过去的（或现在的）主要情境呢？通过诊断评估，治疗师理解了在发展中每个阶段的重要关系，理解了儿童生活中发生过的重要事件，并在它们出现时加以言语化和重建。治疗师能够预见他自己所代表的移情角色和它出现的前后情境。

下面的章节将对这些主题做进一步探讨。

治疗目标

在伊曼诺的案例中我们能够预见什么？就治疗目标而言，很明显他无法接受自己的暴怒和攻击这些方面，这不仅造成他周围环境中的人对他产生负面反应，而且导致他自尊的丧失。我们可以预见在治疗过程中伊曼诺好斗愤怒的表象将会出现——可能直接指向治疗师或是在游戏中以表象的形式出现。一个主要目标就是帮助伊曼诺将这些情感（例如，以行动或游戏表达出的）转化为言语，并与他生活中的真实情境建立联系。例如，当情感在派生的游戏中出现时，伊曼诺通过帮助可以说出"我恨我妈妈这样那样做"。对于儿童，言语化过程整理了原发的情感驱力成分，帮助儿童将本能化的生活变得更有条理。

另外，伊曼诺采用一些"难以接受"的方式来表达他的愤怒。他会非常的脏乱，在治疗时间中他攻击驱力的这些方面也会表现出来。可以预见他有时会将玩具或治疗室的一些地方弄得一团糟。这为确认伊曼诺"脏乱的、愤怒的感受"提供了机会。治疗的目标就是阐明伊曼诺行为的这个方面，让他慢慢理解这些行为是如何形成的（如，男孩在小的时候如何都喜欢弄得脏脏的，如果某一点出了问题，这些感觉就保留下来了）。重建攻击驱力的目标就是给他的行为提供一些有意义的前后背景和历史框架。内在超我对于冲动的反应较为严厉（我是一个非常脏乱的男孩），治疗的洞察力在开始调整这种状态时是很有帮助的。

如果治疗中的打斗游戏（如，男孩玩偶与妈妈玩偶之间的打斗）表现出防御俄期的特点，治疗目标就是阐释这种状态。治疗师可以指出伊曼诺害怕对妈妈有温柔或爱恋的感觉，正因为如此，才导致他与妈妈争斗。值得重申的是，允许对"被禁止的"本能愿望进行表达就是目标，这样伊曼诺才能向适当的方向发展。

在治疗过程中会出现多种冲突，安排得当的诊断检查能够大大地提高对这些冲突本质的认识。

阻抗

我们能够预见伊曼诺将在治疗时间产生何种阻抗？诊断评估集中介绍了

伊曼诺使用的一系列典型防御（如，与攻击者认同，投射），可以断定这些防御（阻抗）形式自然会在与治疗师的相互作用中出现。例如，在工作过程中的某些时候，伊曼诺可能会"行动粗暴"，有挑衅行为。治疗结束时他可能会拒绝整理玩具，相反还会挑衅地将玩具乱堆。他可能朝着治疗师的方向扔泥巴弹丸。"与攻击者认同"的过程那时就会很明显。理解了阻抗的本质，治疗师就可以解释说"伊曼诺以为治疗师要'强制'他打扫卫生，他就变成了粗暴的孩子"。这种自我分析的形式能帮助伊曼诺慢慢地意识到自己对常见规则和外界期望的典型反应。

关于伊曼诺对投射的惯常用法也可以预见到类似过程。在工作过程中，伊曼诺可能害怕来到他的治疗时间。他会将所有各种各样的愤怒反应归咎于治疗师，治疗师要对移情的防御／阻抗机制有所警觉，找机会加以干预，可以这样解释："伊曼诺发怒的时候，有时会将那些感受排挤在外，转加给治疗师，以为治疗师要伤害他。"治疗师还可以在伊曼诺的日常生活中做出对照，比照在游戏场，在家里或其他环境下投射的发生情况。如果预见了典型的防御方式，治疗师就能够描叙在治疗中出现的歪曲反应，并帮助患者意识到他人格的重要组成部分——他的自我的功能状态。

移情

所有的患者都会在治疗进程中展示出他们的感受和经验，而不是回忆起这些感受或经验。患者的历史为治疗师提供了重要的路径图，能够帮助治疗师确认当前演变行为的来源。伊曼诺可能会再次体验到什么感受呢？

可以想见伊曼诺与治疗师相处时会变得挑衅、脏乱、对抗和专横。尽管这包括了前面所述的"与攻击者认同"的过程，但是在更大的背景下是伊曼诺又产生了对母亲的移情。伊曼诺在早些年的生活中与母亲建立了施虐受虐的交互作用，他在治疗中与治疗师再次体验这种交互状态的某些方面。治疗师对于伊曼诺变成了支配和统治的权威，剥夺了他的成果和自由。这个觉知为治疗师提供了一个机会，使他能够用言语确认这种相互作用，慢慢地重建过去，帮助患者认识到患者在当前生活的关键领域如何还在重演这些模式。（在本书第三部分将通过一些案例对移情，重建和工作完成的处理过程进行详细介绍。）

基于伊曼诺的过去，还可预见另一种形式的移情。伊曼诺可能会对分离有所反应。治疗师去度假时，伊曼诺会不会担心治疗师可能在飞机失事中丧生？他会不会发愁治疗师不再回来？这些分离会触及伊曼诺在 3 岁半时"失去"父亲的体验。他父母分开时，伊曼诺还是一个小孩子。现在当他发愁治疗师不再回来时，可以给他解释这种感受类似于他小时候的体验。在离婚的家庭中，小孩子经常会感到其实是他们让父亲走开了。这样的移情体验能够提供一个机会，去探究伊曼诺在俄期的早期阶段失去父亲的内心冲突及其兴衰变化。

回顾伊曼诺的评估，还可以预见许多其他可能形式的阻抗、移情或重建，这一点十分清楚。在儿童咨询工作中，基于儿童的历史背景，以元心理学的方式对当前的材料进行评估，使当前的材料能够慢慢地获得特别的意义。借助诊断的框架，之后基于历史和动力学陈述，使治疗时间中不断产生的素材变得可以理解。

参考文献

Freud, A.（1965）. *Normality and Pathology in Childhood*. New York: International Universities Press.

Greenspan, S.（1982）. *The Clinical Interview of the Child*. New York: McGraw-Hill.

Greenspan, S., Hattesberg, J., & Cullander, C.（1991）. A developmental approach to systematic personality assessment. In S. Greenspan & G. Pollock（Eds.）, *The Course of Life, Vol. III*. Madison, CT: IUP.

Group for the Advancement of Psychiatry.（1957）. *The Diagnostic Process in*

Child Psychiatry. Report No. 38. New York: Group for the Advancement of Psychiatry.

Mayes, C., & Cohen, D.（19960. Anna Freud and developmental psychoanalytic psychology. *Psychoanalytic Study of the Child* 51:117-141.

McDonald, M.（1965）. The psychiatric evaluation of children. *Journal of the American Academy of Child Psychiatry* 4:569-612.

Nagera, H.（1963）. The developmental profile: Notes on some practical considerations regarding its use. *Psychoanalytic Study of the Child* 18:511-540.

Newbauer, P.（1963）. Psychoanalytic contributions to the nosology of childhood psychic disorders. *Journal of the American Psychoanalytic Association* 11:595-604.

Sandler, J., & Freud, A.（1965）. *The Analysis of Defense*. New York: International Universities Press.

Sandler, J., Kennedy, H., & Tyson, R.（1980）. *The Technique of Child Psychoanalysis: Discussions with Anna Freud*. Cambridge, MA: Harvard University Press.

Tyson, P., & Tyson, R.（1990）. *Psychoanalytic Theories of Development: An Integration*. New Haven, CT: Yale University Press.

Yorke, C.（1996）. Diagnosis in clinical practice. *Psychoanalytic Study of the Child* 51:190-214.

第三章 游戏的重要作用

第一章对儿童的行动需要和游戏功能进行了初步的讨论。作为治疗师，如果不理解游戏的超凡作用，就难以成为合格的儿童治疗师。作为治疗师，不仅要理解游戏在儿童生活中和在儿童治疗过程中的重要作用，还要理解它成年阶段的生命发展和有效功能方面所起的主要作用。Shengold 在学术报告"游戏的定义"（Shengold，1988)中提出了心理健康的新标准。除了弗洛伊德列举了"工作"和"爱"之外，Shengold 认为应当将"游戏"能力也列进去。Plaut（1979）介绍了这种观点："从心理学的观点来看，爱、工作和游戏是行动的三种理想化模型。"

一、游戏的界定

游戏的特殊力量是什么？心理动力学理论的一个基本假设就是因为有内在冲突，问题、焦虑和症状才会出现。一方面是驱力，另一方面是自我和超我，两方面作用就产生了冲突。例如，一个 5 岁的女孩对刚出生的弟弟感到愤怒（攻击驱力），这让她自己难以接受（由于自我和超我），她就采用适应不良方式限制她自己的大部分攻击性起作用，从而免受内在的自我谴责。儿童游戏的能力会自然而然地克服这些发展的冲动，这一点十分典型。

在游戏的过程中，初级和次级过程之间，本我、自我和超我之间，存在着最佳的关系状态。原发的情感为游戏所用，在游戏中得以缓和利用，而不是被压制。大多数憎恶小弟／妹的 5 岁孩子会通过摔掉或淹溺他们的婴儿玩偶来"释放"他们的愤怒，接着再把它们从虚构的悲惨命运中解救出来。在游戏中儿童"保留"了他们的攻击性生活方式和能力，但这种形式的攻击又能被自我所接受。因为游戏不能当真，立足于现实之外，所以不会给他们的弟 / 妹真的带来伤害。

这个女孩通过游戏保留并发展了她的幻想世界和她的想像能力，而且她学习到了在她自己的内在生活中和当前的现实之间进行从容的转换。在我们长大成人的过程中，次级思考过程和现实法则占了主导地位，游戏和创造能力逐渐地减少，甚至有时彻底丧失。持有游戏能力的成人倾向于维护内部世界与外部世界之间的和谐。幽默的具有游戏化的隐喻能力的人对于他人有着特有的吸引力。有创造力的艺术家常常保持着开发自身内在生活的独特能力和想像力，可以对整个世界展开想像。游戏的功能与幻想、想像和创造等最终的能力，以及按照想法进行游戏的能力都有着密切的相关（Greenacre，1971；Plaut，1979）。

二、对于成长的作用

因为游戏处于内部与外部世界之间的特殊位置，它能够很好地促进成长。游戏使儿童思考自己的行为。例如，幼儿园里的孩子通过游戏扮演他人。孩子变成了"妈妈"或"爸爸"或"宝宝'、"老师"或"警察"。在这个过程中她体验到别人做什么，想什么和感受是什么。这些经验在"沿袭继承"的过程中十分重要，帮助儿童从自恋的自我状态转向体会他人的感受。这样，通过认识周围的人，游戏帮助儿童发展出了主要的能力——共情（empathy）。

此外，儿童经常通过游戏征服令人烦扰的事件（Waelder，1933）。例如，儿童用玩偶玩看病的游戏，玩偶置身于假想的医生和医院设备之中。儿童通过这种游戏能够逐渐地搞清楚自己在医院的体验。看病最初被认为是痛苦的惩罚性事件，现在逐渐被认识到是对身体问题的治疗。

游戏对于处理日常遭遇到的困难和贬低行为，也能够提供特殊的快乐来源。儿童总是接受父母或老师的命令，放学后做半个小时的"超人"能够帮助儿童克服渺小和脆弱的体验。游戏中的超人对孩子具有安慰和加油的作用。

由于游戏在童年相当普遍，它提供了快速建立联系的机会，它是儿童的通用语言。街区新来的孩子一般不需要冗长的介绍。他敲开邻家儿童的门，问："你想玩游戏吗？"这就是进入新社区自然的进场许可。

许多儿童，特别是那些有情绪问题的儿童，存在游戏能力方面的困难。这些局限明显影响了他们未来的发展。

三、游戏及其客体关联

Winnicott（1968）指出儿童期的游戏能力与"足够好的"客体发展存在相关。尽管游戏能力有先天的成分（小狗和小猫喜欢游戏），但早期的亲子关系对游戏能力的发展有明显影响，游戏能力依赖于早期的游戏客体。大多数"足够好的"父母会在日常生活中和孩子做游戏。一勺麦片粥变成一架飞机飞进张开的嘴巴里，小"鞋子"前走走，后走走，直到找到正确的脚。当孩子与父母建立联系的同时，他也建立了与游戏功能的联系。这样，正如 Winnicott（1968）所观察到的那样，大部分儿童与他们高度依恋的客体发展出了"游戏空间"。

四、对儿童治疗师的意义

游戏是儿童的情感语言，治疗师和治疗室的气氛都应该有益于儿童做游戏，这样他的内在生活才能展示出来。治疗室应该是一个开放的舞台，在允许他展示出所思所感的气氛下，儿童的想像力可以无拘无束地表达。这种表达不同于"和成人交谈"。"和成人交谈"是儿童不尽熟悉的交流方式，这样做的不利之处是让儿童向成人学习使用宣讲并学会提供假信息。

儿童治疗师必须发展好作为"游戏者"的能力，和儿童一起进行"自我退行"，使展示出的材料生动有活力。这个能力铸造了儿童和治疗师之间的主要联系，加强并发展了治疗联盟。儿童会潜在地将治疗师与以前令人愉快的喜欢玩耍的父母联结在一起。儿童还会感到他在一个特殊的"游戏空间"里（Winnicott，1968）玩耍，这里有人能理解并使用他的特殊语言。最初的客体、父母，与年幼的孩子沟通的有效方式就是"享受好的，改正坏的，将不理解的变成理解的"（Oremland，1998）。在"游戏空间"里，新客体，即治疗师，能够将儿童游戏中展现出的内在世界赋于意义。借用父母客体的模型，治疗师能够让儿童思想中负载恐惧最多的领域都表现出来（Oremland，1998）。

儿童的游戏能力对于诊断具有许多启示。儿童患者玩得好不好，是不是很自在？他是不是受到抑制——游戏是不是僵化的、重复的或是老套的？游戏是不是过于冲动、狂乱、失控？理论上说，游戏应该是行动和思想的混合体。在治疗过程中，观察他的游戏，并通过追随他游戏的本质来评估他的发展，我们可以对该儿童有许多理解。他能否展示出想像力、装扮的能力和游戏的能力？另外，由于通过想像进行游戏的能力表现出内在与外在生活的和谐度，游戏可以作为治疗是否有效的晴雨表。

游戏不仅在治疗时间内重要，父母还需要理解游戏在儿童日常生活中的重要性。一方面，可以帮助儿童欣赏自己在治疗过程中的游戏角色。但更主要的是，了解该父母的游戏化能力将使治疗师洞察大量的家庭生活。这个家庭中有什么禁令和限制？是否有机会进行愉快的沟通？显而易见，帮助父母和儿童发展游戏的共同领域能够加强亲子联系，从而显著影响治疗过程。

五、临床资料

下面介绍 6 岁半男孩道格拉斯的案例，其中我对心理治疗中出现的前游戏（Preplay）阶段和游戏阶段进行了讨论。

道格拉斯是一个英俊、聪明、有活力的男孩子，家庭完整，他是俩兄弟中的哥哥。父母都是有知识、有思想的人。关于道格拉斯的历史，他的父母说他从出生开始就非常活跃。他打、踢、咬其他孩子，很爱发脾气，经常要受到限制，似乎调控所有的情感都存在困难。在学校里，他注意力涣散，袭击别的孩子，很容易分心。

他被诊断为注意力缺陷／多动综合症（ADHD）儿童，尽管服用利他林（中枢兴奋药）有些帮助，但还存在许多问题。据我评估，他是一个逆恐惧的（counterphogbic）儿童，内心非常恐惧。他预感会受到攻击和惩罚，为了控制这种感受，他自己变成了攻击者。治疗的目标是帮助道格拉斯认识到他内在的恐惧，使他能够平和地接纳它们。没有证据表明在道格拉斯的早年生活中有特别困难或创伤性的事件。我认为他的母亲有时候可能有点强迫性，有控制欲。道格拉斯 4 岁的时候切除了扁桃腺，这在一段时间内加剧了他的行为困难。

我将描叙道格拉斯早期治疗中的两个阶段：起初，一个很少或没有游戏的阶段；其次，5 个月后，发生了转变，我们开始很感兴趣地做游戏。

在治疗的早期，道格拉斯就像许多这样的儿童一样，是一个棘手的患者。他常常直接冲我发火。他会嘴上说着："打我的脸。"他很会激怒别人，打开时钟收音机，把鞋子放在墙下，企图打开 19 楼的窗户（在我的办公室里）。他使用粗话来看我的反应："操，""操他妈"，"婊子"。他这些行为常常伴随着焦虑，这可以从他眨眼或转眼珠的动作看出来。他告诉我等他长到 17 岁时，强壮无比，就没有人能够摆布他。如果我提到他可能有点怕我，他就喊叫说这是笨蛋才有的愚蠢想法。

游戏的多种尝试都失败了。道格拉斯用黏土做了一些船，不过很快就毁掉了。有时用黏土捏出了身体的样子，他就用剪刀把身体各部分剪掉。他能够忍受一言不发，即使我很关注他在做什么，他也是如此。然而整体上在这段时间里，他在办公室里更为放松，对玩具和咨询例行事务的感受更为舒适，当我们眼光相遇时，他有时会报以一笑。

在第一阶段中道格拉斯并不和我在咨询时间里玩耍。就像患者马克一样（第一章中讨论的），他很害怕我，他难以区分自己的破坏幻想和现实处境。由于他将攻击性投射在我身上（例如，认为我将会伤害他，所以他需要长到

17 岁那么强壮），他不能与他的内在生活拉开距离。

我将最初的几个月描叙为前游戏阶段，这个阶段中尽管他的逆恐惧的状态没有明显中止，但是发生了许多变化。逐渐地道格拉斯有机会来检查他的害怕概念：我是不是和他可怕的预期形象相一致？很长一段时间我都对他的挑衅不做回应。在每周两次的咨询时间里，我始终保持着稳定可靠的姿态。我不做判断；我不谴责他的诅咒，但是我时不时地指出他的反应如此强烈，正是因为他有点怕我。我在办公室还是一个情绪调节器。他可以做很多事，讲很多话，但是他不能毁坏玩具或家具、在墙上做记号，或是打破东西。尽管他情绪紧张，但治疗室对于他还是一个安全的地方，他可以在控制的限度内释放自己。

我们交往中的这些因素开始改善我们之间的关系。他开始相信我不会伤害他。治疗室和我是安全的，而且，他是在一个独特的地方，能够让他表达出他的许多紧张感受。玩具、蜡笔和其他设施，还有一个玩伴——这些对他来说唾手可得，他可以找到具有创造性的新方式来表达他的内在感受。道格拉斯接着进入了"游戏阶段"。

过了 5 个月，道格拉斯告诉我，他是"杰克杀人狂"。我问他，我是谁，他说是"忧虑医生"。我想知道"杰克杀人狂"多大岁数，道格拉斯说"8 岁"。接着他补充道："我猜我就是杰克小杀人狂。"

杰克和忧虑医生有黏土做的枪。杰克创造了一个游戏。一开始他敲医生的门。我问："谁呀？"他答道："杰克杀人狂。"我装作很慌张，举枪朝他射击。杰克躲在椅子后面反击。我躲在枕头后，我们打了很长时间。

现在杰克时刻都很想玩，我们花了很长的准备时间去改良我们的黏土枪。枪上有扳机和准星，还有弹药筒，枪上甚至还有装饰性的小金属片。

在几场激烈的枪战后，我引导他在游戏中的"暂停时间"谈谈话。我对游戏加以评论，指出他害怕高大忧虑的医生会伤害他，而且像他这么大的男孩还会担心高大的爸爸会伤害自己。他喜欢朝我射击，有时候他也会和其他孩子一样，会有伤害爸爸的想法。

尽管道格拉斯没有和我谈他的想法，他开始和家里的妈妈谈话。他跟妈妈说他很担心爸爸——他爸爸太瘦了（当时他爸爸的胃有点小毛病）。他爸爸会不会越病越重？这段时间中他爸爸短期出差，他变得很焦虑。他对妈妈说出来他害怕他爸爸在飞机上被杀。这些讨论看起来使道格拉斯得到了缓解。

在杰克杀人狂的游戏中，道格拉斯开始对我精心制作的枪很感兴趣。他想把它射飞。他朝我的枪射击，枪飞了起来（在游戏中我要将枪扔出几米）。他对它来一通空手道的砍劈，枪被击得粉碎。他把手枪中的子弹掏出来。

在我们的休息时间我开始和他聊男孩子对爸爸的枪的共同感受。他们担心自己的枪太小，所以感到很嫉妒。他们时常想毁掉爸爸的枪／阴茎。道格拉斯拿起我的枪，用铅笔在上面打了很多洞，这样所有的"尿"就到处流了出来。

道格拉斯有时在游戏中感到有罪疚感。例如，他想让我杀死杰克杀人狂，用子弹把他扫射成蜂窝一样。我没有那样做，告诉他所有的男孩都有这样嫉妒的"杀人狂"的感觉。道格拉斯在家里对爸爸妈妈说："我做了坏事……你们应该把我送进孤儿院。我做事的时候不动脑筋。"

道格拉斯现在对治疗很有积极性，他和父母谈起我时都是用充满感情的方式。他说："我要去看我的查特尼克（作者名）。"或者当他走过我办公室的大楼时会说："这是我的查特尼克的大楼。他这会儿在这儿吗？"尽管他仍是一个过于活跃的男孩，但在平时和在我办公室里他的行为问题越来越少。

在玩好"杰克"游戏后，我们还一起做运动，十分有特色。我们创造了一种活跃的篮球游戏，使用耐夫球（Nerf ball），把篮圈装在我的门上。我们确立了"公平规则"，为了公平起见，我自设障碍，这样保证我们二人谁都能赢。道格拉斯常常作弊，如果他作弊了，我就说我们现在使用的是"道格拉斯规则"，而不是那个公平的"公平规则"。

在我们的"杰克"游戏中，他用枪打飞了我身体的一些部分。手指甲和拇指被打飞了，我需要马上做手术。我开始提到他小时候做的扁桃腺切除术，我们能够建立起一个扁桃腺切除术的手册了。道格拉斯现在决定打掉我身体的一些部分，然后玩"杰克鸡巴杀人狂"的游戏。他打飞我的阴茎，我按照他的要求，捂着胯部大叫。杰克大笑。我再次慢慢地说出来男孩子对忧虑医生和爸爸的阴茎是多么嫉妒。道格拉斯富有创造力的变化还在继续。玩过"鸡巴杀人狂"之后，他让我妻子加入游戏，她被我严重的伤势吓坏了。

在我和他的谈话中，我得知他非常嫉妒，因为他的母亲现在（现实中）又怀孕了。我说这让他感到自己很渺小，被忽略了。他尖叫起来，说她没有怀孕，她只是肥胖。接着他眨着眼睛，说他不想让小宝宝玩他的玩具。现在他能够容许我用很长时间和他聊嫉妒的感受，和他想杀掉婴儿的愿望等。但是他一直闭着眼睛。我问他是不是睡着了，他说没有，他说他昏迷了，好多年都不会醒过来了。

随着游戏和我的解释，我们看到他在治疗中，在家里和在学校里的大打出手的行为越来越少，参与的激烈体育比赛更多了。在杀人狂故事之后，他坚持遵守"公平的公平规则"。在打篮球时，道格拉斯能够有些风度地输球了。

我们怎么理解道格拉斯和他的治疗师之间建立的"游戏关系"？这同时包含两方面内容。一种成分是"移情关系"。很明显，"忧虑医生"是父亲的替代。与可怕的去势的父亲做斗争的情节出现在儿子的游戏里。嫉妒和阉割的主题非常突出。阴茎崇拜——俄狄浦斯情结的冲突有所表现，用言语进行了表述，冲突的主要方面已经解决。

游戏关系中的另一个重要成分是"治疗联盟"，在两个游戏者之间建立的游戏的关系。道格拉斯不仅专注于游戏内容（俄期的斗争），而且他逐渐爱上了游戏过程，喜欢角色扮演，将自己内在的故事表现出来，并且不断发展。治疗师成了"我的查特尼克"。这是他与治疗师之间的一种不断发展的充满爱的关系。

我认为治疗师和道格拉斯再现了 Winnicott（1968）所描叙的变化的"游戏空间"。治疗师不只是移情中的坏的忧虑医生，而且是一个很特别的角色，能游戏、探究、发现，还能想出点子。道格拉斯在这种关系中也变得富有创造性：杰克杀人狂，杰克小杀人狂，杰克鸡巴杀人狂。他是一个作家，不断展开新的情景和章节。

为什么联盟能够建立？治疗师有何贡献？在游戏的场景中，治疗师能够与儿童内在生活特别和谐。开始，他按照儿童的要求，成为积极的游戏参与者，将儿童的内在生活展示出来。接着，治疗师基于自己的共情和理解，对儿童的内在冲突加以言语化，并进行阐明。经过数月，固定的约见，稳定的相处，治疗师成为了儿童能够依赖的人，他始终如一，随时恭候，坚忍持久。治疗师还具有情绪调节者的作用，他可以允许强烈的明显的情感出现，同时也营造一种安全的氛围，令这些情感不会过于泛滥，难以承受。

共情、稳定、可及、情感调节和有机会通过游戏进行创造性的表达等都是治疗的一些性质。这些性质滋养了联盟的力比多（性能量）部分，营造了可以进行言语解释的环境。这种依恋关系可以追溯到父母和儿童之间早期"足够好"的关系和他们早期具有性能量的游戏。

交互游戏的疗效如何？道格拉斯的出格行为普遍减少。咨询中解释工作非常重要。道格拉斯对他的爸爸有"杀人狂式的感受"。他的原发性攻击冲动得到表达和接受，被视为正常，这使道格拉斯的内心结构有所变化。他的超我不那么严厉了，他罪恶感的强度也有所下降，因为他知道所有成长中的男孩都有和他类似的想法。另一个重要改变源自游戏关系，这可以从客体关系方面来理解。治疗师欣然接受道格拉斯在游戏中所展示出的内在生活。他内在的想法、他的意识是有价值的。与此类似，当他妈妈欣赏他有创造力的作品时，这个男孩子感到他的自我价值提高了。他精心制作的手工制品使道格拉斯发现并体验到自己被接纳的感觉。

这一章中，我对儿童咨询工作中游戏的作用进行了讨论。在成人治疗中，广义的游戏也具有重要作用，这一点正逐渐被认识到（Benveniste，1998；London，1981）。Sanville（1991）在他的著作《精神分析治疗的游戏场地》（*The Playground of Psychoanalytic Therapy*）中描叙了治疗怎样成为游乐场所，在那里，需要和愿望以及个人所渴望的对自我的看法都能够表达出来，并得到探究。游戏和幻想对于人类生活十分重要，治疗师和患者在情感治疗中都应该领悟到这一点。

参考文献

Benveniste, D.（1998）. The importance of play in adulthood. *Psychoanalytic Study of the Child* 53:51-64.

Greenacre, P.（1971）. Play in relation to creative imagination, In: *Emotional Growth*, Vol. II. New York: International Universities Press.

London, N.（1981 ）. The play element of regression in the psychoanalytic process. *Psychoanalytic Inquiry*, Vol. 1, no. 1, 7-27, New York: International Universities Press.

Mayes, S., & Cohen, D.（1993）. Playing and therapeutic action in child analysis. *International Journal of Psycho-Analysis*. 73:1235-1244.

Oremland, J.（1998）. Play, dreams and creativity. *Psychoanalytic Study of the Child*. 53:84-93.

Plaut, E.（1979）. Play and adaptation. *Psychoanalytic Study of the Child*. 34:217-232.

Scott, M.（1998）. Play and therapeutic action. *Psychoanalytic Study of the Child*. 53:94-101,

Shengold, L.（1988）. Comments on play. *Bulletin of the Anna Freud Clinic*. 11, Part 2: 146-151.

Sanville, J,（1991）. *The Playground of Psychoanalytic Therapy*. Hillsdale, NJ: The Analytic Press.

Waelder, R.（1933）. The psychoanalytic theory of play. *Psychoanalytic Quarterly*. 2:208-224.

Winnicott, D.（1968）. Playing: Its theoretical status in the clinical situation. *International Journal of Psycho-Analysis*. 49: 591-598.

第二部分

与患儿父母工作

第四章　父母指导和移情做父母
第五章　治疗亲子关系

导　言

在儿童心理治疗中有一个领域较少受到重视，这就是对患儿父母所做的工作。很明显，如果没有父母的认可，儿童就不可能治疗成功。正是父母对治疗的支持才"允许"儿童能够使用治疗中形成的经验。

在第二部分中我们将看到一系列对患儿父母的干预，其中包括以下内容：

（1）父母指导

（2）移情养育

（3）治疗亲子关系

一般来说，所有对父母的工作都是从"父母指导"开始的。父母指导主要是一种教育形式的干预。第四章中对父母指导的许多方面进行了讨论。治疗师（他对儿童的治疗目标）和父母（他们的健康状态和适应能力）之间建立起有效的联盟，能够推动治疗任务的完成，这也是进行父母指导的前提。

然而，由于父母自身具有的局限，在父母工作中有时会存在一些问题。对于一些心理困扰较多和依赖性较强的父母，使用"移情养育"的干预方式效果较好（也将在第四章讨论）。这种形式的干预为这些父母提供了他们所需的"给养"，这一章节中将做充分介绍。

还有不少父母，意识层面希望帮助他们的孩子，但是在他们的潜意识层面，孩子对于他们具有某种重要意义，这构成了儿童的病理，造成了儿童的困难。"治疗亲子关系"的技术能够用来提高洞察力，从而使父母能以一种阻碍较少的方式与孩子沟通。第五章说明了这种过程，讨论了常见的一些困难和制约。在本书的第三和第四两部分还会就患儿父母的工作做进一步的阐明和讨论。

第四章　父母指导和移情养育 *

　　这一章将讨论对患儿父母工作的途径——"父母指导"的技巧，以及之后介绍的"移情养育"的过程。首先采用和最常见的技术是父母指导。这个过程假定患儿父母具有相对良好的自我功能，而且他们认同治疗目标。从根本上说，父母指导是支持性的工作。

　　在父母工作的文献中，有一系列材料属于父母指导的范畴。Sandler、Kennedy 和 Tyson（1980）讨论了常规的工作目标，他们认为父母指导的功能就是为儿童治疗向父母提供持续的情感与实践支持的过程。另外，这项工作应当"给父母的自尊以支持"。Arnold（1978）认为父母指导是一种连续统一体，根据必要性为患儿父母提供从单一的信息或教育，直至建议、许可和解释澄清。Weisberger（1986）也列出了一些目标和过程，她认为父母指导应当优化家庭环境，支持父母的更佳功能状态，从而缓解儿童所承受的不现实不健康的压力。另外，她指出父母指导应当提供一些关于儿童成长和发展的信息，对父母的管理工作给予实际的帮助。所有这些研究者都认为父母指导不是一个解释过程。从本质上讲，治疗师要针对病人的意识和前意识开展工作。

　　有关父母指导方面提出的观点很多，我们把它们划分为两大类，并在这两个宽广范畴里列出具体的工作内容。

　　（1）认为父母指导要影响家庭内的情感平衡，其中包括：

　　　　a. 针对任何一位父母的生活中所存在的普遍问题开展工作，这些问题如不改善就会影响到他（她）为人父母的能力。

　　　　b. 针对父母之间管理孩子的方式所存在的不同开展工作。

---

　　* StevenRubin，提供了本章使用的部分临床资料。

　　　c. 针对父母因孩子进行治疗而产生的压力（如感到失败，害怕儿童
　　　　对治疗师产生依恋，等）开展工作。

（2）认为应把父母工作的重点放在儿童患者身上，其中包括：

　　　a. 从父母处了解儿童和家庭事件的当前真实情况。

　　　b. 告知父母对儿童成长的"通常"理解和儿童内在的感情生活。

　　　c. 告知父母对儿童患者的症状或所出现的行为改变的"特定"理解
　　　　（目的是帮助父母妥善对待这些行为或症状或在治疗中出现的一些
　　　　变化）。

　　　d. 给父母澄清他们与儿童患者的相互作用中存在的问题（通过聚焦
　　　　于亲子间相互作用、建议加以改进、为改变做出解释等方式，目
　　　　的是改善父母的管理）。

从下面的临床资料可见父母指导工作的类型繁多，维度多样。

一、案例 1

内森是一个 6 岁半的小"恶人"，他经常攻击同伴，因此在幼儿园和小学一年级都被视为问题很多。老师和孩子们都注意到他暴怒的激烈程度，这种暴怒缘于对惩罚的潜在恐惧（在他的治疗过程中发现）。

内森 3 岁时父母离婚，这个事件给他带来了很多问题。内森与妈妈的关系表现出重重困难，令他困扰。而且他也感到自己对"赶走"他的爸爸负有责任。无论是做什么决定还是对他身体的监护，他的父母都共同承担他的监护权。由于他的父母相互憎恨，不能一同会谈，治疗师只能分别与他的父亲和母亲进行了面谈。

在早期的工作中问题大多集中在纪律方面，在两个家庭中都难以对内森进行有效的纪律管理。内森常常不听从安排（如：攀爬家具，睡觉时间不睡觉，吃饭时迟迟不到），很明显他的父母都感到有必要"迎合"他，屈服于他。他的妈妈担心他是不是很"脆弱"，他爸爸的方式则是忍耐他，等他回他妈妈

家。探究他们放纵孩子的动机，是因为他们逐渐认识到离婚对孩子造成的冲击，他们感到对孩子有着很大的负罪感。他们感到让内森遭受了磨难，他们是他痛苦的来源。有了这种内在的认识，又看到家庭纪律问题使他们的儿子在社区里有很多困难，他的父母开始建立更有效的管理要求。对于内森这个年龄的儿童而言，父母需要克服顺从孩子的倾向和相应的适当提高孩子的责任感——帮助叠衣服，把要洗的衣物放在一边，给自己倒杯水等。

就像其他离婚事件那样，内森的父母双亲都讲述了离婚后，对对方的愤怒和受挫感。爸爸描述了他是如何地讨厌接电话——妈妈总是打电话责骂他并提出新的要求。妈妈悲叹因为离婚而错失的机会。她曾经支持她的丈夫进行深造，他们都承认当时她也能有类似的机会。现在，由于经济条件制约，未来生活会不轻松。相比较而言，她财力更有限，她因此感到作为单亲负担过重，难以承受。由于父母双方都释放了往日的苦衷（在单独的会谈中），他们围绕内森的问题就更容易相互协作。

在咨询的头一年，另一个重要主题是让这对父母理解"俄狄浦斯期"儿童经受父母离婚后的复杂状态。治疗师知道内森一方面在与正常发展的恋母情结做斗争，另一方面要面对家庭中发生的分离和离异。一般恋母期具有两个主要特征：①对母亲富有情感，母子关系具有性特点；②与父亲的关系富有高度的竞争性，视父亲为对手。内森的妈妈造就了内森的"触摸"问题，虽然她原先是想避免。内森总伺机亲她的嘴唇或"不小心"触摸她的胸部。治疗师介绍了强烈的儿童自然性，如果没有父亲起到自然抑制作用，性欲就会进一步增强，使他妈妈对他的"兴奋问题"有所了解。她接下来可以利用这些知识采取谨慎的对策，设立适当的调整步骤。例如，她现在可以让内森自己洗澡以维护他的"隐私权"。

当内森的妈妈与谈了一年的男朋友分手时，内森有好几星期都非常沮丧。治疗师指出她与男友的关系使内森在家里感到安全一点——它限制了内森一部分强烈的冲动。他妈妈和内森谈起这件事，他很激动地说出他的担心，他"赶走了每一个人——包括他的爸爸"。

在这对父母的指导中还有一个常见的主题，这就是当内森在学校出现攻击问题时发现了潜在的事件。例如，有一次内森连续几天对班上的男孩子们大打出手。"阮迪差点把我的胳膊拽断了""约书亚在我胳膊上划了一个深口子"内森这么抱怨，治疗师和他的父母一起探究他的行动，发现他的爷爷因为腿部的血管出现了栓塞，做了一个紧急手术。这个事件让孩子感到焦虑。内森的爸爸在治疗师的鼓励下，和内森聊起这次手术。内森的声音中充满忧虑："爷爷会死吗？""他们要把他的腿切除吗？"当这些关切之词能够真实地表达出来之后，内森一周来第一次睡了一个好觉。和爸爸的这次谈话以后，内森在学校打架的事减少了。

讨论

上面这个材料说明了父母指导工作的一些特点。其一是"处理好成长的典型问题，以免这些问题影响他们成为称职的父母"。内森的父母两人的性格整合良好，能够明确地认同内森的治疗目标，在生活中他们的状态良好。但是离婚给他们留下了许多伤痕，时常影响他们做父母的能力。父母双方都感到对内森有负罪感，认为是他们破坏了内森的生活，因此他们企图通过减少他的受挫感，避免给他设置限制来补偿孩子。他的妈妈为了缓解自己的孤独，有时过度依恋儿子。这些模式被指出来后，父母就采取了有效的措施。另外，由于他们之间有着痛苦的过去，他们也很难在儿子的问题上通力合作。他们能够有机会将失败感受倾诉出来，反而使他们能够正确地看待过去。

父母指导的另一个内容是治疗师要有能力"介绍儿童常见的内心活动"，从而让父母对儿童发展过程更为了解。在前面的材料里一个突出的主题就是给父母指出来内森潜在的俄狄浦斯动力机制，和他受到的离婚事件的特别影响。治疗师特别指出 6 岁半男孩的典型性欲，而且由于没有父亲的抑制，男孩更加害怕冲动的表达。他的妈妈对他的性欲冲突有所了解，就改变了一些做法，在身体方面和儿子保持更远的距离，更加注意隐私，更加谨慎。而且她还理解了儿子对她男朋友的强烈反应。动力机制也使爸爸对内森更加"稳重"起来（他应是一个抑制者），而在以前爸爸努力避免这样做。

治疗师还帮助这对父母"理解患者一些特殊的动力机制"，这也是父母指导工作的一部分。内森是个逆恐惧的儿童——当他害怕时（常常将恐惧投射出去）他"认同于攻击者"，还会有猛烈的攻击行为。在对内森的指导中阉割焦虑是一个重要主题。有许多机会能帮助父母理解内森富有攻击性（有明显的行为）时，他的内心往往十分害怕。这样，治疗师和父母就能够清楚地将他的攻击行为和他对胳膊的担心追溯到他爷爷的外科手术。在治疗中，父母提高了理解力，能够帮助内森找到英雄化行为大爆发的"惊恐"根源。这种能力又推动了整个的治疗进程。

二、案例 2

安德鲁 12 岁，在父母带他来做评估前，他的问题已经恶化了 6 个月之久。他表现出严重的抑郁，不停地诉说对自己的不满，他无法专注于学业，因为他"被错误击垮"，他指的错误是他在学习中自然出现的一些小问题。评估结果认定安德鲁是一个神经质的年轻人。基本的动力问题看来集中在没有解决好的俄期冲突，特别表现在他与父亲的关系中，他有着竞争和阴茎崇拜的双重感受。

在与他父母一同进行的会谈中，凸显的一点是爸爸对儿子的恼怒。他的爸爸 J 先生是商务主管，管理一个大公司。一段时间之后，J 先生承认他爱发火——他对自己和儿子的要求很高，时常"一触即发"，他意识到自己是暴脾气。所以，安德鲁的困扰一部分缘于他觉得在与爸爸竞争，另一部分则是外在原因造成的——爸爸的苛求和愤怒引发了儿子反向的愤怒和惧怕。

由于这位父亲在意他的儿子而且接受治疗目标，他慢慢地能够观察与儿子的交互作用。他还允许治疗师和他妻子一同考察这些活动。在家里的黑板和卡片游戏中，爸爸为了取得更好的成绩本能地压制儿子，他意识到自己带着愤怒的表情。安德鲁在数学方面有了问题，对爸爸的辅导一时没搞懂，J 先生大叫："你一定要现在学会！"他儿子流了眼泪。这位父亲开始观察评估自已遇到小的"冒犯"时是如何反应的，如他儿子举止失误，或他在电脑上工作中儿子偶然打扰他等。他进一步认识到被儿子激发出的紧张和愤怒。他谈起在他童年的时候他妈妈嘲笑他贬低他的做法。他感到自己在某些方面重复了这种行为。

这位父亲对自己的行为模式有了充分的认识，在几次大爆发后他与儿子讨论自己的脾气问题，有时还为自己的过度反应向儿子道歉。起初安德鲁的回应带着强烈的愤怒："你从来不会对我满意——我恨你！"，有时，情绪非常消沉——"你那么聪明，而我这么笨"。经过一段时间的生活对话，安德鲁开始有了幽默感，也不再以愤怒来对抗。下棋时输给了爸爸，安德鲁沉思道："我又恨你这个家伙了，不过你打败我也不容易。"爸爸开始找机会带儿子上班，向他展示工作环境的一些方面。他还告诉儿子在库房里有一辆机动脚踏车，等他到了驾驶年龄就送给他。他们可以一起把它改装一下。总的来说，这位父亲变得能够明显改变他对儿子的愤怒，当这些情绪出现时他能够认识到自己的过度反应。

讨论

在安德鲁进行心理治疗的同时，对J先生的临床咨询也持续了一年有余。"父母指导工作的一个方面就是帮助父母意识到自己的一些情况。使他们察觉到自己对待孩子的方式可能会给孩子的发展造成不良影响。"尽管安德鲁有内化的冲突，但他的抑郁/自我憎恨的一个成分是与爸爸的外在冲突。

当治疗师与父母之间建立了信任的关系，治疗师就能够从爸爸那里发现问题，认定父子关系具有相互恼怒、苛责的特点。当面探讨这个问题往往会让父母有受到胁迫之感，但是J先生能够承认自己的问题，在咨询中理解得很快。J先生在事业上和家庭里都很能干，有着良好的自我观察能力。他也确实想帮助儿子克服难关。而且他因为以前对儿子的态度不好，心里有一定的负疚感。他与儿子相互关系的"暴露"并没有激起他强烈的羞耻心和防御性否认，我们会经常在具有自恋问题的父母身上看到这种现象。

　　在这一年中，J 先生明显地控制并改变了他与儿子之间的病原性的关系。他自己的觉察（自我觉察）使他认识到触发他对儿子愤怒的场景，认识到自己的过度反应（因为他曾认为继续适度地限制他的儿子很有必要）。监测过程对于他们之间的相互作用有重要影响。J 先生并不需要洞察力（理解儿子对他所代表的潜意识含义）来达到这种改变。虽然他认识到这种场景重现了他的部分童年，但是问题的所有方面并没有充分开掘出来。父母指导过程使 J 先生清楚了他在前意识水平所意识到的相互作用模式。如果有必要的话，可以进一步增进内在理解，进行适当的干预，这种干预的形式就是"治疗亲子关系"。这将在下一章中介绍。

三、案例 3

　　杰瑞德来做评估时 11 岁。他的家庭完整，属于中产阶层，在四个兄弟姐妹中排行第二。他是唯一的男孩。他是因为"令人讨厌的"行为被送来咨询的。任何事物都不能让他高兴，他觉得任何任务或要求都是"不公平的"。让他扔垃圾他就闷闷不乐。如果哪天生活没意思他就会向父母抱怨。他朋友很少，他对他们傲慢无礼，不是指挥控制，就是奚落挖苦。他很聪明，但他认为家庭作业很"无趣"，在学校里很少做功课，像是班里的一个笨蛋。

　　在和杰瑞德的父母会谈的早期，他的妈妈 A 夫人看上去特别焦虑。她的"时间表"使他们很难准时来参加会谈。她看治疗师的目光中带着猜疑，像是想尽快离开，她双手紧握在一起，说起话来喋喋不休，甚是急切。她询问了好几次儿子在咨询中说她什么。治疗师指出她有一些不适的表现，她承认她感到忧虑。问治疗师发现她什么不对吗？他解释说父母经常担心他们要为孩子的问题负责，他们前来咨询时害怕受到指责。

　　A 夫人坦白说，她就像治疗师说的那样，害怕是她娇惯了儿子。她猜是她想为儿子做得太多了。她尽量满足儿子的需要，而对女儿并不是这样。她经常问他需要什么特别的食物，午餐时也是这样。无论儿子想去哪儿，她都照做不误，驱车前往。她对这些问题十分焦虑——"我害了他吗？""他被宠坏了吗？"治疗师指出来她自己其实已经意识到杰瑞德在经受挫折方面有问题，她的让步对他并没有好处。这位母亲说她难以忍受儿子发脾气，她也常常为他担忧。

她对儿子的担忧还表现在其他方面。杰瑞德说身体不适（脖子疼或腿疼），A夫人马上让家庭儿科医生检查。另外，她先生（一个相当被动而且忙碌的人）想给儿子立一些规矩，她总是护着儿子，哪怕是很小的违犯，她也要想方设法为儿子开脱。这样，规矩从来没能实施。治疗师指出她在设立有限制度方面的确有点儿问题，A夫人承认她需要指导。她害怕自己太生气了，会冲动地将杰瑞德送到军事学校去。（"这是不是意味着我是一个很糟糕的母亲？"她很焦虑地问道。）过去，在她小时候，她对她的哥哥非常气愤。她不清楚这会不会影响到她和儿子的关系。

尽管她保护和娇纵儿子是一种需要，具有内在的驱力机制，不过她经过指导对这些行为模式有了觉察，这使她有可能改变方式。在她先生的大力支持下，为杰瑞德确立了日常生活程序和规则。如果干了坏事，就会加强管束；设定了就寝时间，保证学习时间；如果杰瑞德出现"令人讨厌的"大发脾气和争论不休，就会被送到自己房间里。A夫人每周与治疗师会谈一次，在给孩子设定限制后她表达了持续的焦虑和忧愁。但是不久她就大大地解脱了，因为杰瑞德的功课开始好转。他6个月期间的变化为以后的发展提供了可靠的指向。

讨论

在上面介绍的父母指导案例中，A夫人在治疗开始时的反应非常典型。"把孩子送来治疗常常会引发父母的多种反应。"孩子有了情感问题，大多数父母会有失败感。他们往往觉得应该为孩子的困难负责。而一些父母通过一开始就攻击治疗师（他们害怕被指责）来处理他们的负疚感。还有许多父母像A夫人那样，很焦虑地"坦白"。如果治疗师能够宽容地指出他们对孩子的问题负一定责任，并不攻击指责他们，父母往往会感到获得很大的解脱。

"许多父母对待他们孩子的方式存在问题，他们对此有意识层面的觉察。"前面介绍的 J 先生就是这样。A 夫人非常清楚自己有着迎合、纵容、娇惯儿子的需要。父母指导过程使她的自我远离这些模式，并设定具体的步骤提高她的应付能力。她起初为继续"保护"儿子使用许多合理化理由。而另一方面，A 夫人的自我的健康部分允许她增强技巧，加强对孩子的管制，让孩子受挫。尽管她的困难可能有早年原因（如，她和哥哥的关系），但这并不是工作的重点，不必洞察过去来解释这种倾向。更有效的方法是，她增强了自我观察力，还具有帮助儿子的愿望，这就足以改变她和儿子的日常关系了。

四、案例 4

丽塔 5 岁左右来做评估时，她很可爱、穿得很漂亮、长得有点结实。丽塔的父母带她来治疗是因为她和妈妈分开时非常恐慌，而且越来越严重。在幼儿园里无法"解冻"，行为执拗，常带着怒气。此前一年体重不断增长。丽塔有两个哥哥（其中罗伯特是她的二哥，只比她大一岁半），她下面还有坦尼娅，刚刚 6 个月。她的父母亲均有着良好的职业背景。爸爸特别忙，一心扑在工作上，他在一所学院中任职，正努力完成任期。评估说明丽塔有两个层面的冲突：前恋母期的愤怒很明显，这在她排便训练的历史和当前的固执中都有体现；还有阳物嫉妒心理，这种情绪主要针对她的二哥罗伯特。丽塔每周来两次，她的父母隔一周一同来一次。父母帮助女儿的动机很强，而且他们知道自己对女儿的发展很有影响，他们之间看上去关系良好，相互支持。

在父母工作的开始阶段，D 夫人感到抚养一大"窝"孩子的确是她的极大负担。尽管她也有许多欢乐，但是日常家务、无休止的任务几乎将她压垮，她的一天似乎没有尽头。有时，她会无望地哭泣，一天那么漫长熬不到头。她经常感到极度疲倦。她想知道她是不是有点抑郁。她原先在专业方面很有前途，她谈到这一点时情绪激动。她大学毕业后曾有一个很有挑战性、高收入的工作，她受到工作单位的高度重视。现在，她原来的老板有时还带着工作任务或问题来找她，让她从顾问的角度帮助处理。这与日常的"苦差事"对比，更能说明她时不时感受到的疲劳和精疲力竭。她笑着说她在家里的工作没有什么智力挑战性。这些广泛的讨论为 D 夫人提供了思考构架。她理解了自己断断续续的抑郁状态，虽然她也热爱做一个母亲。有时她感到自己无休止地被尿布围着，她也开始认识到当她的任务减少时（孩子都上学以后），她可以慢慢地拾起专业方面的联系，重建专业兴趣。

D 夫人很少要求她的丈夫照顾孩子，因为知道他的事业到了关键阶段。结果是 D 教授常常只是一个"玩耍爸爸"。例如，他晚上很晚回家（每周会有几次）时，因为没见到孩子，就会把几个孩子从床上抱起来。睡眠准备程序就白做了，代之以兴奋和刺激，这种喧闹会再持续 1 小时。D 夫人虽然心中有怨气，但是她也知道孩子和爸爸互相需要。妈妈感到在纪律、规矩和照料孩子等方面很少得到爸爸的支持，这一点在讨论中开始凸显出来。爸爸幽默地提到这可能是妻子性欲减退的部分原因，她有时说："我太累了。"这对夫妇开始在一致同意的前提下进行一些改变——例如，爸爸每天晚上回家吃晚饭，与孩子相处，帮助"让他们上床"，然后再回办公室。他还发现可以把一些工作任务拿回家来做。

有时，D 夫人观察到自己和丽塔在一起时感到紧张，有疏远的感觉。她和别的孩子没有这种感觉，这种距离感让她难过。我们从每周的事件中看出一种模式。D 夫人晚上到丽塔的房间道晚安让她睡觉时，都要一直等到丽塔"允许"她离开。有时丽塔充满愤怒地大声对她说话，她感到孩子对她很疏远。很明显 D 夫人对她女儿在严格限制和加强要求方面有些困难。我们发现两个大男孩在家里分担一些适当的家务，而丽塔事实上什么也不做。D 夫人在前意识中期望她的"固执"女儿不要面对任何潜在的困难，她勤勤恳恳地干活，避免女儿发脾气。治疗师指出她自己也害怕冲女儿发火。讨论中大家都认为提要求、让孩子受挫、发脾气都是必要的，如果她不那么害怕孩子发怒，她女儿也会更加放心。D 夫人开始坚持让丽塔帮助她准备晚餐，摆桌子等，晚上她按常规把丽塔送进被窝后，不再"屈从"于丽塔的要求，她将丽塔留在卧室就走了。

在丽塔的咨询过程中，她在家里的一些行为作为儿童心理治疗的内在焦点而备受关注。在治疗的特殊阶段，丽塔对食物的要求强烈，偷食物的问题也很突出。父母为她的体重增加更加发愁——他们要不要让她节食，要不要把食橱锁上？治疗师对此加以说明，所有的孩子对有了小的弟妹都会有一种自然的感觉：他们有一种被剥夺感，感到（常常想像出）他们被妈妈抛弃了。食物就成了一种安慰剂，好像是供给食物的妈妈又回到身边了。D 夫人这时列出了一些小事，都是丽塔对婴儿所做的微妙的攻击。丽塔抱宝宝时抱得非常紧，或是妈妈在婴儿床上发现一枚硬币，是丽塔"不小心"丢在那儿的。D 夫人是一位直觉很好，足智多谋的母亲。下一次会谈时她描述了她和丽塔玩的一个新游戏。当她给坦尼娅换尿布时，丽塔开始像小宝宝那样说话。妈妈没有阻止她，也没有像以前那样充满愧疚地回应她，而是和丽塔玩起了"宝宝丽塔"的游戏。她咿咿呀呀地回应她，假装用调羹喂她，等等。丽塔很喜欢这样暂时的退行，在这个游戏里她恢复了她失去的宝贝的地位，妈妈和丽塔又重新建立起亲善的关系。

讨论

在这个案例中父母指导工作的范围较广。当时有多种因素影响着 D 夫人做母亲的能力。抚养 4 个年幼孩子的绝对负担和失去专业（可能是暂时的）的忧伤，导致了她疲劳、失望的感觉。D 夫人认清了自己的内在斗争是非常有益的——她抚养孩子，有深陷其中之感，另外她对于公务繁忙、专注于工作的"游戏爸爸"充满恼怒。理清内在压力有助于这对父母的生活做出改变（爸爸多在家里呆一些时间，列出妈妈可以离开的时间等），也使 D 夫人认识到有时对孩子有消极情绪是"正常的"。她明显感到困难不那么沉重了，她没有必要一刻不停地为孩子服务。

D 夫人不允许自己体验到对女儿的愤怒，虽然愤怒是自然的。她的这种困难是造成丽塔发怒问题的因素之一，这一点在治疗过程中变得很明显。妈妈的内在困难加剧了丽塔对自己攻击性的愤怒和焦虑。丽塔对自己的冲动感到不安全和害怕。父母指导的一部分工作就是让 D 夫人"意识到自己的问题，并认识到它们是如何影响她对待女儿的"。很明显 D 夫人无法控制晚安仪式，难以对家务事做出要求等等，她面临许多问题。她要求女儿帮忙，女儿报以发脾气和暴怒。虽然 D 夫人有内在忧虑，她还要去面对女儿的怒火。在父母指导中，D 夫人没有探究自己的历史，她惧怕心理的起源，和只有丽塔会引发她焦虑的特殊原因。在父母指导的制约下，前意识中的问题得以认定，这种认识激活了这位母亲的健康自我，使她在与她的孩子日常相处时采取必要的步骤。

父母工作的另一个主题是帮助 D 夫妇"了解孩子的内在生活"，孩子在治疗中正和多个问题做斗争。儿童患者的行为常常能够反映出正在心理治疗中出现的、激化了的内在问题。丽塔对小妹妹的嫉妒加剧时，她过度饮食的需要（或在治疗中出现的食物主题）变得更加明显。父母常需要行动，去做点什么，处理出现的症状或行为问题。父母指导的一个重要作用就是给父母提供一个视角，使他们了解孩子的内心正在和什么做斗争。就这样，治疗师解释了丽塔与小妹妹的对手状态，小妹妹篡夺了她在家里的"宝宝地位"，丽塔口头表达的退行就是她对付这些感觉的一种尝试。父母能够对丽塔的斗争寄以同情，减少对她当下的行为的焦虑，并且允许在家里有其他游戏形式的退行（像宝宝一样说话和喂饭游戏），这样就可以绕过丽塔嗜食的问题。

五、移情养育

有许多父母，要么是因为他们先前生活中的困扰，要么是因为当前严峻的压力，在儿童心理治疗时需要儿童治疗师更多的支持，对他们仅仅进行父母指导是不够的。在一些实例中治疗师的行动和功能就像是一个给予"营养"的父母，为那些困惑的成人提供帮助。这"营养"使得这些父母能够向他或她的孩子提供足够的支持。我将这个过程称之为"移情养育"。这也是支持性工作的一种形式，下面的例子说明了它的技巧。

临床资料

芭芭拉6岁时因为严重遗尿史成为心理治疗的门诊病人。她的第一个治疗师B先生给她看了将近一年，每周两次，进行个别游戏治疗。另外，B先生每周一次对她的父母双方进行父母指导。芭芭拉的治疗将近一年时，她的父母决定分开。父母的分离对芭芭拉造成了伤害，她变得冷漠消沉。而且她的遗尿症（经过一年治疗已经大大好转）再度加重。这时B先生宣布他将离开这个机构，芭芭拉在短时期内要经受两次重大的丧失（爸爸和治疗师）。B先生安排转接这个患者时，指明特别需要男性治疗师。

芭芭拉的治疗工作很快集中在离婚问题上。在这个案例中，由于S先生决定不再探访女儿，使通常的父母离婚带来的问题更加严重。芭芭拉遭受了严重打击，她的治疗师致力帮助她应付巨大的被遗弃感。

S先生与妻子分开后，就不再参加与B先生的会谈。新治疗师几次约见他，让他参与女儿的治疗，都没能奏效。接下来的父母工作只限于芭芭拉的妈妈一人了。

父母离异，被父亲抛弃、失去原先的治疗师，芭芭拉在这种特定的情况下，非常需要情感上的支持。很明显她需要妈妈给予极大的帮助，但是同样明显的是S夫人也处于严重匮乏的状态。新治疗师对S夫人开展工作时，她仍然感到婚姻破裂的压力，而且在社会、情感和财力方面支持不足的情况下担当起单身母亲的责任，这也让她感到压力很大。

除了当前的压力，S夫人还对她自己的父母有一些强烈的感受和冲突，她在和这些冲突做斗争。这需要追溯到她的童年。她将母亲描述为一个"独裁者"，掌管着家庭和里面的每个人。她回忆她的爸爸是一个被动的男人，"太软弱"以至离不开悲惨的婚姻。S夫人忆起母亲对她的羞辱和打骂，当年多次出现这样的镜头。她分析说她没有从父母那里得到任何感情，这造成她很难向自己的孩子表达感情。回忆她的童年，S夫人宣称："我从来没有学过如何表现爱。"

临床的难题是需要找到一种支持 S 夫人的方式，使她能够向女儿提供所需的爱和感情支持。在 S 夫人的会谈时间中，一种模式很快出现了，非常自然，结果表明也非常有效。在她会谈时间的第一阶段，S 夫人吐露担心和忧虑，描述她自己生活中的大冲突，包括她在工作和学习上的困难（她全职工作，还在大学里听课）、财政问题和她自己父母的关系以及对她前夫的感受等，最常见的是关于她作为单身母亲的考验和磨难。S 夫人常在激动不安的状态下开始会谈。治疗师就聆听，并给予共情和提供支持。这对她有镇定和安慰的作用。她这时才能进入第二个阶段，讨论如何为芭芭拉做得更多。在这一点上，治疗师能够做一些有效的父母指导工作，其中包括有关儿童发展和芭芭拉感情需求的建议和教育。经过一段时间，当 S 夫人学习了如何做好父母后，她日渐能够将治疗师的建议付诸实施了。总之，凭借有效的两阶段程序，治疗师为 S 夫人提供了支持，起到 S 夫人家长的作用，S 夫人接着能够支持她的女儿，从而更好地做父母。

可以举一些例子来说明此类父母工作。当治疗师开始对 S 夫人进行咨询时，她全职工作，还刚刚返回大学就读，业余攻读学士学位。重返校园让她十分焦虑，她的忧虑情绪与她以前的学业失败有关。大约 10 年前，她开始读大学，学化学专业，她觉得课程要求过高，结果在大学三年级时辍学。她担心这次会重蹈覆辙。定期会谈不仅缓解了她自己的求学焦虑，而且使她能够思考芭芭拉在学校的学习问题。（芭芭拉在父母离异并被爸爸抛弃的这一年里学业表现恶化）。S 夫人表现出过分认同于芭芭拉的学业问题，治疗师帮助她分清她自己的问题和需要。通过这种方式，母亲与女儿围绕家务分配产生的权力斗争减少了，S 夫人能够按照治疗师的建议行事，她与女儿的老师建立起紧密联系，为芭芭拉设定了明确、合理的教育预期目标。

夫妻离异后的前几个月，S 先生还定期看望芭芭拉。后来他停止探望，S 夫人首先要处理好自己的愤怒和失望情绪。治疗时间中 S 夫人说出来她在周末的时候多么希望有一些清闲时光，以前 S 先生就是在周末探望孩子。S 夫人一旦表达出她的失望，她就能够更好地理解芭芭拉失去父母和受伤的感觉，并给芭芭拉提供帮助。与此类似，S夫人在确定离婚时想到将第一次不与前夫一起过圣诞节，她内心很矛盾，她表达出这种矛盾心情后，就能够更好地体会女儿强烈的失落感。治疗师与S夫人密切配合，让她确保芭芭拉了解重要事件，如离婚的法律认定和怎样度过圣诞节假期的计划等。

当S先生停止探望女儿时，S夫人感到芭芭拉因为爸爸的行为而责怪妈妈，S夫人为此心烦意乱。同样，她一旦能够发泄出烦恼感觉，就能够更好地支持帮助芭芭拉。例如，在治疗师的帮助下，她开始标识"芭芭拉的爸爸成为好父亲的大毛病"。

学校，特别是考试时间，是给S夫人造成持续压力的地方。最初，治疗师会帮助和支持她度过困难阶段，到后来，会对困难阶段提前做出预警。这样可以使她的压力更易于控制。S夫人也学会了预计她会帮助芭芭拉多一些或少一些的时间，做好相应的安排。例如，她能够向芭芭拉解释说她在期末考试期间比较忙，等到考试结束后，她们能够去做一些特别的事。

在治疗工作中，咨询时间像是为S夫人提供了"加强针"，帮助她应付日常生活的要求，特别是做单身母亲的额外要求。如果因为假期或生病错过了咨询时间，S夫人就会感到两次咨询之间的时间太长了，非常热切地希望见咨询师，在开始谈芭芭拉的问题前，S夫人会先谈她自己最近生活中的事件。由此，S夫人认识到咨询时间对她具有重要的意义。

从治疗师那里定期接受"加强针"后，S夫人能够很好地利用忠告和建议，知道如何最大程度地帮助芭芭拉。她更加了解芭芭拉的个性心理，对女儿的感情需求更加敏感。S夫人帮助芭芭拉应对被爸爸抛弃的恶劣感受，为孩子提供特别支持。S夫人能够克服自己的愤怒、抱怨和痛苦，去理解支持女儿与爸爸建立联系的愿望。S夫人听从治疗师的许多建议，向芭芭拉解释离婚这件事，强调芭芭拉没有错误，不应受谴责。最重要的是，让女儿知道自己理解她是多么思念爸爸。S夫人谈到一个特别令人伤感的情节，那是女儿给爸爸送情人节礼物的"心"被他拒绝。那个寒冷的冬日夜晚，芭芭拉出去在前面的门廊上开始哭泣。S夫人询问出什么问题了，芭芭拉说："没有人爱我。"S夫人越来越能够并擅于倾听和理解女儿伤痛的感觉。

　　另外，女儿企图与父亲建立联系，S夫人支持并尽量帮助女儿这么做。她帮助芭芭拉写信，和她一起为她爸爸买圣诞礼物和生日礼物，帮助她安排时间定期拜访爸爸的许多亲戚，特别是她的爷爷奶奶。虽然有时很难落实S先生在哪里在做什么的信息，S夫人总是尽力而为，将获知的消息告诉芭芭拉。S夫人还能预料到芭芭拉潜在的失望情绪，特别是女儿生日和重要节假日的时候，这对女儿也很有帮助。

　　在一同工作的两年半时间中，S夫人在咨询时间里表现出对治疗师的过分依赖，来缓解她自身的焦虑和压力，转而再给芭芭拉做个好母亲。在治疗的最后6个月，她开始显露出独立于治疗师的成长迹象。她对芭芭拉采取的一些积极措施开始在她自己身上激活，她不再需要直接听从于咨询时的指导。例如，一次与芭芭拉做咨询时，治疗师谈到芭芭拉的一个忧虑，她担心爸爸因为不付抚养费而不得不进监狱。芭芭拉这样答道："我不担心了，因为我妈妈说一旦她有消息就会告诉我，哪怕是坏消息。"

　　与S夫人谈起结束治疗时，她看起来对芭芭拉的成长非常满意，芭芭拉对待爸爸的抛弃有了显著的转变，同时仍然怀着爸爸将会回来的希望。芭芭拉的学业显著提高，参加了许多她这个年龄适合的活动，如学习录音，在校园剧中扮演角色等。她消沉的状态得到改观，自信、自尊明显提升。除了女儿偶尔遗尿外，S夫人相信女儿到了结束治疗的时候。

　　在治疗结束阶段，S夫人有了疑虑，是关于她自己的。有几次她说出自己的担忧："停止会谈后，我向谁倾诉呢？"对于S夫人能否不依靠外援做好积极的父母工作，治疗师也有自己的保留意见。但是，治疗师确实欣赏并且指出她的独立性近来正在提高。S夫人和治疗师能够认识到她与芭芭拉相处时主动性更强了，同时芭芭拉直接分担她的忧虑时也更为轻松。这又一次表明，与S夫人一同讨论这些问题是为她提供了支持，使她获得充分的自信，可以离开治疗独自开展父母工作。在最后一次咨询时间，S夫人谈到她的计划，她为了确保获得她需要的支持，打算更多地转向她自己的一些成年朋友。

讨论

很显然，S夫人由于受到离婚的冲击，她不太能够行使好母亲的职责。她有许多社会压力（收入、教育、人际关系），还有因严重丧失导致的内部压力，这些都造成她疲劳和消沉的感觉。治疗师充当抚养者的角色，在这种关系下，通过传递兴趣、可以依靠和提供支持等方式供给她营养。因此，用"移情养育"这个词来描述这种方式。与父母指导一样，这也是支持性的心理治疗形式，洞察力和理解力都不是特别重要。关键方面是患儿父母和治疗师之间发生了移情，从中体验到养育关系。

参考文献

Arnold, E.（1978）. *Helping Parents Help Their Children*. New York: Brunner/Mazel.

Mishne, I.（1983）. *Clinical Work with Children*. New York: Free Press.

Sandler, J., Kennedy, H,, & Tyson, R.（1980）. *The Technique of Child Psychoanalysis: Discussions with Anna Freud*. Cambridge, MA: Harvard University Press.

Weisberger, E.（1980）. Concepts in ego psychology as applied to work with parents. In: J. M. Mishne（Ed.）, *Psychotherapy and Training in Clinical Social Work*. New York: Gardner Press.

第五章　亲子关系治疗

的确，在某些情况下，父母工作不只需要父母指导的技巧。我们知道，在建议－信息的方式中我们不需要处理亲子间潜意识的冲突或者潜意识的联合，而这往往是问题的基本来源。那么我们需要关注父母亲的个体心理病理，进行同步的治疗吗？父母的内心生活对于他们担当父母角色有何影响？治疗师可以帮助他们认识这一点并进行亲子整体治疗。

一些学者清晰地指出需要一组"介于中间的"技巧（介于建议－指导治疗与整体治疗之间），用于处理亲子关系中的一些潜意识的方面。例如Ackerman（1958）指出我们应当有"不同交往水平的等级系列，就是根据对父母人格产生影响的深度对心理治疗过程划分种类"。但是，虽然他说明了"第一层"是指导或再教育，对潜意识功能的再组织是"最深层"，但是他对中间的层次谈得很少。奇怪的是，事实上只有很少几篇论文谈到这些"中间"层次（Levy，1973；Cuttr & Halloqitz，1962；Slavson，1952；Frailbeeerg，1954）。

这一章的目的是清楚地介绍一种治疗模式，它介于父母工作的中间范围，我将之命名为"亲子关系治疗"（treatment of the parent-child relationship）。这是自我澄清的过程，是"有限领悟治疗（limited insight therapy）"。通过这个过程，孩子有关父母的潜意识意义能够变得明晰起来。尽管要采用解释和揭露的干预方式，但这个过程仍设置了重要边界，限制了移情，控制了移情性退行。在这一章中，介绍了一些小案例，讨论了治疗原则，正是这些原则形成了治疗技术。

在20世纪50年代和60年代早期的儿童心理精神科临床治疗中，这里描述的对父母的这种治疗手段是很惯常的方式。社会工作者和精神病医师对父母开展工作，发展出一套探索性技术，它聚焦于亲子关系，但涉及父母许多发展的和心理的因素，这些因素对他／她与孩子的关系造成侵害。这种技术是由精神分析取向工作人员发展出来的，但是又与成人因为其个人情感问题做的精神分析治疗有些不同，他们的情感问题常给他们生活的其他领域也造成问题，而不只是做父母的能力这一方面。这些年来报道的案例描述了这些治疗方式行列中的每一种，对父母咨询工作的方式提出了许多建议。

在精神健康发展的最近 10 年里，如果有必要采用探索手段的话，则强调对父母采取更加以现实为中心的方式，或者家庭治疗。在许多老的儿童咨询机构，我们所说的"亲子关系治疗"无疑还在继续使用，工作人员对之加以改造，用在自己的个人工作中。当前，儿童精神健康的文献虽多，但是很少有亲子关系治疗的例子，而且这些文献中没有介绍当前社会工作者或儿童精神治疗师对它的评价。

儿童治疗实例中，经过一段时间的工作，经常会达到一种僵局。这个现象很好地说明了精神治疗手段的原理。我们认识到是治疗的要素激起了父母心中的一些强烈焦虑的感觉。在治疗师的帮助下，父母理解了孩子能帮助他们缓解什么，对此有所认识，治疗过程才又得以继续。我们并不会立即向父母推荐采用直接的个人心理治疗，常见的做法只是打破暂时的僵局。比较典型的做法是，做一些修正的解释，完成一些局部心理治疗，阐明一些潜意识的幻想。但是对于这样普遍又经常需要的做法，为什么我们没有许多文献？我只能得出这样的结论：这种工作很不幸地被视为低水平的二流的心理治疗，这种治疗形式不被当作"实质工作"，虽然在直接的儿童工作中具有魔力。我认为有这样恶劣的名声非常糟糕，因为帮助一位父母（做父母）常常要求具备许多技巧、灵敏性和微妙的技术，这是非常重要而且基础的方式。我们也充分认识到儿童的治疗是成功还是挣扎前行，很大程度上赖于父母的工作。

一、临床资料

马克和他的母亲

马克过来治疗时 6 岁，他存在许多行为问题，特别是冲动地暴怒，大发雷霆。在第一章中我们做过详细介绍。马克表现出广泛的攻击性，常常无缘无故地发脾气。在治疗中，他的幻想表明他害怕受到残酷的攻击，他的攻击性用以抵御想像中的危险。他常常激怒别人，这是因为他希望受到身体上的控制，从而他强烈的被动目标能够得到满足。

从他的发展经历可以看出他和母亲之间存在着长期的对抗。他的母亲 L 夫人在一周一次的会面中表现得非常合作，很快有意识地（根据建议）在家里设立了有效的限制，开始控制马克的过激行动。当我们逐渐认识到造成马克混乱的部分原因是强烈的兴奋，L 夫人（暗地里）注意了浴室的隐私保密，在她穿衣服时不让马克走进她的卧室等。她很好地利用了父母指导。

治疗几个月后，冒险的问题在马克的行为中表现突出。他在咨询室里到处攀爬，他好像受到某种障碍的挑战，想方设法地要征服它。例如，确定他能否爬上高高的窗台并坐在那里对于他十分重要。但是这个还不够危险。他要看自己能否在窗台上移动；如果这个也成功了，他又企图站起来，如此等等。有一点慢慢地显现了出来，马克采用逆恐惧的方式对付危险，他的妈妈在其中扮演了重要角色。

一次咨询时间中，马克的母亲说起不会游泳的马克曾经有一次掉进了附近的池塘里，全家为此紧张了好几个小时。当她谈到这个吓人的事件时，一种纯粹很愉快的有特色的微笑浮现在她的脸上。马克非常的足智多谋：他自己发现了离家七个街区之外的池塘；他说服了保卫人员让他进去，尽管按规定他需要一位父母带领，他的身高恰好不到进入的最低标准 122 厘米。（马克在这一点的治疗中，他完全陷入了溺水的恐惧。）L夫人在讲述所有这些冒险的事件时，即马克能在困难情境下侥幸脱险，她很明显表现出潜在的强烈的愉悦。很显然，马克获取大量的令人惊恐的行动机会从本能上说是得到了他母亲的强化。她自己也意识到了，承认尽管马克的出轨行为让她担惊受怕，但也让她感到有些愉快。这些反应成为我们接下来的工作领域。

在与L夫人的接触中，治疗师对于她有关马克的特殊评价留下了很深印象。她指出尽管马克可能比他的两兄弟麻烦事多一些，但他有着独特的潜能。他比另外两兄弟聪明，有着他们所没有的特别坚韧，而且他在身体条件上是最有吸引力的孩子。她经常能让大儿子金森按她的要求做事，她把打算给他穿的衣服拿出来，他就会自己穿起来，没有一点问题。但是如果马克决定穿他自己选定的衣服，她只有放弃自己的立场，一点儿也改变不了他。当她说起这些事，她的特色微笑透露出她对马克所表现出的男性进攻性有着明显的愉悦感。

L夫人与马克的这种特殊联结很早就开始了。马克一出生，她就觉得他特别漂亮，其中部分原因是马克全身都长着胎毛。这个家庭的玩笑话是他们应该从医院直接去理发店。另外，当L夫人还是孩子的时候，她的多发也是家里长年的话题。L夫人曾是一个快乐的孩子，她自我感觉就有一段时间她与自己的母亲较难相处。

她为了维持自己的个性，不得不步步为营地与母亲做斗争。这倒不是因为她母亲气量小，而是她想自己拥有完全的支配权。L夫人记起在她策划自己16岁生日的甜蜜聚会时，她的妈妈试图插手所有的安排。女儿反抗，妈妈继续干涉，最后女孩就把聚会放在了一个朋友家里，整个聚会都是她自己操办的。婚后，她还是继续这种主张明确的行为模式。她妈妈总怀疑她是否把餐具放在了"适当位置"，对家具摆放提出意见，等等。L夫人对这些想法完全抵制，结果是母亲和女儿相互之间极其尊重。这种相互尊重可以通过与她妈妈和她妹妹之间的关系相比较看出来，她妹妹像一个孩子一样依赖着她妈妈。

L夫人在回顾历史的基础上理解并接受了治疗师的解释，她非常珍爱从来不会被击败的精力充沛的小马克。因为他唤起并表现了她自己与她妈妈之间的积极斗争。当然，她的一部分意识知道马克需要强有力的权威限制，但她内心的另一部分希望看到马克永不屈服或不被周围的权威压倒。当她逐渐认识到她设置的限制不会使马克的精神窒息，她就能够心态不太矛盾地做出有效的命令。她利用技巧，还能够预期马克的"男性化"挑衅在何时会激发起她微妙的愉悦。而且治疗师发现，她很成功地控制了她给马克带来的影响。为了让马克的坚韧和活跃能够适当地表达，马克的母亲和治疗师又一起致力于新的工作领域。

马修和他的父亲

马修是个 10 岁的少年，正在接受住院治疗，他被诊断为边缘性精神病。他很高，非常瘦。他以过分戏剧化的、刺耳的、虚情假意的方式讲话。因此，他很快就被其他人疏远了。最令人吃惊的是马修生活在高度幻想的生活中：马修兴致勃勃地扮演卡通角色，这些卡通角色能够抵御各种各样的袭击，他一边扮演一边还自言自语。尽管治疗机构能够为马修提供很多帮助，但是令人担忧的是，他的父母似乎根本不关心他们的孩子。治疗师相信如果马修与父母之间的鸿沟不能跨越，治疗最终也不会有多少进展。在对 M 家庭开展工作的第一年中，工作的部分目标就是理解父子间存在的僵局的本质。

M 先生是自主经营的会计师。文质彬彬，相当有魅力。他有着强烈的被动－依赖倾向。他对自己的工作怨声载道，他感到长时间的劳作像是在脚踏车上那么枯燥，被工作搞得筋疲力尽。他认为自己与其他会计师相比并不富有；他如果购置更多的设备，能够提高工作效率，但是他害怕购买这么多设备会让他债台高筑，他在事业上并不是个冒险者。他还感到他的秘书控制了事务所，她做了太多决定，但他并不打算解雇她。她跟着他好多年，很难或不可能有人能代替她，她能让每天的工作平稳运作。毕竟，她非常了解他的每一个客户。每当他下班回家时，他剩下的气力只够打开电视机了。周末的大部分时间他都在看电视，但是他为没有坚持专业学习而感到忧虑，他担心自己在业务上正在掉队。

慢慢地，他承认了自己与儿子的关系之间存在裂痕。他与马修相处时感到非常紧张不安，周末的接触令他筋疲力尽。治疗师帮助他清楚地表达出对马修的担心（有什么特别的地方让他感到不舒服？），他抱怨马修的艺术品位，他感到马修说话的方式很奇怪，他的声音高而尖厉；他好像一直对音乐有兴趣，常常过于戏剧化地表达某一件事；他在校园里为什么总和女生在一起？马修看上去那么瘦，体格很不健壮，这一点也令爸爸担忧。治疗师帮助 M 先生搞清了他不仅对马修不像一般美国男孩那样而担心，而且他真的很害怕马修是一个"同性恋"。

M 先生吐露说他在某些方面有一些困惑，令他感到紧张。这是他的主要忧虑之一，这种感受一直伴随着他。抚养出这样的孩子，他有没有责任？他自己并不热衷那些传统上认为较男性化的活动：他不喜欢木工活，不在外露营；他对汽车也不怎么感兴趣。他提到他自小就对古典音乐感兴趣，他是莫扎特的爱好者，他记起来在他少年时读了一本历史传记，得知莫扎特是同性恋者，他为此很不舒服。

马修小的时候，M 先生以"母性的"角色对待他，这成为咨询工作中的主要领域。他是能够安抚镇定马修的那个人，而不是他的妻子。M 先生说是他的妻子迫使他这么做的，为此他对妻子非常恼怒。他认识到自己现在很害怕自己照料的后果，他经常把马修抱在膝上，是不是次数太多了？他是不是想代替妻子？他知道他是好几年前突然与马修拉开距离的。回顾过去，他了解到他的不适来自于对儿子女性化的恐惧。

根据出现的情况，我们就能够搞清楚 M 先生的焦虑所在。治疗师这时也就能够清晰地勾勒出马修的问题。马修从根本上说并不是与性别身份做斗争，他的问题其实是为完全只有一个身份而担心。治疗师与 M 先生讨论马修的问题，马修的恐惧是真实的世界无法让他愉快，他最原初的恐惧是害怕这个世界会毁了他。就是因为这些恐惧使他设法与女孩子们为伍。因为他投射了他对遭到男孩子们猛烈攻击的恐惧。他戏剧化的伪装的情感保护了他，使他免受真实的人际关系的伤害，这些人际关系让他感到非常可怕。

　　当 M 先生认识到他对儿子并没有造成不可逆的伤害，他获得了一定程度上的解脱，从而也能够放松地和马修在一起了。他们开始一起玩球，一起打保龄。马修从爸爸那儿学会了使用家用剪草机，能在大人的看护下修剪草坪了。马修还破天荒第一次陪爸爸去了他的会计事务所。

马修和他的妈妈

　　马修的妈妈憎恨这个治疗机构。她说工作人员亏待马修，他穿得很差，他的衣橱和房间乱得一团糟，食物也供应不良，治疗课程就是让孩子无休止地自由活动，在活动时间里也没有充分地看护。M 夫人抱怨治疗，没有发现治疗的努力有什么效果，这让治疗师明白了她是为了要抵制将要受到的批评，所以才攻击治疗和工作人员。她谈到马修小时候的情况时，有一点很清楚，这就是"他"是令人无法忍受的。他从来无法安静下来，只要他醒着就会哭闹不已——除了汽车行进的摇动能让他暂时平静下来。他会无休止地和人说话，废话连篇。当他蹒跚学步时，他不能忍受任何限制，经常让她在超市和大街上困窘难堪。他就像是她绕颈的绳索，是她的沉重负担。在那些年中，她"恨"他，感到自己被困在家里，而且她承认在当前的母子关系中也存在一些类似的感觉。在治疗中，M 夫人的坚硬的防御盔甲偶尔才现出一丝裂缝，例如，当她展示马修的婴儿相册时，她温和地说起马修的外貌和她小时候非常相像，她亲吻抚弄他的一缕像头发，那是他出生第一年中留下的纪念。但是这种瞬间太少了。

　　在一次咨询中她强烈地抱怨伊迪。伊迪是一个很能干的工作人员，负责照顾儿童。他与马修建立了良好的关系。她认为伊迪娇纵了马修。午餐时间，马修自己守在房间里，伊迪会温和地让他出来吃饭。他们管理住所难道没有规章吗？为什么马修能例外？马修这么快就学会了控制伊迪，他想控制所有的工作人员。在这种时候，以及后来她多次抱怨的时候，治疗师就向 M 夫人解释她对伊迪的复杂感受：她其实有点希望能像伊迪那样温和有效地对待马修。然而这对于她很难做到，因为她非常害怕自己内心的温柔感觉。

M 夫人有一段时间抱怨马修，说他偶尔回家时惹她讨厌。马修一直跟着她，她只好走开。为什么她做饭时马修一直留在厨房？她谈到自己为周末的每个小时如何精心地安排。这再一次表明了她只接受自己作为"管理者"的角色，但是害怕做母亲的角色。这时她哭了起来，第一次告诉咨询师她在夜里多次惊醒：她想像马修在咨询机构住所里，悲伤、孤单，完全与世隔绝。

这件事引发了她的强烈忧伤。她常常感到她对儿子失去了机会。她描述她怎样从未接近过他，每次他跌倒，受到伤害时总是投向父亲，这让她感觉多么糟糕。她一次又一次地发现他用多种方式表现出对她的厌恶。M 夫人有一段时间一跨进咨询室的门就不停地哭，很明显，她作为儿子的母亲，正在与错失的机会做斗争。

慢慢地，她关于马修的想法转变了，变得温和了。他不是控制者：她知道他很害怕，很悲哀，她认识到他对愤怒的防御和内心的退缩。她开始对马修寄以同情，她与工作人员的关系也得以改善，加强了合作。

二、讨　论

在这种特殊的亲子关系中，有什么标准、原则？有什么特殊的问题存在其中？

是否采用以上案例中的技巧要考虑一些标准。一般来说，能够有效利用咨询过程的父母具有一定水平的自我完整性，有一定的心理学头脑，这使他们能够在一定程度上领悟治疗。在前面所述的案例中，父母均能够清晰地认同于治疗的特定目标。M 家庭逐渐认识到他们与马修之间的距离，L 夫人意识到她传递给儿子马克的信息。亲子关系中有问题的方面要经过一段时间才能与父母的人格相分离，调整解决这些问题需要意识层面的介入。因此，这些父母要具有一些有效的自我观察力。一种内隐的治疗联盟就这样形成了：治疗师帮助他们理解他们与孩子冲突的本质，以及他们在亲子关系中扮演的角色。

　　这种特殊的手段虽然以孩子为中心，但它提供了一个机会，使我们能够对家庭材料中一些适当的批评加以处理。我们读过很多材料，知道将儿童认定为病人是很危险的。父母经常隐蔽了家庭的、婚姻的和他们自己的问题，儿童则成了所有病理问题的外显的积存。这个技术的主要目标其实是处理家庭中的病理性交互作用。经过一段时间之后发现了马克在家里并不是惟一具有病理问题的人；他要成为无畏的蛮勇之人，其动机受到他母亲不断地本能性的强化。在 M 家庭中，除非马修感到世界与他以前的客体有联系，并能让他感到满意，否则他不会进入真实的世界。

　　利用这个技术，可以谨慎地评估出父母将冲突外化到孩子身上的需求程度。考虑整个家庭，理清父母在儿童病理中的角色，这样相当有好处。父母经常需要"坏"或"病孩子"来进行防御。借用前面所说的技巧，治疗师可以测出父母对孩子病理贡献的大小。很清楚，L 夫人和 M 先生能够很快认识到他们牵扯其中。而 M 夫人需要攻击性批评这个治疗机构很长一段时间，直到她建立起值得信任的关系，感到自己不会受到报复打击。

　　父母要求我们注意孩子的防御和否认，我们常介入太快以至无法对他们的要求做出判断。父母对我们有一个潜在的要求，即帮助他们更好地做有影响力的父母、做情感教育者、做教师，他们身处父母的阶段不同状态，所获得的推动力会有所不同，这些要求会适时地出现。我还发现由于许多父母具有一种正常的适度的负罪感，他们会执着于亲子活动的一些形式。他们潜在地意识到是他们造成了当前的问题。这种形式的治疗投合了他们做父母的需要，因为治疗提供了澄清、解释、调整以往不良做法的机会。例如，M 先生非常希望指导马修，但是由于他自身的原因他无法与儿子建立联系，通过治疗他才直接认识到这一点。

　　在有限领悟性治疗中会出现什么问题？在治疗过程中经常会引发潜意识的材料，继而得到解释。L 夫人起初没有意识到她认同于马克的反叛性，马克让她重新体验了她在童年时与母亲之间的斗争。M 先生尽管意识到他对儿子的强烈不安，通过治疗他才认识到马修代表了他所害怕并投射的女性特质。M 夫人逐渐认识到她对儿子的愤怒表现出她作为母亲和女人的失败，同时她也害怕自己的温柔。

治疗不只是一个建立领悟的过程，还是一个明显的重建过程。这些父母认识到他们对孩子不适当的情感反应（愤怒、退缩）不是基于当前现实，而是缘于他们自己早期的童年背景（重现与他们父母的斗争，或者将与他们内在人格的某些部分的斗争外化出来等）。事实上，在历史背景下引发经验并重新体验，对治疗儿童是非常有益的，使得儿童不再成为家庭病理的目标和来源。然而我还发现，尽管通过分析记忆、情感和梦的资料，进行自我观察是一个激烈的过程，但是移情和退行得到了限制和控制。由于随时可以重新界定工作范围，这种现象才会出现。对所有的父母都有一个持续的问题——这个材料（如你与你母亲的斗争）会对你与你孩子当前的交往产生什么影响？这些提示会立即展现出他们当前做父母的形象，使他们改变自己在治疗中体会到的愤怒、惊恐的儿童角色。

这个技术很清楚是局部心理治疗（sector psychotherapy）的一种形式（Deutsch 和 Murphy，1954—1955），勾画出特别适合儿童发展需要的目标。我们认识到为了减弱病理，我们需要早期介入，尽可能地进行发展期的干预。经常遇到这种情况，对父母进行了有效的个人心理治疗，但是太晚了，虽然他或她在治疗中有重大收益，但是孩子已经错过了重要的发展阶段。亲子关系的治疗作为一种技术，其目标是尽快作用于父母与孩子之间的交互纽结的斗争，这样固执的情结才不会得到防护，并不再受到持续的强化。

参考文献

Ackerman, N.（1958）. *Psychodynamics of Family Life*. New York: Basic Books.

Cutter, A., & Hallowitz, D.（1962）. Different approaches to treatment of the child and the parents. *American Journal of Orthopsychiatry* 22:15-159.

Deutsch, F., & Murphy, W. F.（1954-1955）. *The Clinical Interview*. New York: International Universities Press.

Fraiberg, S. (1954) . Counseling for the parents of the very young child. *Social Casework* 35:47-57.

Kessler, J. (1966) . *Psychopathology of Childhood*. Englewood Cliffs, NJ: Prentice-Hall.

Levy, D. M. (1973) . Attitude therapy. *American Journal of Orthopsychiary* 7:103-113.

Slavson, S. (1952) . *Child Psychotherapy*. New York: Columbia University Press.

第三部分

治疗过程：基本原理

第六章　神经症儿童的治疗

第七章　性格病理的治疗

第八章　边缘型性儿童的治疗

第九章　自恋障碍儿童的治疗

第十章　焦点问题的治疗

导　言

这部分将介绍一些基础知识，这些知识是心理治疗执业者所需要的，能帮助他们控制治疗并设定治疗目标。治疗师需要理解儿童的"病理"怎样影响治疗技术，理解一些基本的"心理治疗概念"，这有助于组织治疗过程。

一、心理病理

这一部分向读者介绍了一些主要的儿童心理病理，还介绍了针对每种病理采用的特殊治疗过程。其中包括神经症的儿童（第六章）、性格病理的儿童（第七章）、边缘性儿童和自恋障碍儿童（第八章和第九章）。还有一章介绍了反应紊乱的儿童，对经受离婚和剥夺的儿童治疗过程进行了说明（第十章）。

在这些章节中对这些多种病理的共同本质进行了探讨。例如，读者通过本书提供的资料可以认识到什么是儿童神经症，还可以知道它和儿童的性格病理有什么区别。在每一章中，除了对病理的一般性讨论，还提供了详实的病例说明，并讨论了潜在的心理动力学特点。

每一种障碍对治疗师提出了不同的治疗问题，需要采取不同的技术和干预方式。每章的重点都集中在这些方面。我在这里讨论了对神经症儿童采取的引导领悟治疗过程，对性格病理儿童采取的防御分析过程，对严重障碍的边缘性儿童采取的支持技术，以及其他治疗方式。

二、心理治疗概念

还有一个主题贯穿于本书的这一部分。在文献中有一些心理治疗的基本概念，能够帮助执业者组织和评估进行中的治疗过程。这些概念主要是从成人心理动力学治疗中演化出来的。我将对它们进行定义，重新界定这些儿童治疗术语的内涵。它们将按照如下顺序介绍：

治疗联盟（the therapeutic alliance）
阻抗（resistance）
移情（transference）
干预（interventions）

治疗联盟

治疗联盟是指患者与治疗师关系中非移情的部分。患者对治疗师所产生的这种理性的亲善，能够使患者在治疗中有目的地工作，分担治疗目标。一个出现治疗联盟的例子在第一章介绍过。它发生在小患者马克身上，发生于马克在治疗中能够很好思考的时候。他告诉治疗师他很难变好了。他开始做一系列关于加里（不是马克）的坦白，他富有野性但害怕鬼，害怕强盗，加里还在他的裤子里制造"污物"。治疗联盟是关系中观察到的部分而不是体验到的部分（Greenson，1967；Sandler，Holder，& Dare，1973）。患者、治疗师和治疗结构共同缔造了联盟。

为了产生有效的联盟，患者潜意识地做了很多贡献。他需要乐于通过幻想或游戏发生退行等形式产生材料，并将退行的本质传递给治疗师。一个联盟意味着一些能力，可以帮助治疗师使用和思考他所观察到的材料。联盟还意味着患者去除疾患的一些动机。有了有效的联盟，患者必然能够忍受一些治疗中的挫折（例如，当治疗师提到痛苦的话题或指出有问题的行为时）。

这些能力在一定程度上基于早期客体关系的性质，特别是"基本信任"的能力（Erikson，1963）。它们也基于自我的一些特定功能的发展状况，包括记忆、智力、口头表达能力和自我观察的能力等。儿童患者思考自我的能力有限，他感到有"烦恼"和问题时的典型反应是觉得很痛苦。与儿童的联盟因此是一个"不成熟的治疗联盟"，它有赖于儿童与治疗师之间积极的良性的关系，而不是对共同目标的分担。

治疗师对联盟做贡献有多种方式。首先，治疗师潜在地传递给患者这样的信息：他或她愿意帮助患者好起来。治疗师通过对不合意的材料的持续探究，借助引导患者领悟的能力，通过对阻抗的不停工作，帮助患者感受到这一点。这一切都是在人道行为的背景下完成的。例如在第一章中，在对马克的早期工作中有一个阶段，儿童患者表现惊恐、失控，即使木块横飞，椅子翻倒，治疗师仍努力构筑安全的环境。马克没有被拒绝，他慢慢地开始控制自己的行为，治疗师成为安全、可以依赖的情绪调节者，这对两人逐渐建立联盟很有帮助。治疗师对联盟做贡献的另一个重要方面是他的中立。治疗师不必将自己的标准或价值观强加于患者身上。

咨询设置的结构也对联盟的形成有所贡献。咨询有固定的时间，有常规有序的工作程序，治疗师表现出治疗时间很重要（通过很少错过每一次咨询，很少改变原定时间，不允许打扰等），这些都有助于产生安全感，能够加强联盟。治疗师努力创建出一个能够展露儿童内心世界的工作环境。在儿童工作中，咨询时间的固定性受到的干扰要比成人咨询中更为常见。例如，随行的父母经常会在治疗师见到孩子之前寻机与治疗师交谈，侵蚀儿童的治疗时间。尽管治疗师不能总是立即拒绝这种要求，但是可以提议是不是等到儿童患者治疗时间之后，这能够传递出治疗师对儿童患者工作时间的重视。

前面提到，"不成熟的联盟"基于儿童对成年治疗师的积极关系。这个成人作为帮助儿童的人获得了儿童的信任，儿童听从这个人的指导，儿童从而更加乐于参与工作。这在道格拉斯的工作中非常明显（第三章）。起初，道格拉斯把治疗师当作可怕的攻击者，非常怕他，后来，我们看到一些迹象，积极的依附关系逐渐形成。随着关系的发展，道格拉斯的破坏行为转化为生动的游戏——杰克杀人狂——他对"忧虑医生"的情绪很明显，道格拉斯发现了表达他强烈恐惧的新方式。不成熟联盟的一个重要方面就是积极的依恋（Sandler, Kennedy, & Tyson, 1980）。这常常基于力比多的因素——早期父母与孩子之间的积极关系的一些方面建立形成了爱的关系。

在儿童工作中，只建立与儿童的联盟是不够的。儿童治疗师的一项任务就是要与儿童的家庭建立有效的联盟（Sandler, Holder, & Dare, 1973）。正像儿童就玩伴、行为或玩具需要得到父母的认可一样，儿童必须感受到父母对心理治疗师和治疗的认可。

阻抗

通常来说，阻抗是指让神经症（疾病）的状态持续存在的那些力量。阻抗与理性的自我对抗，阻挠想改变状态的愿望。它干扰记忆力，也干扰获得和接受领悟的能力（Greenson, 1967; Langs, 1973; Sandler, Holder, & Dare, 1973）。阻抗可能是意识的、前意识的和／或潜意识的。

每一次治疗的重要组成部分就是处理阻抗现象，它伴随着治疗过程的每一步。因此，最配合的患者会同步出现明显的阻抗，要知道对于所有人来说压抑痛苦和羞耻的记忆、经历和情感都是非常自然的。例如，甚至当患者做了一个梦时，治疗师就遇到阻抗，梦是一些潜意识想法伪装后的版本。

通常谈到阻抗，治疗师常说起"阻抗患者"，这些人明显不合作或错过治疗时间。在儿童治疗中通常说的"阻抗"是指儿童患者公然逃离治疗，明显表露离开的愿望，或拒绝整个过程。但是从技术上说，这只是有意识阻抗的一种形式，所有的患者都会表现出多种形式的阻抗。

治疗师对于阻抗的内在反应是它干扰了治疗。其实，阻抗的形式常常告知治疗师一些信息。原因是患者阻抗的过程阐明了患者的自我是如何工作的。是患者的自我建立了许多机制，将一些难以忍受的问题隐藏起来，不让意识察觉。这样，通过帮助患者理解并表达出他的阻抗，治疗师帮助患者获得了领悟，理解了他人格的主要部分是如何起作用的。理解患者所采用的防御方式可能是治疗最关键的阶段，这种情况并不少见。例如，马克的案例（第一章）中经过一段时间的工作，马克成了他的"狮子感觉"的自我监控者，注意到当他害怕时这种感觉是如何出现的。治疗师针对他"被动活跃"的防御／阻抗方式做了大量的工作。尽管马克并不确切知道什么让他害怕，但他慢慢地变得敏感起来，能够察觉这种感觉的出现，这使得他有能力去自控它的外现（狮子感觉）。

　　一些作者列举了多种的阻抗（Sandler，Holder & Dare，1973）。可以将阻抗定义为三大类：①自我阻抗——患者在治疗中出现的普遍的防御过程；②本我阻抗——特殊的本能行为，用以避开领悟（例如，一个害怕潜在的同性恋倾向的患者不停地证明他异性恋的威力，否认自己的同性恋倾向）；③超我阻抗——这种阻抗与潜意识的罪疚感和受惩罚的需要有关。因为患者的疾病过程会被体验为极大的惩罚等回报，他或她的意识会对抗治疗。一般来说，本我和超我的阻抗比自我的阻抗更难以克服。

移情

　　心理治疗中一个最重要的体验就是移情现象。移情的定义是患者对当前某人的感受、驱力、态度、幻想和防御等体验并不适合于那个人，而是对早期童年中的重要人物反应的重现，潜意识地代换成当前的人物（Greenson，1967），当前的人物可以是当前生活中任何突出的人。因而道格拉斯（第三章）害怕有攻击性的"忧虑医生"，是因为他将对父亲的感受"传递"给了生活中出现的新人。随着治疗过程的退行性拉力，治疗师常常会扮演多种移情角色。

　　在治疗中出现移情现象时，试图理解和澄清歪曲的移情现象要么对于患者具有不可替代的价值，要么是对治疗的一大威胁。带着当前产生的直接而强烈的感觉，患者重现了过去。一方面，它是打开许多领悟的钥匙，因感情经历的特性，它常常可以为患者提供关于事件起因的确证。但是，患者往往在治疗师身上体验到这些情感时，会激起强烈的阻抗，这阻抗成为继续推进治疗工作的主要障碍。

治疗儿童工作中有多种移情：①人物移情；②过去关系移情；③当前关系移情；④治疗师作为外化客体（object of externaliztion）。

人物移情是一种与人的类别有关的惯常模式，它对待那些人的方式并不合适，但它源自重要的过去经验。像马克（第一章）和道格拉斯（第三章）立即对成人（权威）产生了特有的害怕，接下来自己采取防御性的"坏家伙"姿态。对于新接触的成人，他们的惯常反应是好像这些成人是富有攻击性的爸爸。

过去关系移情是指经过一段时间的心理治疗工作，患者过去有意义的重要关系在治疗环境下产生的派生物。同样，这是指向治疗师的不适当的反应。过去的经历被压制，但是这些经历的影响造成了当前的困扰，以症状或困难行为的形式表现出来。治疗过程通过患者与治疗师之间鲜活的关系，可以激活与过去经历相连的意愿、恐惧和潜意识的记忆。这和人物移情不同，人物移情具有广泛性，对许多人都会表达出来，通常在治疗开始时较为明显。而过去关系移情是在治疗的过程中，在强迫性重复的压力下慢慢地出现的。

移情的另一个主要来源是在患儿与家庭成员间现存的内在问题替换到治疗师身上。这种现象叫做当前关系移情。儿童感到治疗环境更为安全时，常常会在治疗时间表达出对父母或兄弟姐妹的被抑制的情感。这些替代有两个主要来源：当前家庭问题存在的现实冲突，和儿童年龄水平相应的发展中的冲突。

移情的最后一种常见类型是将治疗师作为外化客体的这种不适当的行为。在这个过程中，儿童将内心冲突分离，将冲突的一方面置于治疗师身上，从而获得些许解脱。例如，青少年有这样一个典型过程。许多青少年体验到强烈的性冲动，然而并不是做内部的斗争（如"我不能表现出这些感觉"），他们将控制的压力（冲突的超我部分）外化，替换为父母或其他权威。他们压抑自己的罪疚感，作为替代，认为父母强加"罪恶过错"之名于他们身上。在治疗中，患者分离他们的内在冲突，将不舒服的部分归之于治疗师。

干预

干预是治疗师采用的一种技术（通常是言语技术），用以改善患者的问题。在对神经症患者的心理动力学治疗中，这些技术是经典的揭示过程（"揭示"受到防卫的内心生活），其目的是为患者提供领悟（Langs，1973）。这个过程通常按四步进行：

（1）对质，其中问题的现象变得明显，患者的自我对此有清晰认识。

（2）澄清，现象进一步加剧，并得到进一步的澄清阐明（与"对质"的过程混合在一起）。

（3）解释，这一过程使现象的潜意识意义为患者的意识所认识。这可以是只提供现象的意义，也可以包括来源，介绍与现象有关的经历背景等。

（4）修通，解释之后的过程，获得了一定的领悟，它可能包括重复和对领悟意义的细致探索，评价与之有关的阻抗或症状，并在当前日常生活的关系中看到它的作用。

对质和澄清这两个阶段是干预过程的关键部分，因为患者必须慢慢地做准备以进入解释阶段。只有当一名患者接受并观察他自身功能的一些方面，发现它与自我有距离时，解释过程才会有用。解释很明显是干预过程的核心部分——这个过程使患者的一些潜意识方面上升到意识层面——它还提供了增强领悟的机会和改变的潜力。

关于解释的有效时机并没有定式。治疗师可以凭着直觉考察患者聆听的能力，这种能力为什么时候、怎样解释、何种内容提供了线索。治疗师的内心状态也会影响到他或她的时间感。从业不久的治疗师往往想要立即和别人分享领悟和发现所得，因为他们希望获得对自身有效性的确认。年轻治疗师让年轻患者感到痛苦和困扰。这也会让治疗师感到紧张害怕，从而压缩必要的对质和解释时间。

马克的工作描述了这一干预过程。经过了好几个月，马克才能够接受治疗师所说的他有"狮子感觉"。治疗师采用对质和澄清手段，将马克大打出手的行为转化为高度聚焦之处，仿佛他和马克可以同时对某事物加以思考。治疗师指出马克的狮子感觉有时太强烈了，以至于让马克都感到惊诧（例如，马克打破自己在意的东西或变成一个野蛮人）。这些干预触动了马克意识到的行为——他在意识或前意识层面认识到自己有"打斗的问题"。当狮子感觉在治疗时间里变得有些习以为常时，治疗师再向下推进。什么东西令狮子感觉爆发出来？治疗师指出当马克感到害怕时，他就想把害怕的感觉推开。这时治疗师才做出了解释。马克对自己粗暴打斗行为的动机毫无意识。借助这些解释和马克想控制自己行为的新愿望，治疗师能够充分发掘让马克（和所有男孩）害怕的多种事物。

我所定义的这些心理治疗概念在接下来的案例材料中也会重复提到。我将会对它们如何出现，它们如何帮助治疗师组织思考，如何理解它们从而达成有效的干预等方面加以阐明。

参考文献

Greenson, R.（1967）. *The Techniques and Practice of Psychoanalysis*. New York: International Universities Press.

Langs, R.（1973）. *The Technique of Psychoanalytic Psychotherapy*. New York: Jason Aronson.

Sandler, J., Holder A., & Dare, C.（1973）. The Patient and the Analyst. New York: International Universities Press.

Sandier, J., Kennedy, H., & Tyson, R.（1980）. *The Technique of Child Analysis: Discussion with Anna Freud*. Cambridge, MA: Harvard University Press.

第六章 神经症儿童的治疗

本章有双重目的。一个主要目的是对神经症儿童的治疗方法进行描述——这就是，强调揭示性的解释（uncovering interpretations）和运用移情的特定心理治疗技术。另一个目的是进一步讨论和阐述心理疗法相关概念的使用。本章将这些概念以及对神经症儿童所使用的技术与临床表现结合起来进行讨论。

佛瑞德是一个在治疗中心进行住院治疗的 11 岁强迫性儿童。下文首先对这一案例进行临床材料评估，接着进行技术性评估。佛瑞德在某些方面表现得像个成年人，这有两个方面原因。首先，他是一个强迫性患者。强迫性儿童的许多自我功能经常发展较早（例如，记忆、智力、次级思维加工过程），并能像成人一样较好地进行自我建构，形成持久稳定的防御机制（他们的自我功能稳定，往往能广泛地使用词汇进行表达）。其次，佛瑞德已从幼儿期进入青少年早期，我们可以看到许多自我功能的自然发展过程。因此，本章在讨论并阐述心理疗法的概念时，其概念的定义中具有某些成人特点。

一、佛瑞德：生活背景、发展史和治疗中呈现的问题

对佛瑞德的治疗从 11 岁到 14 岁持续了三年。治疗时他住在 Sagebrook，这是一个情绪障碍儿童的治疗中心。

佛瑞德最初被注意是由于他在性潜伏期阶段成长过程中出现了问题。他在学校的表现使他父母非常担心。尽管他行为举止规范，人也聪明，但他表

现出许多严重的病理症状，使得他不能正常参与日常活动。

佛瑞德家里总是充满了紧张气氛。父母之间不断爆发冲突。母亲抱怨父亲对孩子们态度粗暴、无端发怒，抱怨他不擅社交和在公共场合不得体的表现，以及父亲总是"喜欢"把家里弄得乱糟糟的（尤其是浴室）。反过来，父亲觉得母亲非常固执，不关心他的需要，不在乎他的感觉。双方都觉得婚姻出现了问题。

父亲是精力旺盛、竞争性强的成功商人，在家里也表现得专制。与他相反，母亲安静而且对孩子非常温顺。她缺乏自信，经常自我反省和自我否定，这使她不能果断地采取行动或对孩子们设定限制。白天，在母亲的管理下，家里非常喧闹，而每当晚上父亲回来，家里便充满压抑的气氛。

在父子之间有明显的攻击和虐待的相互作用。这种冲突在佛瑞德早年时就已经开始了。佛瑞德固执的拒绝和抵制模式遭到了父亲强有力的反对和压制。在佛瑞德2岁时，父母观察到佛瑞德出现了一些进食困难。他对很多种食物反感，拒绝吃。母亲对此感到焦虑和无助。父亲则"强迫"佛瑞德进食，每次吃饭时他把佛瑞德绑在高高的椅子上。同样，由父亲来训练佛瑞德的大小便习惯。因为他的这些困难使父亲感到困扰，佛瑞德经常因为违犯规则而被责打。而且，父亲对于佛瑞德总是爬到围栏外面非常不满，他把佛瑞德独自锁在房间里作为惩罚。在佛瑞德幼儿期的后几年中，佛瑞德的许多很小的尝试经常被看做"挑衅"。晚饭时迟到，爬树，涉水穿过附近的小溪等这些事都受到严厉的、不合理的惩罚。

重要的是要注意在父亲"强硬"的外表下面，会发现一些软弱和恐惧。父亲在叙述他对佛瑞德生气而打他时，会泪流满面，对自己的这种攻击深感内疚和恐惧。有许多次，当他不对佛瑞德生气时，在一段短暂的时间里父子相处得非常愉快。

然而，在学前期和早期初等教育期间，佛瑞德的性情成为一个明显的主题。在3到4岁时他对托儿所里其他幼儿态度粗暴，这使得佛瑞德首次接受心理门诊指导。诊断表明佛瑞德是情绪紧张、易受惊吓的儿童，同时也容易激动生气。佛瑞德5岁半时，继续表现出对同学的攻击，而在家里母亲觉得很难对他进行约束，因此母亲再次带佛瑞德去心理门诊咨询。同时母亲注意到，尽管她和佛瑞德在一起时相处并不很融洽，佛瑞德仍然很担心和母亲分离，尤其是在面对那些临时保姆时。

在佛瑞德 8 岁时，父母注意到一些重要的变化。佛瑞德在外表现得非常有礼貌、有教养，但他的学业问题和晚上的入眠困难更为突出。他不能集中注意，听从指导或完成分配的任务。他害怕脏东西，害怕接触到墙壁，也不敢去外面的街上。这些恐惧变得很严重，使佛瑞德觉得无力抗拒。详细的评估表明佛瑞德有许多内化了的问题，而且由于他在家里感到有多重压力，佛瑞德被推荐来到治疗中心。在治疗中心过了好几年，在这期间佛瑞德的症状愈加强烈，而心理治疗确实产生了疗效。

在 Sagebrook 的第一年中，佛瑞德仍保留有效的外部控制。他似乎服从管理、愿意合作，并使人舒适而且考虑周到。从第一次访谈开始，佛瑞德似乎对治疗非常认真。当他走进治疗室时，他小心地脱下夹克衫，坐在椅子一边面对治疗师拘谨地交谈。治疗师觉得佛瑞德"有点儿聪明"，他个子小，又黑又瘦，脸上的眼镜非常显眼，而所使用的词汇和短语表示他读过很多书，知识丰富。佛瑞德对整个治疗过程都非常认真。在第一年的治疗期间，他专注于交谈；从没有因为其他任何理由离开座位（去玩玩具，去洗手间或者是活动一下身体）。

第一次访谈中，佛瑞德简略地叙述了许多困难，并且详细描述了他的"内心担忧"，尽管他说得很平静、很仔细，但是明显他对这些症状感到困扰和痛苦。

他担心他的学习。他觉得自己在数学方面比其他同学反应要慢。其他同学已做完 4 至 5 页的较长的除法算术题，而他却还不能做完一页。因为他担心出错，仔细地一遍又一遍反复检查所做的题目。同时他感到阅读也有障碍。出于某些原因，他阅读非常快。每周他不停地阅读大量书籍，但因为是快速翻阅，他经常没有时间去理解书里的内容，这使他感觉很苦恼。他喜欢读成套的书籍，而且通过这种方式，他已经看过同一出版商的一套有 25 册的书籍。（这些书以同样方式装订，有着相同的装帧版面）。

佛瑞德在治疗第一小时中提到一些他恐惧的事物，主要是对动物的恐惧。

他担心受到蜜蜂的叮蜇，对闯进校园的猫也恐惧。在夜晚，他的想像有时会影响他的思维，他想像在校园小路上遇到的猫会变成美洲野猫躲在房间阴暗的地方。蚊子也使他烦恼，尤其是因为它们会吸血；他叙述有一次幻想他睡着时，吞下了一个蚊子。他担心这只蚊子会飞进他的心脏并用它的针穿透心脏壁。他评论这种幻想是不合理的，然而他说他无法阻止这种忧虑。有时在早上他确信在他床下藏有一头公牛。他不敢把脚放到地板上，因为这样会引起公牛的注意，他会很快地抓起衣服跑到浴室里去穿。有时他决定静静地躺着，但他的恐惧会变得清晰并且更加强烈。这种想法在他静躺着时会出现，而且公牛的吼叫声很快会穿透床垫。在佛瑞德身上常常可以感觉到，那些潜在的新愿望和冲动爆发后，会伴随着出现精细的恐惧防御机制。

佛瑞德对自己的进食习惯表现出忧虑。他经常吃得很少。食物的气味使他难受，牛奶中似乎有番茄酱的味道。布丁里总是有一些硬块，肝和西红柿使他感到窒息，汉堡包太油腻，等等。在餐厅他经常感觉恶心。随着他对动物的恐惧，佛瑞德对食物的厌恶也急剧增加。在一段时间内，他只对那些长期不喜欢的食物感到厌恶；而另一段时间，佛瑞德可能会什么也吃不下。他处于这种摇摆不定的状态中。有时，他觉得这是外界环境问题，因为他觉得在Sagebrook的食物标准非常可怕。而有时候，他认识到他的饮食困难在家或在餐馆吃饭时也会出现。在那段阶段他有一次说："要不是为了活着，我可能会完全放弃吃东西。"

佛瑞德还有一段困扰他的记忆。他说大概在来这里的一年前，有一次他用一块大黑石块打死了他家附近的一只小老鼠，并在汽车道上留下了血迹。他曾两次试图洗去这些血迹，没有成功，有将近一个月的时间，他每天从那里经过时都会看见那些血迹。当他叙述这一段记忆时（他反复提到这段记忆），他流露出愉快的笑。在治疗的开始阶段，这一段记忆是惟一直接指出佛瑞德内心的一些攻击性问题。

治疗师对这些初次会谈结果有些惊奇。因为这些材料似乎非常明显地符合强迫症的明确定义的结构：强迫症体系本身，怀疑，恐惧感的加剧和扩散，以及完整、冷酷、虐待性的记忆等等。

二、心理动力技术性评估

评估的目的是为了理解并定义佛瑞德所表现出有问题的行为或症状。佛瑞德在学习上表现得非常迟缓，他总是要反复检查他的作业。他依赖于一些仪式或体系，并受其控制。他必须按次序阅读书籍，否则会发生一些可怕的事情。他经常不敢去上街，担心遭到动物的攻击。他表现出大量的恐惧。有时，他因为厌恶食物的气味或其中的"硬物"而导致进食障碍。当他想起那段一度困扰他的杀死那只小老鼠的记忆，或者是担心遭到树林里的山猫的攻击时（惩罚的形式），他会产生一种泛化的罪疚感。

1.内驱力评估

临床资料突出显示佛瑞德长期存在的主要问题是与其攻击性内驱力的斗争，尤其集中于这种内驱力的肛欲期发展成分。佛瑞德的发展史表明在他早期（2至3岁）父亲对他非常严厉。在进食、大小便训练和一些人体结构的问题上经常会发生争执。这种相互作用激起了佛瑞德内心的对抗愤怒（俄狄浦斯前期的愤怒，因为这一愤怒经常出现在发展的这一阶段）。佛瑞德的发展过程中，当他还是幼儿时表现得容易冲动，但在潜伏期和青少年早期，他的攻击性受到强有力的抵制。实际上，他被看成是一个攻击性缺失的儿童，但是有明显的病理症状表现。

攻击性内驱力的肛欲期形式表现成冷酷和施虐性愿望，并渴望变得混乱和不整洁。这些成分并没有直接表现出来，而是受到强烈的阻碍。脏乱的愿望以相反的形式出现——佛瑞德对"气味"、"硬块"和食物的材质感到厌恶。尽管佛瑞德没有表现出他的施虐性和冷酷，但他害怕遭到环境中的凶残的动物袭击（这些特定的防御将在对自我的评价这一节中进行讨论）。这种虐待性和混乱（攻击的肛欲期形式）是佛瑞德表现出的显著问题，尽管佛瑞德认为这些问题来自外部世界而不是他内心。

这其中也有来自生殖器期——俄狄浦斯发展阶段的一些攻击性问题。通常情况下，这一发展阶段的攻击性内驱力表现为竞争性。男孩想成为强有力的男子，与其他儿童和父亲相竞争。而在佛瑞德的发展过程中，当他表现出他早期的男子气和身体力量（爬树、探险等）时，受到了父亲严厉的对待。佛瑞德在学业上的困难似乎也与他的竞争性问题有关。这种在儿童早期生理上表现出的力量通常也会在他们入学后的智力学习中表现出来。他们互相竞争，比谁是最聪明、最快的。尽管实际上佛瑞德具有相当多的智力天赋，然而他不能有效地运用，他的成就也相应受到很大损害。

至于佛瑞德内驱力的里比多性质，评估过程几乎没有提供相应的材料。佛瑞德对刺穿的忧虑是其中一个主题。他害怕被公牛角刺伤和被蚊子叮蜇。在父子之间存在很强烈的施虐受虐性交互作用，这种早期的交互激发被动感和兴奋感（预期性攻击），也增强了前面所讨论的恐惧和愤怒感。这暗示着一种力比多驱力可以被转换成某些性质相同的愿望，在这些愿望中佛瑞德可能会害怕／希望被雌性物体刺伤。

Ⅱ.自我评估

总的说来，佛瑞德主要的自我功能完整，他也很有天赋，非常聪明，有很强的记忆能力，演说能力和词汇积累也发展得很好。他能很好地进行概述和进行现实检验（区别内心思想和外在现实）。例如，当他害怕从 Sagebrook 树林中会突然冒出"山猫"，其实他意识到这种恐惧来自他的想像而不是当时的现实情景。

佛瑞德的自我面临巨大的压力，当他的防御机制不能充分运作时，就会产生焦虑（间接恐惧）。这种焦虑体验是佛瑞德在他早期几次访谈中痛苦的基础。他的防御机制主要用来防止这种攻击性冲动进入意识。以下是佛瑞德主要运用的防御机制：

（1）隔离／理智化（Isolation/intellectualization）。这一过程是把相应的情

感从实际情景中抽离出来。佛瑞德具体细致地阐述了各种经历，但他不亲自体验与这些经历相联系的情感因素。这是防止攻击性情感的一种方式。

（2）抵消（Undoing）。抵消包括要采取一些特殊的行为来避免焦虑感。这种行为通常是反向的，或是前一行为的一种"抵消"。这种"抵消"经常是强迫性。佛瑞德在学习上有很多困难，他的学业成绩上的无能就是这种抵消机制的表现。例如，他说他不会解数学题，他要擦去重做，再擦去、再检查他的答案。佛瑞德内心（潜意识的）害怕任意一种行为（在这里表现为解答问题）都是攻击的征兆。他害怕任一行为都是"错误"（在他认为这些行为等同于施虐性行为）。他通过反复抹去检查他的作答来解除这种行为。

（3）反向形成（Reaction formation）。通过反向形成，冲动转变到其对立面。这一机制通常与抵消有联系。佛瑞德厌恶食物的"气味"和"硬块"。肛欲期儿童发现内心强烈的不道德的快感，而这些冲动受到佛瑞德强烈地压抑。而且，他的公正感和对他人的关心在 Sagebrook 的早期表现得很广泛，这阻止他内心伤害他人的想法。一般说来，这些内心充满愤怒的儿童表现得诚实、听话、守纪律而且非常有礼貌。

（4）投射。在这一机制中，自我改变内心的危险冲动资源并把它归因于其他人（或物）。在 Sagebrook 的动物带有危险的伤害他人的冲动，这冲动缘自于佛瑞德的内心：是这些动物，而不是佛瑞德，表现出咬和攻击的情感。

（5）置换。这一机制包括恐惧感目标源的转移，但并不包括内心冲动。佛瑞德害怕父亲的愤怒，但他自己并没意识到这一点。这种恐惧情感源反过来成为他床下的公牛，而他把他对父亲的情感（愤怒）移置到公牛身上。

反向形成，抵消，隔离经常被看做一组防御机制丛，它经常能提供一些强迫性神经症机制的因素（Kessler，1966）。这些机制形式在佛瑞德身上发展很好。同样，投射机制和置换也经常联系在一起，它们形成恐惧症的基础，恐惧症也是佛瑞德的病理症状的一部分。

Ⅲ.超我评估

从前面的临床材料中可以看出佛瑞德有很强大的超我。可以明显看出佛瑞德运用大量的防御机制抵制他的攻击性内驱力。这些冲突激起超我的反应。他有一个严厉苛刻的超我，同时又是一个要求高的超我（他确实表现出高标准的无攻击性行为）。

佛瑞德的超我发展中有大量强有力的能量。他强大的攻击性和肛欲期内驱力促使其建立起严厉超我。佛瑞德同时也认同严厉的强迫性的父亲。而他又要拒绝这些内驱力，因为他父亲对他表现出的这些内驱力反应十分强烈。

佛瑞德在很多方面受超我的困扰。他受到他的"忧虑"和一些不好的思想困扰。他有很强的罪恶感（例如，在汽车道上的血迹），他害怕受到惩罚（在Sagebrook 的树林中的动物可能会攻击他）。

Ⅳ.发生动力学陈述

佛瑞德表现出的中心问题是与内心攻击性内驱力的冲突，他已进入生殖器发展阶段（竞争主题），但仍基本退行于肛欲期结构中。在评估过程中，治疗师看出与肛欲期冲突相联系的防御机制和性格特质——反应模式（他的顺从、诚实等）和秩序性（他试图控制他内心的攻击）。

很多显著的因素促进了佛瑞德前期俄狄浦斯期与攻击性内驱力的斗争。主要的因素是父亲对佛瑞德表现出的施虐和无法控制的愤怒。父亲的防御方式（他的强迫性，对脏乱的偏爱）也促使佛瑞德通过认同父亲来选择他的防御机制。母亲也对他的发展产生影响。她觉得很难应对佛瑞德早期的攻击性，使佛瑞德的这种早期愤怒得以较多地表现出来。而且在佛瑞德婴幼儿时期，母亲很可能处于消极抑郁的状态中。或许在其他方面她也不能给予佛瑞德更多。

在佛瑞德发展过程中，他在托儿所时易冲动，直接表现出对妹妹的那种早期愤怒。他的行为问题也伴随着焦虑，尤其是分离焦虑（害怕受到被抛弃的惩罚）。在潜伏期早期，他表现很有教养但是却有着明显的症状。当他的超我完全形成而自我也日渐成熟，他开始抑制冲动。然而，他无节制地运用心理能量来防御内心攻击性进入意识中。这是一个在评估过程中处于神经症状态中的儿童。

按照诊断，佛瑞德表明了强迫性神经症儿童患者的许多问题。我们如何区别强迫性神经症患者和那些诸如边缘性障碍或精神病性患者之间的病理症状？其鉴别性的特征在于幼儿的自我功能性质。神经症儿童，像佛瑞德一样是非常聪明的，他们的自我功能处于很高的水平。这可以与马修的案例相比较（第八章），在那一案例中，马修患有边缘性障碍，他运用了强迫机制，他的思维和防御结构的原始性质表现明显。

V.治疗建议

由于佛瑞德在家里不断表现出严重的问题，尤其表现出和父亲有关的病理症状，因此建议对他进行住院治疗。早期心理门诊的疗效不显著。而且，建议用揭示性心理治疗（uncovering psychotherapy）来帮助佛瑞德应对他"难以忍受的"潜在攻击性冲突。

三、治疗过程

临床资料：早期治疗

佛瑞德的神经症对他的整个人格的影响在治疗的第一年非常明显。可以看出佛瑞德运用的基本防御机制产生的衰弱作用：隔离、抵消、魔术性的思维。治疗师可以看到由于他高要求的严厉超我造成的广泛心理困扰。

治疗 4 个月后,攻击性开始直接展现出来,然而却不是首先在访谈中表现出来。佛瑞德在宿舍里表现出对战争游戏非常感兴趣,而且是不自觉地担当反面领导者角色。在这期间突然出现了许多小事件,他的同伴身上有很多细小的伤痕。工作人员指出他的行为造成的后果,却遭到了他的反抗。佛瑞德坚持说每个人都在故意惹他,找他的麻烦。

在治疗中佛瑞德开始陈述一些非常新奇的想法。他有时会冲动地想朝室友身上扔篮球;或想用小刀刺伤小杰夫,他为有这些想法而感觉内疚,但他认为把它们说出来可能会有帮助,而且他确实有这些想法。同时,他开始害怕老鼠。他在 Sagebrook 里到处搜寻它们,尤其是在灌木丛中。有一些老鼠长得奇怪,似乎是几种小动物杂交的结果。

在治疗中出现了一些虐待记忆。他叙述他和一个朋友在树林中发现一颗被砍下的鹿头。他们把它藏起来,每天都会来看,在那上面爬满了白色的东西。佛瑞德的现实行为障碍由于这些回忆而加重了。他对室友的攻击也加剧了,工作人员开始担心他们的安全。8 岁的格伦被从秋千上推下来;而小杰夫爬攀缘台,差点从上面摔下来;大卫,刚从眼科诊所回来,他被球砸伤,如果伤得再重一点,恐怕做手术也无济于事。佛瑞德的攻击经常失去控制,工作人员采取直接措施把佛瑞德与其他幼儿隔离开并对他进行监督。

起初,佛瑞德完全听不进治疗师对他行为的任何评价——例如,这些受驱动的愤怒情感必定与他过去的某段经历有关。在大卫的事故发生时,佛瑞德开始抱怨眼睛的不适。他确信医生在他最近一次的配制眼镜的验光单上出了错,而且他说:"一个细微的错误会对眼睛造成极大的损害。"治疗师指出也许他是在说他所犯的小错误可能对大卫的眼睛造成严重的伤害。佛瑞德突然产生很强烈的内疚和焦虑。他担心他真的会伤害他人;当时他曾试图想在其他时间而不是立刻去伤害大卫,但他无法控制自己;佛瑞德坦白有很多次他想伤害他人,他大声说他现在只希望能够制止这种冲动。

在治疗室的设置下,佛瑞德在治疗中陈述了更多的材料。他说小杰夫总是愚弄别人,而且能免受惩罚,因为工作人员都觉得他聪明伶俐。如果小杰夫大声说话或甚至在晚餐时打断祈祷(一个较大的过错),管理者却只是站在一旁笑。他看见小杰夫偷了一些小甜饼，还把肥皂涂在牙刷上。治疗师表示，佛瑞德最近所有愤怒情感必是与内心强烈的嫉妒情感相关。当对嫉妒进行讨论时，佛瑞德对老鼠的恐惧戏剧性地增强，而且一到晚上他就很担心。他会听到地下室里老鼠的声音吗？它们会咬破厨房的门进到宿舍里来吗？当他睡着时会突然地惊醒，他想像老鼠正在咬他的脸颊。这些想法导致焦虑的迅速爆发，佛瑞德需要得到现实保证：Sagebrook 里的老鼠是不是很多？治疗师开始解释这些忧虑并把它们与佛瑞德形成的自我惩罚联系起来。他注意到佛瑞德内心的道德观使他产生恐惧，因为他觉得自己是如此的坏。

佛瑞德的嫉妒来自于他的家。佛瑞德觉得在家里是无足轻重的人。他说他的房间已给了妹妹住，家具被放到阁楼上。他做了一个混乱的（runaway）梦：他回家时透过窗子向屋里看，看见他的弟弟布瑞德和母亲一起坐在沙发上。他表现出异常的难过，这是在治疗中他最初的主要情感。他觉得被排斥在外、遗弃，感到孤独，治疗师奇怪是否小杰夫和格伦还不能代替家里他的小弟弟。在这一点上，减轻其症状的根源之一是能够把治疗室情景中的情感与对在家的情感相联系，并能理解他的攻击性中的某些含义。佛瑞德的动物恐惧感和一般焦虑明显减轻，同时对同伴的愤怒情感也明显减少。

谈及佛瑞德的攻击性使他和治疗师都意识到他内心的施虐程度。佛瑞德自己能很快地意识到"内心情感"和"内心思想"（他和治疗师开始这样来称呼）对他生活的影响。他的理性自我表明他所能承受的驱动程度，以及他内心产生的自我惩罚的程度。他现在对治疗师最终如何恢复秩序并减轻他的焦虑很感兴趣，而同时他和治疗师之间的工作联盟也得到加强。

在治疗第一年中，经常可以明显看见焦虑的迅速升级，并突然出现许多症状。佛瑞德对神奇想像和全能的使用和信赖十分明显，尤其是在休假时间。

"度假时光"是 Sagebrook 的一个文化现象，从 11 月开始一直持续到圣诞节之后，在这段洋溢着感情的时间里，与家人联系的预期和焦虑突出地表现出来。

我们很早注意到在 11 月时佛瑞德经常给家里打长途电话，恳求父母多来看他几次。如果钱或费用有问题的话，他建议用他在家里的银行存折。他想看见他们。在访谈期间，当治疗师提起他最近心情沮丧，他表现出非常焦虑。他一度非常担心他父母根本不想来看他。他对上一次拜访的推迟产生怀疑。他收到他父亲从俄克拉何马州寄来的明信片（他父亲那个月要在那里处理一些事务），尽管明信片表明了地点，但他总觉得卡片是寄自在爱达荷州的家里，他父母只是不想来看他。在另一次的每月会面中，他一直对和父母一起共度的时光很敏感，觉得相处的时间似乎越来越短。他感觉有很多迹象表明他们不想呆在这里。治疗师慢慢地开始想知道这些材料是否是真实的：也许在佛瑞德内心有些不愿意看见他的父母。

治疗师是如何判断患者所呈现的这些明显内容起了重要的防御功能呢？如佛瑞德对父母的关心被否定。治疗师意识到父母的态度没有发生真正变化。而佛瑞德的忧虑却愈来愈荒谬（如他收到父亲寄自俄克拉何马州的明信片，但他觉得它是寄自爱达荷州的家里）。治疗师接着尽力去弄清楚在佛瑞德内心是什么促使这种忧虑的出现？可能的假设是佛瑞德一直在抵制他内心的攻击性，拒绝对父母的冲动，并运用投射的机制把他的冲动归因于父母。

在这些最初的否定后，佛瑞德更多地意识到他的攻击情感。有几天他对刀具很着迷，那种在家和 Sagebrook 都看见的长的厨刀。他声称他无法抑制他的想法。他想用刀刺伤治疗师，或把刀插入治疗师的体内。他无法控制这种想法。因为佛瑞德对这些想法感到非常恐惧，治疗师向他表示这些想法是可接受的，并鼓励他详细阐述他的感觉。他很快害怕遭到直接报复，害怕离开治疗室，担心在过道上被刺杀。在 11 月与父母会面的前一星期左右，佛瑞德开始在学习上出现一些奇怪的错误。他的过度焦虑使他忽略了他的错误。他的拼写练习做得很好，除了一个错误之外。他用"bury 之外"一词代替了"berry"。他还想像他父母给了他一套工具，一天他把它埋在 Sagebrook 的树林中，当他回头去拿时，已经不见了，也许他曾想过扔掉它。第二天他在拼写"hundred"时漏了"d"字母，因为过于焦虑，他曾认为 d 就代表 dead——埋葬死者。然后他说了内心一些关注：他害怕他父母不再到 Sagebrook 来，或担心会在路上发生意外。他自己评论（聪明的）这可能是他自己内心的攻击性想法，但仍然感觉到巨大的恐惧。在这一星期里，佛瑞德每天都担心他会犯其他的拼写错误，治疗师解释他担心的是思维上的错误，可能某种致命的杀死某人的想法会无意中说出来。

在这段时间，佛瑞德出现一种新的水平上的参与。其原因是佛瑞德再次体验到强烈的焦虑和恐惧，而当他在治疗中说出他的想法时他已感到痛苦有所减轻。尽管这是一段多产的阶段，但重要的是清楚总体治疗步骤的减慢和继续。经常明显会有一段时期（几个星期）治疗中几乎没有什么材料被了解和分析。

当治疗师告诉佛瑞德在感恩节他可能会离开，佛瑞德的反应很有趣。即使他已经知道治疗师将在那一天放假，他也不相信这真的会发生。而且，如果治疗师真的取消一次访谈，佛瑞德知道他不可避免地会产生一些伤人的想法。他会幻想：治疗师陷入雪堆中不能出来，或是死于肺癌。在这期间，佛瑞德担心地问治疗师是否认为他会成为一个真正的"凶手"，于是他们开始讨论这种想法的神奇和全能性。治疗师解释说佛瑞德内心有许多杀人的想法和愿望，而且他似乎认为这些想法确实会伤害他人。就像婴幼儿时一样，他现在混淆了思想和行为之间的区别。如果他生气地认为治疗师会死于癌症，他担心这想法会变成真的。这是他婴幼儿时强烈的想法，而他现在仍保留它。然而每个人一生中都会有很多想法和情感。大量的对老鼠的恐惧和进食障碍，在这段期间一直困扰佛瑞德，某一时期他把牛奶作为他惟一的食物。

在他父母12月来看他的前几个星期，佛瑞德开始算数。在幼儿音乐会的大厅里他计算天花板上装饰用的树叶的个数，似乎这可以防止屋顶倒塌。他计算 Sagebrook 的小教堂内有颜色的玻璃嵌板的数量，以保证屋顶的完好。每天他反复计算离他父母到来之前剩下的天数。这确实非常奇妙。如果他停下来，他觉得父母可能会在途中死去，而他亦无法停下来。然后他安静地反复讨论思考如果真的发生那种事的话他的计划。他将去佛罗里达和外祖父母一起生活，或者去芝加哥姑姑家，或是另一个住在本德的姑姑家。随着会面的日子越来越近，他感到非常"紧张"，他的脖子挺得很直。我们最后明白挺直脖子是由于内心斗争的结果。每次一有车经过他都会朝窗外看。他会看见死亡的情景吗？他一直看着治疗师，似乎这样可以使父母安全。带着这种意识，佛瑞德感觉到他的恐惧感，这使得他总是朝窗外看。终于他父母安然无恙地来到。

当我们预期圣诞假期时，在移情中出现了新的材料。佛瑞德对治疗师的伤害想法非常活跃而且明显。每次当他等待他的治疗时间开始时，他感觉到了自己的无助。慢慢地出现了他对家的回忆，而这也激起他更多的无助的情感：当他想试图引起母亲的注意时，母亲却只是和布瑞德玩牌，他感觉到自己的无助；当他父亲大声叫喊或当父亲从起居室把妹妹的鞋或银餐具扔出去时，他也感到无助；当父亲满脸怒气地站在他面前时，他完全感到孤立无助。治疗师对佛瑞德说起无助的小男孩在应对这种情况时可能会采取的惟一方式，并试图进行一些重构：受到过多压力的小男孩可能会退回进入幻想世界。他可能会产生许多杀人、伤害和报复的想法，而且这些"内心的"以前的想法现在会重新展现。他从未获得过帮助，而这种过去的愤怒情感也从未得到过很好的引导。

不仅是在假期，而且在整个治疗过程中，佛瑞德的忠诚感出现了明显的问题。佛瑞德从 Sagebrook 和家里情形的比较看出许多差异，这激起他持久的罪恶感，因为在 Sagebrook 他感觉要好得多。他越喜欢治疗师，他就越关注工作人员的兴趣和忧虑。他越是看出他们能产生有效的控制，对家的愤怒和失望就会越大。

这些临床材料突出了佛瑞德治疗中的几个方面：他早期抗拒的性质和治疗师为应对他现在的冲突而采取的干预。下面将对它们进行讨论。

这一案例中佛瑞德表现出哪些抗拒呢？在治疗的第一年，佛瑞德在访谈中表现出大量的自我抗拒。治疗早期，当佛瑞德开始对同伴表现出他的一些攻击性问题时，他将对室友的"奇特想法"带入访谈中。这其中包括朝同伴"扔篮球"和"刺伤小杰夫"。这些想法他观察得非常仔细，似乎是在一定距离内的观察。治疗师意识到佛瑞德主要用的智能化和情感隔离的防御机制（自我抗拒）。他指出，当佛瑞德叙述伤人的想法时，佛瑞德会很详细但以分离和聪明的方式进行叙述。治疗师暗示佛瑞德也许害怕他自己会感觉到生气，因此通过一种特殊的描述方式来防御这些情感。因为治疗师能理解他这种自我抗拒的目的，并把这样做的作用向佛瑞德进行解释。最初主要的目的是帮助佛瑞德慢慢接近他主动排斥的内心攻击性世界。对防御机制的解释可以帮助消除佛瑞德创建的阻挡内心情感的压抑性障碍。

在这段治疗的后期工作中，治疗师集中于其他一些自我抗拒。在假期时间，佛瑞德担心他的父母不来看他。治疗师明白这是"投射"机制，把内心受禁止的冲动展现出来并归因于其他人。当治疗师对防御进行解释："也许恰好相反，佛瑞德内心有点不想看见他的父母"，治疗师帮助佛瑞德集中于他自己的攻击性冲动。这使佛瑞德体验到随后与厨刀相联系的攻击性想法，并关注与父母有关的死亡想法。

在假期期间，佛瑞德受内心驱使为了防止天花板掉下来，而计算在音乐厅装饰天花板上的树叶个数。治疗师意识到佛瑞德明显是在运用"抵消"机制。佛瑞德的强迫行为（正确计算树叶数目）是为了神奇地防止灾难的发生（屋顶倒塌）。治疗师描述了这种受驱动的反复行为。治疗师谈到佛瑞德这种行为的几个方面。佛瑞德似乎非常担心出错，并尽力通过算数来避免错误的出现。但是会是什么样的错误呢？佛瑞德担心天花板掉下来，但他是不是要"抵消"他所恐惧的某些其他灾难？也许他担心他的想法会伤害父母。而在对佛瑞德的早期治疗工作中，治疗师帮助他理解他的自我如何工作，他是如何运用大量的防御机制来回避这些情感。

在佛瑞德的临床材料中，我们可以看见一系列干预。例如在佛瑞德治疗早期发生的干预，那时佛瑞德在治疗室的良好行为开始转变，并且"偶尔"粗暴地对待他的同伴。治疗室工作人员采取了首次对抗。他们使佛瑞德的自我清楚意识到他正在攻击他同伴并试图伤害他们。

尽管佛瑞德并没有完全承认他给同伴造成的意外事故，但这明显引起他的注意。佛瑞德确实将攻击性情感带入治疗中并叙述了大量的破坏性冲动（对大卫、格伦等人）。当佛瑞德描述这些事件时，治疗师能将它分析阐明（把现象引入尖锐的焦点）。这些攻击性行为并不是针对一般的同龄人而是特别指向那些年幼的儿童。因此这些攻击性冲动有明显的特异性。当这些攻击针对年幼的儿童时，尤其是小杰夫，佛瑞德说小杰夫因为聪明伶俐而受到工作人员的喜爱，这是进行解释的时机。

解释的作用是对受潜意识加工控制的行为赋予意义。治疗师表示："佛瑞德因为非常嫉妒而如此生气。"尽管这种干预非常简明，佛瑞德不明白他为何感到愤怒。他愤怒的动机是潜意识的而且受到压抑，而他开始意识到这种动力，于是在此后的几个星期中出现了有关家庭的材料。

佛瑞德的愤怒和嫉妒情感对他来说是痛苦的，因为在家里这些情感集中在年幼的妹妹身上，佛瑞德总感觉她受到父母宠爱，而他却被父母所忽略。抑制动机是为了避免意识到这种痛苦。当进行干预时，这些记忆能进入他的意识。治疗期间他描述他目前对妹妹、弟弟的感觉，回忆起他的家具被送到阁楼上，梦见他母亲和弟弟布瑞德亲密地坐在沙发上。当出现这些材料时，佛瑞德感觉到失落、被拒绝、愤怒，并想要除去他的弟弟妹妹。

治疗师然后能够完成最初的领悟，发掘出嫉妒解释中的深层含义。例如，他向佛瑞德说幼年时经常体验到的那些针对弟妹的嫉妒情感中通常还包含有强烈的愤怒和杀人的想法（如"把婴儿放进垃圾箱"）。在一个人的生长过程中通常都会有这些想法。而且，许多新的类似的情境会激起早期的这些情感。现在这些情感出现在 Sagebrook 治疗室里的"新家"的新"弟弟妹妹"身上。

在考虑这一顺序时，重要的是理解对佛瑞德"嫉妒"只需要一个简单的解释。治疗师们从业初期经常认为解释必须丰富全面才能有效，因此他们告诉儿童患者许多复杂的想法。实际上，简单的想法通常是非常有效的而且容易被儿童所接受。

人们如何转变？这些所呈现的领悟是否确实对佛瑞德有效？我们可以信任治疗师的"突变的解释"（一种能引起症状发生变化的解释）吗？这一方式确实首次使佛瑞德感到轻松（某些恐惧和困扰的梦逐渐减少），而且可以从以下的方式来理解。尽管佛瑞德压抑他的愤怒和施虐情感，但明显他体验到潜意识中的内疚，而且他生活在恐惧中，害怕遭到来自周围环境的惩罚。在治疗过程中，他更清醒地、富有情感地意识到他对同伴的"杀伤情感"和强烈的愤怒。当他和治疗师试图理解这种愤怒时，领悟提供了一种新的观点。当他感觉这些情感受新妹妹刺激显示出来时，这些当前的施虐情感是他幼年受压抑情感的展现。这是典型的"小男孩"的情感，他一度完全排斥的情感，而现在以同样的形式出现，而且他所体验到的强度与他幼年时一样强烈。这一期间心理治疗的作用是为佛瑞德目前困扰他的这些情感赋予新内容。较之这些情感让他觉得自己是一个凶手（他严厉的超我反应）相比，这些情感现在有了一个可理解的背景内容，这能改善佛瑞德的严厉的内心超我反应。这一变化是明显的，当佛瑞德逐渐在对同伴的日常行为中表现出自然的攻击性（他不再是公正诚实的，而是会有突然的"意外的"爆发）。有一段时间里他的恐惧消逝了。他已较能容忍他的攻击性情感，他不再为这些情感而受道德意识的折磨。

临床材料：后期治疗

由于佛瑞德的早期治疗工作主要是应对他的攻击性问题，直到治疗的第二年性冲突才明显出现。生殖器冲动和手淫现象出现在治疗过程中。

起初佛瑞德对治疗师用烟管抽烟表示关注。他在评论之前先表示，希望治疗师不会对他的评论生气，但他确实觉得那是一个非常不好的习惯。治疗师知道他会因此生病吗？难道治疗师没有看过关于抽烟的医学报告吗？他父亲已戒烟了。治疗师提到当男孩们担心自己的习惯时经常会想到治疗师的习惯。当讨论治疗师的习惯时，他发现自己有一个"坏习惯"：佛瑞德咬指甲。这让他产生快感，然而他会一直咬直至感到手指酸痛。尽管母亲告诉过他不要这样做，但他无法抑制自己。每当他觉得烦闷他就会咬指甲，例如，在学校每天下午的社会研究讲座上咬指甲。伴随烦闷而来的是无法安定。几天以后，他解决了这一难题。当他以记笔记让手忙碌起来时，这种不安的烦闷的情感完全消逝了。治疗师想知道佛瑞德认为空闲着的手会做些什么呢？

手的主题仍在继续。他现在每天对洗手进行一番思想斗争。他该不该去洗手？他说他有许多奇怪的解决方式。有时他会吮食几天前遗留在手上的食物残渣（他假装他已洗了手），而有时他发现自己正在洗的手已经很干净，重洗只是让自己感觉更好。这种习惯在他来 Sagebrook 一年前就已开始形成。他曾经用一支铅笔戳自己，并在手掌上留下了一个铅的印记。他担心这会使血中毒，并试图洗去这一印记。从那时开始，他洗手的想法变得非常强烈。最近，在晚上，当他躺在床上时，觉得烦闷、不安，而后起床去洗手，才感觉轻松。他对治疗师的评论感兴趣。治疗师暗示某些"内心的"斗争在晚上继续出现。他是不是想要洗掉某些不干净的东西？

他被许多令人厌恶的想法所困扰。他对压死的动物感到不安，并且会想起被公共汽车撞死的一只松鼠。他对学校放映的一部科技片记得很清楚。在手术中一只狗的心脏被取出来。佛瑞德在生物课上不敢看被解剖的兔子，而且他经常担心在冬天他会一直感冒。治疗师指出他对伤害的关注和对自己身体的注意，并暗示男孩有时会担心他们的"习惯"。他们担心这些习惯会伤害身体健康，这种担心是很普遍的现象。一连几天佛瑞德叙述了一个以前的梦：他爬到很高的屋顶上（有时是在家里，有时是在 Sagebrook 的治疗室），突然一块瓦片破裂，他摔了下来。在他的梦中，爬在高处的情景是活泼的、富有男孩子气的，他总是想爬到高处，甚至是爬很高的山，但在他内心某些东西使得他觉得这样做是非常危险的。试试看发生了什么事？

他内心形成了一个很强的回避机制，最初主要的回避机制。佛瑞德变得安静而且闷闷不乐。他的治疗时间成了他一天中最郁闷的时刻，他急不可待地期望治疗结束。他等着时间每小时每小时地过去，而且他第一次在访谈时迟到。治疗师开始解释这种变化并暗示佛瑞德确实期望中止治疗。他害怕治疗师会对他的不良想法和习惯感到厌恶并把他赶出去。这些似乎是他的"被遗弃情感"。

最后佛瑞德非常羞愧地告诉治疗师他的尿失禁现象。他已很久没有尿床了，但在一天中某些情况下他总是会流一些尿出来，而他无法控制这种现象。他认为大多数人在3—4岁时能很好地控制尿液的排放。没有人会出现他这样的问题。他逐渐描述了出现尿失禁的情形：在体操测验之前（赛跑或爬绳），当着全班同学的面在黑板上写字，以及在 Sagebrook 晚上的社团戏剧表演中。他非常害怕被证实这一点。如果在这些活动中他完全尿湿了裤子将会发生什么事呢？他开始觉得这种表演在某些方面使他非常焦虑。治疗师表示，每次就在他打算显示他的某些能力或聪明才智或者力量时，他内心的其他部分会突然爆发或变得有缺陷。

治疗师然后开始把大量材料连贯在一起：佛瑞德担心他的坏习惯，而他无法控制自己，他想使自己的手整洁，而且害怕身体受到损伤，当他表现出男子气时会感觉有危险。治疗师提示，在他这一年龄的男孩，当他们努力摆脱内心的性欲情感并极力克制住自己的强烈冲动，不去抚摸他们的生殖器时，就经常会出现这些情感。

然后他告诉治疗师最近他有很多手淫现象，佛瑞德叙述他总是担心他的生殖器有问题。因为曾经有好几年他会尿床。他近来觉得生殖器和腹股沟很难受，有时会觉得刺痛。他听说过男孩们成长过程会感觉疼痛，他公开表示想知道他的坏习惯是否会在某些方面对他的身体造成伤害。佛瑞德和治疗师逐渐明白他抚摸自己身体的强迫性行为是为了反复检查他是否一切正常。

一连串的性的问题出现了，这些问题是有关身体结构，有关他新的生理上外在和内部的变化。他思考着男人和女人的不同之处，思考怀孕是怎么一回事。他担心他的精液、遗精现象以及他矮小的身材。似乎这种表达能减轻他的焦虑，有一段时间他的强迫性手淫需要与困扰他的尿失禁现象也减轻了。治疗师觉得佛瑞德已走过了重要的一步：他能直接面对并陈述生殖器期的有关材料。

在治疗的最后一年中，他们对生殖器威胁的另一方面进行了探索。当男性冲动与学业成就相关联时，佛瑞德表现出对活动和竞争的抑制。

佛瑞德在 Sagebrook 的最后一年中，他看上去更像一个青少年，他的生理正发生变化，开始对女孩们产生兴趣，积极参加各种体育活动。可是在中学三年级时，他开始出现一些主要问题，但根源不是早年宗教仪式般的反复检查作业，他只是"忽略"那些他能做的作业；他完成这些作业但做得比他实际能力要差。这种抑制其根源在于他对父亲的竞争性情感。佛瑞德和治疗师逐渐能较好地理解早年他和父亲之间施虐受虐性交互作用所产生的影响。

佛瑞德现在公开反对他父亲。他觉得他的父亲甚至没有付出什么努力而在事业上获得成功。他每次吃午饭要花 3 个小时，整天和别人闲谈，在事业上祖父已为他准备好了一切。他清楚父亲的虚假；他带着公事包回家但却从未打开它做公务。他父亲自称是"总裁"，实际上只是一个人的公司。然而，佛瑞德认为自己将是与众不同的。他将会有一份职业并去帮助他人。当从家里传来消息说他父亲已被选为联合基金会的主席或被任命为当地共和党的执行委员时，佛瑞德却总觉得他们本可以找到更适合的人来做。

佛瑞德和治疗师的关系明显有了变化，就像他在 Sagebrook 发生的整个变化一样。他开始想了解治疗师的能力。他感觉每天只是和治疗室的工作人员谈 10 分钟的话，而他们却给了他很大的帮助。他的词汇中开始出现像"愚蠢"和"笨蛋"一类的词语，他变得更直接、更勇敢。这段时间他逐渐感到非常的愉快。是的，他确实有很多想法，但他不再和治疗师一起分享。他变得爱挖苦人。例如，如果治疗师用他的材料来讨论有关他身体健康方面的一些焦虑，佛瑞德可能会说他已有了一个很好的新的解决方法。他打算每天服用一些维他命药丸。他约会迟到时脸上却带着高兴的笑容。当治疗师开始进行一些"深刻的"解释，他会突然起身离开。他对每一步骤都要强辩并运用计谋要占上风。并且据说他打算做一名著名的辩护律师。这一时期他觉得如此快乐和奇妙以至于他不想停止。

在治疗室他和同伴们谈论 Chethik（治疗师）是多么的"土气"，他使男孩们嘲笑工作人员的笨拙，并对每一规则和条例的逻辑提出疑问。治疗师开始慢慢地向佛瑞德指出，他是在以其他人为幌子，实际上是一直在与父亲相抗争。和他人在一起时他似乎重新体验到过去和父亲之间的关系。在他幼年时，他不能反抗或忍受父亲的愤怒。现在他似乎在与之抗争并表现出多年来长期压抑在内心的反抗。

在佛瑞德的报复过程中，有许多无辜的受害者。他开始欺负在治疗室里身体瘦弱的男孩们。他把他的棒球手套以每小时 25 美分租给一个很温顺的男孩。他和另一个可怜的男孩打赌，而且每次他都要赢。他宣称这一切都是公正的。因为他过去总是受害的一方。他叙述当这些男孩遇到挫折时，工作人员如何对他们进行体罚。他则用"如果我遭受打击，我会给予回复"的方法来解决。他回忆起最近一次回家时当他的叔叔把他正看的电视节目转成足球比赛节目时，他觉得受到很大的羞辱。他曾经也是无能为力的，也曾经是无助的。治疗师在此向佛瑞德指出这些情感如此强烈是因为他以前在父亲面前感到如此无助和渺小。而现在，他不再是处于害怕的这一角色中，他成为了折磨别人的人。即使他对他的行为感到非常内疚，对他来说不再是受害者多少是安全的。这是他回避记忆的方式，使他不再体验到以前的那种羞愧感。

佛瑞德说，他只是克服了他过去的某些羞愧感。他一直个子不高，而当他是幼儿时他常常和一群大男孩一起玩棒球。他们叫他"蠢家伙"和"小东西"，当他击球时，他们总是让他挥动球棒去击打那些飞过他头顶的球。现在他已是很好的击球手，而且他决心要做一名职业运动员。将来某一天，他成了明星，那些曾攻击过他的男孩们将对此震惊。然而，他仍然非常担心他不能长得足够高：如果到18岁时他还是个子很小而不能踩到汽车踏板以至不能开车，他将会非常生气，而这种愤怒将永不停止。

有一天佛瑞德进来时显得很绝望，似乎遭到了严重打击，因为他又开始尿失禁了。治疗师想知道他出现这种情况多久，是不是无论他在现实生活怎么做，他仍然会感到尿失禁。他内心总是把自己和记忆中的父亲相比较。他的父亲是一个魁梧的男子，而他只是一个瘦弱的男孩。他内心的某一部分总会伺机羞辱他，直到他能更了解他的过去经历。

逐渐他出现了挨打的记忆，并伴随出现很多情感。他的父亲在后面追他，他因为害怕而逃跑。他父亲把皮带折成两层来打他，有时会一直不停地打。经常每次在打他之前，他父亲瞪着他，满脸涨红，眼睛凸出来。在挨打时他常常会希望自己死了，打完后再活过来，因为他非常害怕疼痛。他常常觉得麻木瘫痪；他想要说话但他的声带无法发出声音。他想起在电影《呼唤野性》里看到的那只狗，被主人用棍子打，直到主人累得打不动了。那只狗当时多么希望是一个其他什么东西呀！许多次他觉得父母就像罗马人一样，把他扔到狮子群中，而他们却从中获得乐趣并在一旁欢庆。一次又一次，佛瑞德重新忆起他的反应：他感觉麻木、无知觉、做梦似的。他说有几次当他回忆起小时候发生的事情，他能明白为什么现在对世界如此生气。当他幼年时，他一直不停地制造麻烦，总是惹恼母亲和兄弟们，从而招致更多的责打。

佛瑞德对挨打经历的叙述可帮助我们理解佛瑞德行为中的大量模式。其中一个方面是他如何不停地招来暴力。在目前现实中，佛瑞德也经常有相似的叙述。他往往会忽略他的家庭作业直到工作人员进行检查。有几次他不做作业直到教师坚持要他在放学后的特殊帮助课上做完他的作业。有时，当我们讨论他的这些材料时，佛瑞德则会中断访谈。他似乎想让治疗师采取行动，把他从宿舍带到治疗室来，或者以某种方式威胁治疗。治疗师开始向佛瑞德指出他像以前一样强烈渴望被打，而且在许多方面他仍处于父亲主宰的幼儿生活状态中。在治疗情形中，他试图激怒治疗师采取行动，就像他在其他方面所表现的一样。他一再对此感觉羞愧，但他内心有一部分想让他人来控制他。他对挨打有着非常混乱的情感，似乎他内心有一部分对此感到快乐。

责打的另一重要因素是使佛瑞德觉得表现得积极是非常恐怖的事，我们可以由在佛瑞德家庭作业中表现出的问题看出。有时他不能完成他的作业，尤其是当他有很多作业的时候。他害怕努力学习，因为这会使他觉得头痛。他想像工作的压力会影响大脑，损坏大脑，使之功能退化。他经常对考试感到矛盾；他希望考试失败并且确实做得很糟糕以便在生活中成为一个失败者。如果情况越来越糟的话，他可以一直处于父亲的主宰之下。在学校他会记很多笔记，通常比其他学生记得更多更好，但他经常在考试前完全不去复习。他不能交出他的科学课程的昆虫标本。这一任务中最矛盾的部分是他本可以把昆虫固定在标本架上，而他觉得他不能"用针去固定标本"。总之，佛瑞德对自己的理想和内驱力非常害怕，他内心有一部分要使他处于无能的状态中。治疗师向佛瑞德指出当他要做某件事时类似的"瘫痪"就会产生（与他挨打时的麻痹相类似）。现在他似乎在学习情境中处于瘫痪状态。每当要他展示他所能做的事时，他就感到恐惧。这种情感由何而来呢？佛瑞德和治疗师逐渐理解，他内化了他父亲许多的愤怒并使之攻击他的日常活动。例如，他们知道他曾因为爬上屋顶而挨打，而那只是他的幼年男性气概的表现。他也曾经因为尿床而挨打，佛瑞德已经知道这是因为他的生殖器期兴奋的男性思想。现在，在每一个男性成就领域内，他变得"瘫痪"，因为他认为会遭到攻击。而且，他的理想与对父亲的报复紧密联系在一起。这种忽视可使得他父亲安全。这是在结束期之前治疗的最主要工作领域。

在陈述这些临床材料时，佛瑞德开始体验到明显的移情反应。他早期对治疗师感到舒适，而现在却对治疗师生气并轻视。认为 Chethik 既"土气"又"笨拙"，已成为讥讽和羞辱的目标。有人肯定会说佛瑞德与治疗师之间的关系性质已发生变化，而佛瑞德正体验到的对治疗师的情感已不适宜两者之间的关系。

当治疗师理解关系中的变化是移情的表现后，他觉得他可以慢慢让佛瑞德意识到这一点（如前所述），因为这对佛瑞德有好处。尽管佛瑞德对治疗师产生新的愤怒，变化发生时他和治疗师已经建立了良好的治疗联盟，共同进行了一连串有意义的工作。在这种联盟中形成的依恋将可以帮助佛瑞德保留作为病人的距离，治疗师则可以在移情中探索当前的愤怒。

是什么被移情？与过去生活中的重要人物有关的哪些部分被反复移置到现在的生活中？佛瑞德与父亲之间有明显的施虐与受虐的关系，这是他病理症状中一个非常突出的因素，这一因素在现在的行为中再次出现，但没有出现在意识中。佛瑞德试图使他对治疗师的贬低公正化——他觉得治疗师浪费他的时间，是一个大笨蛋。可以看出当移情出现时对治疗造成的一些危险，尤其是满足的危险。当佛瑞德还是幼儿时，他受到强有力父亲的野蛮对待感到无助并受到很多羞辱。通过对现在权威人士进行贬低，他感到巨大的满足，通过这样的报复来解除过去的遭遇。现在，他终于能对主要的权威人士进行贬低和羞辱。而治疗师的领悟力会摧毁这一机会——因此佛瑞德很高兴他能驳倒并用计谋胜过治疗师，而且会不停这样做。当他生气时他的恐惧感和不适是其他的危险。他本能地害怕治疗师会对他的挑衅进行报复回应，而且由于这种恐惧是来源于幼年时期对父亲的感觉所以他感到非常危险。明显有一段时期，佛瑞德没有听从或采纳治疗师的任何一句评价。

当治疗师受到攻击时，其内心经常要应对这种本能的抵抗。病人的评价是否合理？我是不是真的既"土气"又"笨拙"？这经常会是对治疗师心理治疗的自我欣赏或自尊的打击。通常有明显的抵抗情绪和挫折感："我投入如此多，这个病人为什么要这样做？"这些是一些自然的内心想法直到治疗师能理解这些材料出现的原因。这些抵抗在一些新入行的和无经验的治疗师身上表现更明显更强烈，他们的职业自信心很脆弱，但他们也会有与那些有经验的治疗师一样的内心反应。

过了一段时间后，治疗师的干预开始起作用，我们可以从揭示性解释过程中看出这一点。首先治疗师面对病人——这表明关系发生了变化，因为佛瑞德在治疗时一直都在抗争和发怒，接着治疗师询问这些行为是否合理或者产生这些行为的源由。当佛瑞德继续指责治疗师时，治疗师将向佛瑞德的自我做进一步的阐述。治疗师集中关注他和佛瑞德之间的交互作用。佛瑞德想要羞辱治疗师，似乎是对过去某些经历所进行的报复。佛瑞德评论说可能确实是这样，但这种情形可能会永远继续下去。适宜解释的时间非常重要。应该确立移情的性质并将之扩展到一定的范围（因为患者需要体验到满足感，而已建立起的获得满足感的方式极不适宜）。

治疗师然后慢慢进行移情解释，为佛瑞德对治疗师的攻击行为赋以潜意识的含义。佛瑞德处于和治疗师（以及其他的"权威"）的抗争关系中，这和他与父亲之间关系有着相同的形式，在早年关系中他感到羞愧和无助。过去的记忆总使他觉得不舒服，他把情感闷在心里。现在它们再次出现，但有了一个重大变化。早年他是幼儿无力反抗，但现在他已转变了这一方式，他成为攻击者去羞辱别人。起初，他没有公开承认，但佛瑞德确实描述了攻击同伴的过程。他随后叙述了叔叔对他的羞辱，而且他幼年有过的使他觉得羞愧的白天遗尿症状短暂重现，这使他想起更多过去的材料。逐渐他能记起很多遭到父亲责打的经历，就像他前面所描述的一样，他感到恐惧、瘫痪和无助的愤怒。

在治疗的完成阶段（详细检查一个认知的内隐含义的过程）中，佛瑞德和治疗师整理出他早年和父亲之间剧烈冲突如何塑造了他个性中的显著方面，以及他目前如何受到过去发展史的影响。这其中有 3 个主题：①他们集中讨论过去的这些创伤如何在佛瑞德内心建立起一个愤怒／仇恨的贮存室，以至这些情感很容易被当前的权威所引发出来。②他们也认同目前这种挑衅的模式，临床材料详细阐述了佛瑞德目前如此强烈地想要招致武力。在治疗过程中，他错过几次访谈并且故意惹得工作人员带其去进行会谈；在宿舍里，他的攻击性行为受到约束；在学校，老师因为他没有准备功课而要他重做。佛瑞德潜意识地"建立"起权威来"制服"他自己，而他则通过这样再度体验和现在"父亲"在一起时的挑衅－羞辱模式。③同样的，佛瑞德害怕他的积极－肯定的行为。他不敢运用思维和智能，因为这意味着竞争，即使他受到鼓励去取得成功。过去情景中父亲对过分自信的行为表现出的愤怒逐渐形成佛瑞德现在的恐惧和抑制。这些主题和更深的领悟（治疗的过程）是从父子之间早期争执的最初展开中形成的。这一深入治疗的过程持续了 6 个月。

佛瑞德已离开了 Sagebrook，而他仍然离家生活。他进入一家有着高学术标准男女同校的寄宿学校。在以后的联系中，治疗师了解到他学习得很好，不再有任何强迫性症状，而且似乎有了典型的异性恋转变。对老师和同龄人非常自信，而且内心已相对较少感到困扰。

本章所讨论的心理治疗过程的概念将在下几章节中的一些案例中进一步进行解释。

四、总　结

本章介绍了神经症儿童患者。神经症患者的情绪障碍是以内化的冲突为基础，这种冲突是在内心个性许多不同部分之间的冲突。佛瑞德表现出的一个主要的争执是在他的攻击性冲动（伊底）和他的意识（超我）之间的冲突。这种内心冲突导致压抑／防御和在潜伏期时症状的爆发。通常认为神经症是良性的情绪障碍（Kessler，1966），因为它对心理治疗的反应非常好。在这一案例中，描述了大量的定向领悟技术。对于神经症儿童患者，过去经历是潜意识的（被压抑的），然而它仍在起作用，而在那些与过去相类似的情境中它似乎是真实的。心理治疗的"展开"过程使儿童患者明白他的过去经历如何影响现在的生活。因为神经症患者通常在没有冲突的领域其自我机能是完整的，他们所获得的对当前形成的"歪曲"的领悟能帮助他们调整行为。当佛瑞德领悟到他对治疗室的同伴的愤怒反映了他孩提时对家人的情感时，他当时的强烈的攻击性得到了缓解。

参考文献

Erikson, F. (1963) . *Childhood and Society*. New York: W. W. Norton.

Greenson, R. (1967) . *The Technique and Practice of Psychoanalysis.* New York: International Universities Press.

Kessler, J. (1966) . *Psychopathology of Childhood.* Englewood Cliffs, NJ: Prentice Hall.

Langs, R. (1973) . *The Technique of Psychoanalytic Psychotherapy*, Vol. 1. New York: Jason Aronson.

Nagera, H. (1976) . *Obsessional Neurosis.* New York: Jason Aronson.

Sandler, J., Holder, A., & Dare, C. (1973) . *The Patient and the Analyst.* New York: International Universities Press.

Sander, J., Kennedy, H., & Tyson, R. (1980) . *The Technique of Child Psychoanalysis: Discussion with Anna Freud.* Cambridge, MA: Harvard University Press.

第七章　性格病理的治疗

在考虑性格病理的治疗过程之前，理解性格和性格病理的一些理论是很有帮助的。如何定义性格的概念？FenIchel（1945）将之描述为人格中稳定的、有组织的部分，是调节自我发展的习惯方式。其他人也提出类似的概念。例如，性格被定义为人格的基本核心部分（Abend，1983），或是标明人的个性的那些部分（Stein，1969）。总的来说，性格是一个人的个性印记，具有规则性、稳定性和持久性等特征。

我们常常将性格特质与神经症的症状相比较。性格特点较典型的描述是"自我和谐的"（个体认为这些特质是自己的固有部分），而神经症症状是"自我失谐的"（个体认为这些特质是要革除的碍事的东西）。对一个个体来说，他的性格特质是非常基础的，以至于这些性格特点被视为理所应当的。神经症的症状常常是主诉的原因，被视为是身体之外的部分。例如，佛瑞德（第六章）有一些强迫神经症的症状。他不得不一遍遍检查他的数学作业；他阅读时不能将注意力集中在内容上，所以不得不有意识地记着他阅读的位置。他为这些症状痛苦，希望消除这些症状。他感到它们处于他的人格的外端，不是"真正的佛瑞德"的一部分，佛瑞德没有这些烦人的特质。对比来说，马克（第一章）的打斗和好战更接近于性格特质（一个泛化的逆恐惧姿态），马克为他的"狮子感觉"、他的粗暴和"男性化"感到骄傲。他人格中的这个特质保护他不受任何假想的外界的冲击。马克认为超男性化是自己的精髓和核心。同样，性格特点被描述为与自我和谐的，与之相对，神经症的症状被体验为自我脱离或自我失谐的。

我们回到儿童身上讨论性格概念，一定要考虑到正在进行的发展过程。性格是发展和整合过程相对完成的结果，如果自我和超我所有主要的功能不够稳定，性格就不可能完全稳固（Abend，1983）。一些作者认为，性格是到发育期的末期才形成的。但是，很清楚，儿童正在形成这些性格特质，我们通常将这些特性描述为性格形成或性格病理正"在路上"，而不是完全形成了。

术语"性格病理"或"性格障碍"使用于个体形成的习惯性调节模式发生了病理变化的时候。大多数人想到性格障碍，唤起的典型意象就是反社会人格的样子。事实上，性格病态有两种主要类型：冲动支配的性格障碍和神经症性格（Fenichel，1945）。

"冲动支配的性格障碍群体"是指那些习惯性调节模式是本能表达型的个体们，当然，它体现了典型的反社会人格。这些儿童或成人，他们的自我允许他们习惯性地表达即时的快乐。他们不能延迟欲望的满足，他们的意识不能有效地建立发展过程应该建立的反应和禁止。这些个体成为成年精神病人、瘾君子（酒精、药物使用者等）和有明显社会冲突（冲动地攻击、打斗、破坏、偷窃等）的个体。在元心理学的评价中，这些人自我脆弱，防御形成较为有限，需要外界强加的压制，不接受现实的限定，普遍缺乏升华的潜力（创造性工作的能力）。

对比来说，神经症性格的人群的习惯性调节模式是被发展中的尖锐冲突所控制。较典型的是这些成人和儿童形成了"一种牢固而且泛化的防御结构"，这些结构深入他们的整个人格。这样，一个即将成为强迫症性格（一种神经症性格）的年轻人的强迫特质将会"遍布"他的人格功能的各个方面。在强迫症性格的作用下，控制机制不仅会明显表现在他仪式化行为或强迫行为上，还会体现在他的姿态、举止和身体步态上。他讲话可能会比较生硬刻板。强迫症的性格不只表现为多种症状，还广泛体现于人格之中。

一般来说，治疗有性格病态的个体比治疗神经症患者更为困难。治疗师面对的行为或特质如果是患者性格的一部分，这就会对患者构成较典型的威胁，因为这些特质是他们人格功能的核心。他们常感到他们"存在"的所有感觉或自我的感觉处于危险之中。这样治疗联盟就很难建立，这也造成了认识他们基本病理的特别强烈的阻抗。

这一章集中讨论童年时期最典型的性格问题，这些在童年期是冲动驱使和神经症性格成分的混合体。儿童精神病门诊最常见的患者是打斗的、挑衅的、"失控的"青少年，以行动为突出导向，这类年轻患者在家里常有纪律问题，在同伴中经常挑起事端。较典型的现象是，许多行为是在学校中引发出来的。在他的幼年生活中，这种行为发泄模式通常比较明显。有相当比率的这类儿童有潜在的性格失调——他们处于青少年期或成人期的早期、正处在强化形成永久的反社会的性格模式的"路途中"。

要理解这个群体的儿童，弗洛伊德(1973)在《分析有限和无限》(*Analysis Terminable and Interminable*)中的讨论看来特别贴切。他描述了一类成人，他们人格中的"量化因素"使治疗变得很困难；由于结构因素或发展经历，他们要与本能的"力量过剩"做斗争，在"驯化这些本能"的发展过程中每一步都非常困难。他进一步讨论说这种斗争对于发展有两种主要含义。这种患者有一个特点就是本能愿望所能承受挫折的门槛很低，因此倾向于立即释放紧张情绪。第二，他们忍受焦虑的门槛也较低。前面提到的那些具有对抗性的儿童大多表现出本能驱力的总量、低受挫性的问题和忍受焦虑的问题。他们发展的这些方面显示出他们性格问题的冲动驱使成分。

另外，这些年轻人也形成了稳固的防御结构。特别突出的是"与攻击者认同"的机制或"被动变主动"的防御方式。这种机制在儿童时期很常见，年幼无助的儿童在玩游戏时扮演"老板"或"老师"或强大的超人。他暂时地将被动变为主动，以应付他自己的无助感（许多儿童的天然状态），这样他就成了管理者和指挥者，而不再是他必须认同的儿童身份。

从这些对抗儿童的发展历史我们可以知道，他们是以广泛深入的方式使用这些特别机制的。这常常出现在超我（良知）的发展进程中。为了形成良知，儿童需要内化父母的禁令。对这些儿童来说，父母的限制激起了他们较大的焦虑，他们感到受到了较大的威胁，感到无助和软弱。他们采用"与攻击者认同"的机制来"应对"这种威胁——他们将自己从受到威胁的人物转换为发起攻击的人物。他们成为攻击者，排遣了难以防备的无助感。这种模式成为一种广泛的活跃的防御模式，似乎渗透于整个人格之中。

这一章的目标是：①描述这些青少年；②提供诊断评估；③重点讨论一些典型的治疗问题；④针对这些儿童产生的强大阻抗，讨论应对这些阻抗的多种技巧。幸运的是，许多这种儿童还没有完全发展成为随着时间形成的"装甲板似的人格"。他们的防御还不像那些成年人那样固化，焦虑作为一种情绪，尚处于可以治疗的程度。治疗这些儿童的原则对于治疗性格病态常常是通用的。

这些问题将通过讨论罗杰这个代表性案例来展开。罗杰是一个英俊的、精力充沛的、极富有对抗性的少年，处于性潜伏期的后期。

一、罗杰：案例概述和首次咨询

罗杰早熟的"男子气"特征和他早熟的刚毅能够立刻给人留下深刻的印象。他狂妄自大，步态凶猛，咒骂起来很自然很流畅，这是他和治疗师第一次见面时的状态，虽然他当时只有 10 岁。罗杰是三个姐弟中中间的一个。姐姐比他大两岁，弟弟比他小 4 岁。他来自一个中产阶级家庭，有教育和专业背景。他的父母非常关注儿子强烈暴怒的问题。例如，对他父母"关上收音机"的要求，他会狂怒地做出反应，用很大音量播放摇滚乐；"关上车窗"的要求会让他设法使车里的风吹得更大。罗杰在学校里也经常惹麻烦：他不停地打架，经常输给大孩子，但是仍经常接受"挑战"。打架使他关禁闭，并多次退学。他很会激怒老师，早晨进教室时，他和老师打招呼说："嗨，傻瓜！"他 10 岁时，他的父母就开始担心他加入附近的莱朴克团伙（Lepke gang），这个团伙由一群野蛮的年轻人组成，以吸毒和搞小破坏闻名。父母通常是强硬的有控制力的人，但是一遇到罗杰，爸爸就常常被激怒，两个人对着发火（喊叫、尖叫），妈妈则形成了安抚和包容的角色定位，从而避免冲突。

就他的历史来说，罗杰是一个非常活跃的婴儿，受到家庭的喜爱。当他初学走路时，他妈妈就发现有时很难跟得上他，虽然罗杰精力过于旺盛，但他看起来很快乐，很警觉，没有问题。但是，他在排便训练中表现出非常害怕，特别要避开便盆，他在两岁半时花了6个月时间来完成这个任务。他的妈妈觉得自己很少对罗杰施加压力，因此对他的反抗感到大惑不解。父母都对那6个月印象深刻，他变得非常胆怯，那段时间有些疏远爸爸，特别害怕爸爸深沉洪亮的声音和爸爸的胡须。但是，到他3岁半时，前面所述的反抗模式开始了，并扩展到许多方面。罗杰这时不再害怕爸爸，而是拒绝他。罗杰与日常要求做斗争，典型的一句话是"不，我不。你不能摆布我。"这些年中伴随着逆恐惧的姿态，症状形成期缩短了。睡眠问题、遗尿、痉挛等症状阶段性地出现，有时持续好几个月。

从一开始，罗杰就知道自己是因为"坏脾气"前来咨询治疗的。但是，他说出了他的困扰，由于同学挑衅，他别无选择，只能保护自己。同样，他的弟弟和姐姐惹恼他，他被迫进行报复。当他讲到他生动的报复形式，很明显，一种特有的愉快的微笑就浮现在他的脸上。

他对母亲感到愤怒，她经常围着他团团转，为他担心，总觉得他的情况很糟糕。他希望她不再嘲笑他。他带着愉悦谈起莱朴克团伙中的一些男孩子；他是团伙中年龄最小的成员，但是受到了充分的接纳，为此他感到特别自豪。他还谈到这个团伙积存的一大堆《花花公子》(playboy) 杂志。

在评估阶段，罗杰告诉治疗师，他不想再来了。因为治疗师令人厌烦，而且收费太高，让他难以坚持。但是，他在结束首次咨询阶段时，讲述了他新近做的一个噩梦——梦中，他妈妈的头颅在起居室里滚来滚去，痛苦异常。他讲这个梦时带有明显的焦虑不安，而且激动焦躁。伴随着焦虑和匮乏感，他时不时地产生违犯和对抗的情绪波动。这就是在治疗起初几个月中罗杰表现出的性格特点。

二、诊断评价

Ⅰ.动力评估

罗杰的精神障碍所具有的突出特征是他的攻击问题。他是"麦秸火"脾气。他非常具有挑衅性，想要证明自己的"强硬"。他"攻击驱力障碍"的主要来源看来是在他发育的性器期。最早的冲突出现在他和爸爸的关系中，爸爸在他的认识里是他重要的威胁和"阉割者"。通过与爸爸广泛的互动，他把自己与爸爸相比，产生了最初的羞愧、羞耻和渺小的感觉。罗杰看来采用了激烈有力的方式来应对这些感觉。这样，我们来探究一下这个重要的防御过程。在罗杰的历史中有一些迹象表明他正在与他残酷的冲动做斗争，这种冲动是肛欲期攻击驱力的因素造成的。他与爸爸的斗争出现于他两岁半进行排便训练的时期。另外他的天性也是造成他攻击问题的原因。他一出生就是一个精力充沛、能量十足的孩子，这表明他的结构性遗传中本能驱力非常强大。这种天性会让他在发展的各个阶段都产生攻击冲突。

尽管罗杰行为冲动，攻击时明显不顾及别人，漠视规则，但仍有迹象表明他的"客体依附"能力处于较高的水平。在他童年早期，亲子间有着良好、"快乐"的交互游戏。罗杰在评估中也表现出明显的负罪感。在他的梦里妈妈的头颅非常痛苦，他对此非常焦虑不安。他对指向妈妈的攻击冲动感到有负罪感，虽然这在梦里是以焦虑和骚动的形式表达出来的，但这一点非常明显。

Ⅱ.自我评估

罗杰的自我在许多方面表现出良好的功能。除了他的行为问题，他在学校里学业表现不错，测验成绩分数良好。从根本上说，他的自我功能发展良好——知觉、记忆、二级思考过程、抽象能力等。当他的冲突不被涉及时（如，他的男性化没有受到威胁），他也有能力完成任务（学业工作）。但是，在评估中也显示出，与罗杰的攻击驱力的力量相关，罗杰的自我也有虚弱的一面。他明显表现出攻击倾向性，他能够取悦同伴（如他的同学或姐弟）时感到特别的愉快。

罗杰自我功能的一个突出特点就是他对攻击的内在反应。罗杰表现出性器（phallic）攻击愿望，这加剧了他预期的焦虑反应——他会受到强有力的权威的攻击（阉割者父亲）。罗杰在发育中一直表现出对阉割的焦虑。他以夸张的方式回应这种"威胁"。他使用"认同于攻击者"（或"被动变主动"）的防御机制，这种防御机制非常明显，的确，这是罗杰生活中的核心防御方式。事实上在评估过程中，罗杰的反权威人格独具特色。

Ⅲ . 超我评估

罗杰的超我发展问题似乎是如下图景。在他的发展过程中，罗杰体验了羞愧、羞耻和负罪感等情绪，这些情绪通常都是父母或其他权威的禁令的内化（接受）。但是，对罗杰而言，羞愧、羞耻和负罪感的强烈感却指向了其他方向。这些情绪所产生的焦虑非常强烈，以至于罗杰不得不防御它们。他认同于威胁的客体（父亲）或焦虑的主体，将自己转变成造成威胁的角色。

潜在的心理病理儿童与神经症性格的儿童之间存在的重要区别就是，是否从根本上体验到了羞愧、羞辱的情感，这些情感正是良心的"建构体"。罗杰体验到了这些情感，而后又排斥了它们。治疗的任务之一是帮助罗杰更轻易地体验到这些情绪，这在本章的后面还会谈到。

像罗杰这样的孩子，很难重新确证是"培养"，还是"天然"造成的结果。看起来罗杰的本性特征是他生活中攻击问题的重要因素，但是治疗师还有一个值得推敲的问题，这就是在罗杰生活的早期他父母的共情能力如何。很明显他的父母在评估中很有思想，在心理上理智健全。但是，回顾排便训练的历史，他们不顾孩子的恐惧和强烈的反应而"有意地"推动训练的完成。这是否表明了他们在这一阶段对识别孩子强烈恐慌的无能？这种关于父母责任的问题往往很难充分评估。

三、治疗过程

临床资料：早期工作

罗杰的咨询一周两次，持续了一年半的时间。治疗过程如下所述。治疗开始的几个月，罗杰非常愉快、兴奋，着重于介绍自己犯错误的"功绩"。他十分喜欢莱朴克团伙的活动，他们提高偷窥的技巧，他们不断有偷窃超市、药店等地方的偷窃计划。他们贮有酒水、香烟和白面儿毒品，供在团伙内使用。他们保护自己的"地皮"，不让外面的孩子使用运动场或在街头骑自行车。他们喜欢袭击富人。例如，往凯迪拉克车上扔鸡蛋是一大壮举。他对在学校的类似功绩也做了描述：罗杰介绍了他做唾液小纸团的技巧，他保护弱小女生不受大孩子的欺负，以及其他这类的活动。他对胆小软弱的男生表现出最大的轻视。他轻蔑地提到，他的学校里充斥的"废物"和"苦工"让他感到恶心。

罗杰提供他的"英雄"材料看来有多种动机。他乐于展示他的功绩。他也是对抗性地检测治疗师，看他是否以许可和劝告做出反应。治疗师坚持中立是非常重要的。当治疗继续时，对团伙的依附是治疗师和罗杰需要理解的内容，这是重要模式的一部分。

在非常少的几次咨询时间中，所展示的内容与这些常说的功绩有明显不同。罗杰表现出极度的不安和特别的心烦。例如，他想到爸爸遇到车祸或由于心脏疾病慢慢死去，他为此感到痛苦不安。他恨这些想法，希望能够通过治疗把这些想法立即去掉。他觉得它们快让他发疯了。他想离开这里，换一所学校，或到别的地区去，获得和平和宁静。负罪感和焦虑出现的这几次咨询，良心使他产生了难以忍受的情感状态。治疗任务就是将这个孤立的苦恼同他更典型的攻击快乐联系起来。

治疗师寻找机会去完成这个重要联结。比如，罗杰和莱朴克团伙一起戏弄附近的一对老夫妇。罗杰其实很喜欢这对夫妇。他为他们取报纸，剪草坪。这一伙人戏弄他们，按响他们的门铃，然后躲起来。快乐来自于看那对老夫妇先是疑惑继而厌烦的表情。和治疗师观察到的情况一致，罗杰感到欺负这些人不好，但是，一种非常重要的感觉驱使他参加这类活动。"无论怎样，罗杰都无法忍受被指责为胆小的鸡崽儿，他要经常努力消除他是幼稚的'废物－苦工'的任何线索"。不惜任何代价，扫除任何潜在的"废物－苦工"感觉，这成了罗杰生活经常重复出现的主题。他对妈妈大喊大叫，还打破东西，以此回应妈妈对他陷入困境的关心。同样，他慢慢地理解了治疗师的活，罗杰感到妈妈传递的信息是他是一个无助的小男孩。他强烈地反应，是为了表明他没有"废物－苦工"的感觉。爸爸有时在适当的场合为他订立规矩，让他觉得自己像是一个"小笨蛋"，所以他被迫采取行动，消除这种感觉。治疗师一次又一次地暗示，他日常的这些功绩就是为了化解自己内在的"废物－苦工"焦虑。在这段咨询期间，罗杰有一次承认他小时候曾经很害怕被送进军队，在战争中丧命，也很害怕他爸爸是后备役军人。治疗师回应说"所有的"小孩子在成长过程中都会害怕高大的爸爸，爸爸是一个有胡子的男人，但是这并不会真的让孩子变成"废物－苦工"。看上去罗杰听进去了治疗师的话。

移情中也渗透了同样的主题。他声称他乐意的时候会对治疗师发疯。他没必要听一个精神病医生或任何人讲治疗师对他说的这些谎话。许多咨询时间中都充斥了反抗行为。有时他走出咨询室或点燃香烟。他不仅想离开，而且还宣布再也不回来了。治疗师很熟练地识别出他需要在治疗时间拿出"莱朴克流氓团伙"的姿态。治疗师告诉罗杰，他需要在心里好好想一想是什么原因让他需要这么霸道。罗杰在治疗中感到不安，可能是因为他告诉了治疗师他的军队焦虑，或是因为他按时来咨询，太听话了。这些行为对于罗杰来说会带来"废物－苦工"的感觉，激发出他强烈的羞耻感。罗杰从而以他特有的反抗做出回应。当移情出现这种情况时，治疗师开始在治疗时间中清楚地说出它们的动力机制。例如，有一次，在多次咨询表现良好之后，罗杰不停地往废纸篓里吐唾沫，咨询的前 20 分钟一直在吼叫。治疗师这么说："莱朴克团伙今天在这儿充分发挥了威力。"他认为这些情况出现可能表明了罗杰对治疗中将发生什么感到担忧。咨询进展情况很好，如果情况这样发展下去，罗杰的"坏脾气"会发生什么变化？治疗师想罗杰可能担心如果他没有莱朴克式的脾气，他就会感到软弱无助。罗杰翻译说，"你的意思是我担心自己会变成一只猫咪。现在我不担心那个。"他豪放地笑了。之后的咨询时间中他平静了下来。

讨论

治疗师在处理罗杰广泛使用的性格模式中，采用了哪些技巧？治疗师理解了罗杰大打出手的行为从根本上是由于冲突——他无法忍受渺小无助的感觉，这驱使他要抹去这种内在的图景。

"防御分析"的概念——对适应不良的行为（广泛存在的阻抗）进行重复的干预——它是对性格病理儿童进行干预治疗的关键一环。赖希·威廉（Wilhelm Reich，1963）的部分早期著作与性格分析有关，特别有实用性。如果我们仔细看前面的临床资料，我们就能够描述出在对罗杰进行"防御分析"的过程中有一系列的干预方法。这个过程包括四个步骤：①让患者的自我开始认识到特别的行为（性格特点）；②使自我和谐的行为（性格特点）变得与患者有点不和谐；③让患者认识到这种行为的潜在动机；④让患者先前害怕的这些动机被患者接受。

开始时治疗师对罗杰的行为加以定义。治疗师通过提问，"面质"并"澄清"这些行为："罗杰经常需要强硬行动"，"罗杰需要在家里和学校里抗拒成人，打破规矩"，"罗杰需要证明他和大孩子一样强硬"。罗杰的通常状态和有关行为清晰地进入他自己的注意范围。这种行为特性被定义为罗杰的"莱朴克式强硬姿态"，这在治疗时间为成了一个暗喻名词。

罗杰治疗早期的一个重要目标就是使部分外显的行为变得"自我失谐"，尽管这些行为曾经给他带来极大的快乐。罗杰也体验了不愉快的感觉（失去自尊、负罪感、失去父母的爱）。但是这些情感的出现与他的行为相"分离"，没有联系在一起。将他所体验到的一些可怕的内在后果与他的日常行为清晰地联系起来，这对于治疗有极大的帮助。这样，治疗师澄清说罗杰（和莱朴克团伙一起）戏弄激怒附近那对老夫妇令他自己产生了强烈的负罪感。他事后感觉不好，自己感到不安。同样，有关爸爸健康的焦虑的梦经常出现于罗杰不和爸爸好好相处的阶段之后。他看来很担心自己给爸爸惹的麻烦严重地影响大人，他恨自己惹事。还有，他对妈妈大发雷霆之后也经常是很不安的样子。他受驱策做出的功绩付出了内在的隐蔽的代价，罗杰越来越能够认识到这一点，男子气行动图景所给他带来的纯粹的快乐感觉也因此黯然失色。

　　显著的重复的"解释"是治疗师所做的评点，指出罗杰的强硬行为推开了儿童"正常"的无助的内心感觉。就像前面提到的，"与攻击者认同"的过程抵御了软弱无助的感觉，软弱无助会引发羞惭和耻辱。慢慢地将罗杰害怕的自我图像（成为"废物－苦工"的担心）表达出来，并为它们提供一个可接受的发展背景，这构成了治疗过程的关键因素。父母、老师或治疗师的任何指令或要求都会被罗杰视为对他自尊的攻击，企图让他完全屈服。这种"耻辱"使他感到需要立即反抗，慢慢地，罗杰开始接受尽管他感到渺小（老师布置作业或爸爸要求做家务），这种"渺小"的感觉是所有孩子和小男孩所共有的。但是，他把这些要求看成是对他极大的贬低，所以有明显的轻视地做出回应。为了"贯通"罗杰的防御过激反应，解释的主题要在工作过程中多次重复。这在移情中非常有效——罗杰在一次咨询中强硬起来时，治疗师总能在这次时间（或上次时间）中找到能激起罗杰耻辱感的材料。

　　为什么治疗师起初局限于"防御分析"？这是因为一种特定形式的适应不良行为具有多种形式的变化，重点介绍这项工作是为了应对这种多变性。由于罗杰使用这种核心防御机制的面非常广泛，采用重复的干预就变得十分必要。而且，具有性格病理的儿童不能忍受对过去的历史进行大范围地重建，个人的过去历史最初滋养形成了他建立泛化的防御反应的需要。罗杰性器期和俄狄浦斯期与"起阉割作用的"爸爸之间的斗争十分激烈，究其原因，他潜在的依赖需要和女性愿望是他发展中特别突出的因素。也可以想到，对于像罗杰这样的儿童，因为他们求助于大范围的防御反应，强烈的焦虑会给他们的童年早期体验带来更大的困扰，甚至比神经症儿童更为严重。强烈的焦虑状态影响了认识功能的发展和正在提高的语言和符号化能力。基于这些因素，对性格病理儿童进行重建过程是较为困难的。

临床资料：后续工作

在罗杰治疗的第一年并不仅仅是认定他有以行动抵抗无助感的需要，他还有多种困难，他充斥着积蓄已久的火气。治疗师证明他存在一个经常发生的模式：每次大发脾气之后，会产生明显没有关联的自厌感。例如，有一次，全家参加姐姐的钢琴独奏会，他姐姐是一个多才多艺的音乐家。之后在餐馆里庆祝时，罗杰制造了令人难以置信的场面，他爸爸提了一个小要求，他就对抗地大喊大叫。他最后尖叫着说："我恨这个家"，L 家庭不得不尴尬地离开餐馆。治疗师与罗杰说起此事（治疗师听父母介绍"一周情况回顾"时知道的），罗杰一直说他爸爸的糟糕做法。治疗师试图重构他那天下午的感觉，他有多么恨姐姐，他希望她在音乐会上出错再纠正过来，他最后毁了她的好日子有多高兴，这让他的愤怒情绪一扫而光。但是，当治疗师重构这些感觉时，他的特色微笑浮现在脸上。治疗师断定他之后会有强烈的"害群之马"的感觉。罗杰立即做出了反应，讲了他刚做的一个梦，关于他们家曾经养过的一只狗的梦。在这个梦里，狗在房间里到处大小便，被爸爸拎着项圈送给了保护动物协会。很明显，罗杰感到他自己就是那条无可救药的狗，被扔出家门杀掉。这些主题变得特别常见：他对关系密切的家庭成员总是一腔怒火，让他们心烦意乱他就特别高兴，他强烈地感到自己是局外人。

罗杰开始更多地说起他的内心生活。他谈到读过的故事和书。突出的是一个在印度长大的白种男孩的故事，和一个父母在第二次世界大战丧生的孩子在集中营生存下来的故事。同他讨论起作为弃儿的感觉，罗杰告诉治疗师他确信自己是收养的，他经常在家里找他的"证明文件"。他逐渐确认了自己有着令人烦恼的"害群之马"的感觉，也开始认识到正是他天天发火让家里人对他有不同对待。罗杰的觉知不断提高，意识到他自己的行为和父母相应的反应加强了他有所不同、被收养、被拒绝的感受，随着这种认识，罗杰经过一年治疗之后，行为开始转变。他开始和爸爸一起干活，做家里一些"男性化"的建造等重活。他爸爸发现他干起活来精力充沛，令人惊异。

在治疗的最后 6 个月，好－坏罗杰处于变动状态，许多行为都有相应波动，但是控制期在加强。他在学校运动场上还会制造很多问题，他笑着对治疗师说他口袋里装有吸引战斗的磁铁。治疗师说他难以忍受做好人的感觉（认同）。治疗师杜撰了一个顺口溜："一天打上一大架，废物感觉就没啦。"他与他原来喜欢的一个老师关系闹崩了，这也是很有代表性的一件事。G 夫人是德国血统的老师，一天他在班上向她致以"法西斯敬礼"，回答所有的问题都是"Ta wohl（德语：是的）"。有一点慢慢地变得很清楚，就是他越来越喜欢她。被她用做课堂班长，他被"好好学生"的感觉压垮了。他的反应是打破这种需求的、有同情心的和温柔的认同。

罗杰逐渐能够讨论让他困扰的一些感觉。当前他有一些忧虑。他仍然害怕军队，现在不再征兵了让他感到有所解脱。有时他有噩梦。看完电影《鬼门关》（Jaws）之后，他被鲨鱼的梦搞得心烦不安。他回忆起童年的夜晚，他更为害怕的是一只白手企图掐死他，或用剑砍断别人四肢的海盗。治疗师试图进入他性焦虑和手淫的潜意识，但遇到了强烈的阻抗。例如，治疗师谈到人对伤害四肢的担心常常与他们触摸自己的害怕情绪有关，罗杰对这类内在材料不做反应。但是他的日常自我观察力提高了。他报告了一些以前（在治疗前）他会介入的潜在"挑战"。例如，过去他常常打断大男孩子们的足球赛，截住他们的传球，然后跑掉。尽管他现在有同样的冲动，但他能够节制自己的行为。他知道这种冲动只是为了证明他不害怕，他常常因此挨揍，那的确是一个愚蠢的想法。

罗杰的功能状态持续良好时，罗杰和父母都有压力要停止治疗。结束时，治疗师交代说以后可能会出现短时间的发作，如果情况紧急，治疗师随时可以提供帮助。

再讨论

前面所述的治疗资料显示，在工作过程中有一个重要的转变。罗杰自己积极地确认了他的激怒－对抗模式并自我观察到这一过程。例如，他提到他企图激怒运动场上的大孩子，但是自我克制了。他越来越认识到成为"害群之马"的结果（他自己惩罚性的超我），这个模式开始变得与自我更加疏离。但是，当治疗师指出他害怕温柔、关心的感觉（如对那个老师），使他行为加剧时，他只能忍受对他受"温和"感觉威胁的情况做有限的探查。

在治疗后期，罗杰能够忍受治疗师对他原发的愤怒和破坏做出言语表述。例如，治疗师重新建构了令他骄傲的独奏会那一天——罗杰恨他的姐姐，他希望她演奏出错，他希望毁掉在餐馆举行的庆祝会。治疗师增加了对人性的动力学分析——罗杰有这些感觉是因为他嫉妒，这种体验在兄弟姐妹中很常见。表述出这些机制并提供了有关背景资料，这样做的目的是为了修正罗杰对这些破坏愿望产生过度严厉的内在反应。

当治疗师面对这类青少年持续的对抗和挑衅性的行为时，他或她会有一些典型的相应反应，这些反应倾向和有关问题非常重要。烟喷在脸上，所有的报纸都会写上"屁眼儿"，听着絮絮叨叨不停地说治疗没有作用，这些会让治疗师产生什么样的内在反应？遇到罗杰这样的孩子会让治疗师产生三种主要的逆反应。一种反应是愤怒，这常常通过在治疗中直接或微妙地表达出来，或者通过压制这些"不可接受"的情绪，对愤怒加以控制。例如，受患者激发的自然愤怒的推动，做出直接有力的干预反应也并不少见。一次，治疗师描述罗杰因为自己的行为被同伴如此地孤立。他开始认识到，在他对罗杰体验到的受到拒绝的描述中，他是"将刀子变形"，让罗杰充分体验到那种痛苦。治疗师进行自我检查，这种"干预"的动机就是报复。

另一种主要反应是对这些从表面上看似乎无所畏惧的年轻人产生微妙的赞赏。局部来讲，治疗师会对他们明显的"男子气"留下较深印象。第三种类型的逆反应是疲劳，这是对挑衅的反应，而且这种挑衅还与一种愿望相伴，希望停止寻求共情的反应。相互作用的动力机制是对抗的孩子和治疗师重现过去的关系——激怒成人权威，引发愤怒的相应反应。对于这样的年轻人来说，扩张自己"达到最大程度"的感觉常常带来激烈的内在反应，如果处理不当，会导致治疗过程的中断。因此，治疗师对患者内在动力学的理解对他处理好逆反应的倾向尤为重要。例如，当罗杰走出治疗室，告诉治疗师他有更好的事去做，很明显，他是想让治疗师感到渺小和无助。当前发生的事件引发了罗杰这些难以接受的感觉（渺小、无助），罗杰企图用他特有的方式扭转这种局面。治疗师要借助这种信息（罗杰企图将他的无助感外化）来理解罗杰当前的抗争。这种机制是这种青少年常见的移情范例。

对这种严重对抗的儿童，治疗师以移情能力一般很难持久。这让我们要有一些诊断的考虑，前面的章节也曾对此有所讨论。我曾探讨过"自然"和"养育"对儿童病理起到的一些作用。罗杰这样的儿童从出生开始就被描述为"紧张的"、"积极的"和"受驱动的"，这证明了他们天赋本能较强，我们在这类青少年身上常常能发现这些特点。他们每接近一个成长任务时都比较紧张。因此，罗杰与发展中的自理和限制等问题斗争时，他表现出精力旺盛，对父母充满反叛性(除了有时候害怕惊恐)。虽然他的父母采用有点儿强力(如在排便训练时期)而不是用理解的方式做出反应，我们能说是父母移情的严重失败导致罗杰发育中的冲突吗？根据我的经验，像罗杰这样的儿童常常需要有超常耐性和同情心的家长，才能够发展顺利，在通常情况下即使是能力充分的家长面对这种需求更高的儿童也常常做不到"足够好"。

四、总 结

总之，治疗性格病理儿童与治疗神经症儿童相比较，具有一些重要的相似性和差异，也都有所局限。对大多数性格病理儿童的治疗工作是一种引导领悟、揭示的治疗形式。从根本上说，在罗杰的治疗工作中，治疗师帮助他获得了领悟，帮助他察觉了其性格模式的潜意识动机。在这种意义上，心理治疗是"揭示性"和"解释性"的（将潜意识内容引入意识），类似于神经症儿童的治疗。但是，还存在许多不同之处。在性格病理的治疗中，领悟基本限定于"防御分析"，这是最小程度的"内容分析"（探究潜在的愿望和幻想，并将之放在历史背景中分析）。在神经症儿童（第六章）佛瑞德的治疗过程中，分析了他的理智化、孤立等的机制，对防御（阻抗）进行了大量的治疗。但是，佛瑞德还参与了重要内容的分析，特别充分地探究了他的攻击性、依赖倾向、性的和性受虐渴望的根源，利用回忆和梦重构了过去。对性格病态儿童的治疗工作不需要这么充分深入的探究。

参考文献

Abend, S.（1983）. Theory of character. *Journal of the American Psychoanalytic Association* 31:211-224.

Fissler, K.（1948）. Ego-psychological implication of the psychoanalytic treatment of delinquents. *Psychoanalytic Study of the Child* 5:97-121.

Fenichel, O.（1945）. *The Psychoanalytic Theory of Neurosis*. New York: W. W. Norton.

Feranczi, S.（1942）. Gulliver fantasies. *International Journal of Psychoanalysis* 23:221-228.

Freud, A.（1946）. *The Ego and Mechanisms of Defense*. New York: International Universities Press.

Freud, S.（1937）. *Analysis Terminable and Interminable*（Standard Ed., Vol. 23）. London: Hogarth Press.

Johnson, A. M., & Szurek, S. A.（1952）. The genesis of the antisocial acting out in children and adults. *The Psychoanalytic Quarterly* 21:323-343.

Michaels, J., & Stiver, I.（1965）. The impulsive psychopathic character according to the diagnostic profile. *Psychoanalytic Study of the Child* 20:124-141.

Redl, F., & Wineman, D.（1951）. *Children Who Hate*. Glencoe, IL: Free Press.

Reich, W.（1963）. *Character Analysis*. New York: Noonday Press.

Rexford, E. N.（1952）. A developmental concept of the problems of acting out. *Journal of the American Academy of Child Psychiatry* 2:6-21.

Rexford, E. N. 11959）. Antisocial young children and their families. In: L. Jessner & F. Pavenstead（Eds.）, *Dynamic Psychopathology in Childhood*（pp. 186-220）. New York: Grune & Stratton.

Stein, M.（1969）. The problem of character theory. *Journal of the American Psychoanalytic Association* 17:675-701.

第八章　边缘性儿童的心理治疗

本章和下一章节的内容，主要是关于边缘型性和自恋性人格障碍儿童的心理治疗材料。这些儿童表现出较严重的精神病理症状，这些症状往往主要被看做是早期的客体关系发展中的障碍（早期和抚育者之间的关系）。因此，为了理解对这些儿童的治疗策略，回顾一些早期客体关系理论可以帮助心理治疗师对这一发展阶段有一个概念上的认识。

本章对这些心理障碍的治疗过程进行了叙述；对这种严重的病理学症状，治疗技术往往是"支持性的"，而不是像治疗神经症儿童那样使用"揭露性的"技术。如果患者心理比较脆弱，"揭露"其内心本能世界通常是极具破坏性的。运用这种支持性技术的目的在于"支持"或建立自我机制。而这一过程是通过稳定和促进自我功能（如现实检验）或者特定自我防御机制的发展来实现的。

因此，如本章所讨论的边缘性儿童案例，应对这一类案例包括两大主题：（1）根据儿童的早期客体依恋和分离中出现的问题来理解其病理症状；（2）检验治疗师在对这类患者治疗时采用的自我建构（ego-building）和支持性治疗技术的效果。

一、对早期客体关系理论的回顾：
边缘性和自恋障碍儿童的发展背景

马格丽特·马勒（Margaret Mahler）（1952，1968）的开拓性研究［由 Furer、Setteldge（1977）和 Pine（1974）继续深入阐述］主要针对婴幼儿早期发展阶段，尤其注重于儿童对客体（养育者）的依恋和分离过程。这种客体关系理论（在生命的头几年中对养育者的依恋和分离过程）与驱力理论（性欲和攻击性驱动过程）有相似的结构。在驱力理论中，儿童依次经历一系列自然发展阶段（口腔期、肛门期、生殖器期、俄狄浦斯期、潜伏期和青春期）。最佳的发展结果是，儿童顺利地解决每一特定发展阶段的冲突；任一阶段的停滞或固着（性或攻击性驱动过程的缺失）现象会导致成人期病理症状的出现。例如，在正常口腔期出现的严重问题会导致青少年期和成人期的饮食失调（如贪食症、厌食症、肥胖症）。口腔期的问题会产生固着现象，通过许多症状或行为在以后的生活中表现出来。例如，一位非常抑郁、心不在焉的母亲会使儿童产生对饥饿的焦虑感。由于早期问题的严重程度，这种"口腔焦虑"可能会成为终生的专注，一种对口腔发展水平的固着。在早期经历中，一个幼儿可能会通过过量地吃来应对这种困难。此后，任何一种焦虑都会引起这种暴食的"症状"。我们可以在个体成人的精神病理症状中看见这种早期的固着现象，表现在肥胖症或经常对食物的焦虑与关注中。

玛勒（Mahler）以同样的方式概述了婴幼儿必须经历的早期依恋和分离的过程（阶段）。在这一连续发展过程中的停滞或固着会产生严重的儿童发展病理。

以下是这一发展过程的简述。在出生最初几个星期到 2 个月期间，所有的婴儿都经历了"正常自闭"阶段，而在这一阶段，他们还没有形成对客体（母亲）的依恋。这时婴儿与客体之间没有联系，最初的联系是由抚育者的关爱和照顾引起，玛勒（Mahler）将这种正常自闭看作无客体阶段。

在婴幼儿正常发展过程中，按照快乐原则（儿童通过被给予足够的爱护、抚育，和抚育者一起游戏等活动体验到快乐），儿童对父母产生"依恋"。这种早期正常依恋的性质是共生性的，儿童不能区分自我和客体。早期客体发展的第二阶段被称为"原型自恋阶段"（Freud, 1914）或"共生性联合"（Mahler, 1968）。这一正常阶段有很多特征。在这一阶段，（1）婴儿不能区分自我和他人；（2）婴儿逐渐体验到无所不能的感觉和满足感；（3）所有有益的经验成为他不断发展的自我的一部分，而有害的经验都被排除在自我之外。

　　在这早期的几个月内，婴儿不能辨别他自己和母亲的身体上的边界。例如，到9～10个月时，他可能知道"大鼻子"这一词的含义，而且知道在身体上的这一部位的位置。可是，直到很多月以后，他才能区分"他的鼻子"和"妈妈的鼻子"。在共生性联合阶段，婴幼儿和抚育者之间的身体界线是混乱不清的。

　　在这一发展阶段，婴幼儿也体验到全知全能和巨大的满足感。大多数母亲对她的孩子的需要非常敏感，并能理解他们的手势和哭叫的含义。母亲经常能区分婴儿饥饿、要换尿布、要求被抱着的信号。婴幼儿对这些需求的满足感到神奇，他们体验到一种早期的全能感（如果我需要，就会被满足）。

　　婴儿周围的世界被认为"是快乐的"，他把任何挫折排除在非我或外在世界中。我们认为这一时期是正常"分裂"的产生时期，在这一时期，"好"的世界集中于自我，"坏"的世界被排除在外。由于"原型自恋阶段"或"共生性联合"是发展过程中正常体验部分，每一个体都经历重建这一早期伊甸园的自然过程，在这里，没有挫折，只有无尽的满足感。例如，"完美假期"的一部分——躺在温暖的阳光照射下的沙滩上，没有日常琐事的烦恼，只有美味的食物等——形象生动地表现了原型自恋阶段的特征回归。

　　如果在这一发展阶段产生了较大问题（由于婴儿自身内部器官原因或周围环境的主要问题），可能会出现对这一共生性阶段的停滞或固着。儿童精神症的一种早期形式是"共生性精神病儿童"（symbiotic-psychotic child）（mahler，1968），这是儿童发展过程中的一种严重的心理病理。这些幼儿明显表现出对躯体边界的混乱。例如，有一个自我恐惧的儿童患者，他担心他的面部特征会发生变化。他不敢照镜子，因为在镜子中，他的脸会变成母亲的脸。另有一个幼儿不敢走进水里，因为在水中他就看不见他的脚。他担心如果他看不见他的脚，它们就会消失。他们对于自我的躯体没有恒常感。这些幼儿通常对身体以外其他边界，以及对物理边界空间位置和范围大小也有相同的问题。他们担心建筑物会消失或房间会突然改变。这一类幼儿通常对世界没有恒常感。这种担心反映在对融合的困难，融合是共生性联合时期的特征。这些儿童的病理症状变得严重，并落入儿童精神病的范围内。随着这种知觉歪曲的出现，他们在现实检验功能上表现出明显的困难（区分内部和外部知觉或思想的能力）。而区别精神病患者和非精神病患者主要是通过检测这种现实检验功能来实现的。

慢慢地，在第一年的后几个月，儿童开始从共生性阶段进入分离-个体化阶段。这一过程包括很多步骤和子阶段（分化、实践、和解、力比多客体恒常性），到第三年末完成。这一过程中，儿童从神奇世界进入现实世界，从正常的自恋阶段转向与客体共享的世界（父母、姐妹和同龄伙伴）。儿童在这一阶段有大量任务完成，以实现有效的向现实转换：（1）逐渐放弃全能感；（2）能将自我与客体分离；（3）能够将客体的"好的"和"坏的"方面与自我进行综合。儿童大量的分离-个体化动力来自他们位置移动的能力（爬行、站立、行走），儿童通过在现实情境中的动作，在自我成就方面有控制能力而体验到巨大的快感。例如，当一个正学习走路的儿童看见一个球在房间滚，他会自己爬过去或走过去抓住它，通过自己的行动体验到成功的快感。这种内心自发的自我快感的增长，形成与客体分离的力量，促进个体化的体验。

在过去的10年里，婴儿观察者和研究人员已经对玛勒（Mahler）的一些概念进行了修改，尤其是关于婴儿最早阶段的概念。大多数研究人员现在对"正常自闭"阶段是否存在提出质疑，并指出婴儿从一出生就具社会性、活跃性。他们认为从出生到2个月这一生命最初阶段是正常发展和觉醒阶段，而不是无客体阶段（Stern，1985）。

同样，对2～7个月这一时期，即分离-个体化之前的"共生性联合"阶段，也进行了修改。像个体化自我的形成一样，在儿童早期确实观察到自我整合和其他一些加工过程。可是，这些过程被看做从开始几个月就同时出现并展开，而不是互相之间存在明显的阶段。不管时间顺序如何，这种共生现象和分离-个体化过程确实出现了。

在分离-个体化过程中早期的困扰（体质上的原因，幼儿时期严重的疾病，父母和孩子之间关系中的主要问题）会影响这一进程的发展，并可能会导致幼儿时期更严重的病理症状的出现。在分离-个体化阶段的问题会导致

"边缘性"和"自恋性"紊乱。边缘性病理反映了共生性联合体过程的部分转变。边缘性儿童已经能够区分自我与他人，而且因此他能区分身体边界或现实生活中边界。按照许多作者的观点，在共生性阶段，幼儿不会表现出精神病的现象。然而，他在处理其他任务时出现问题。边缘性儿童仍处于"分裂"状态，客体和自我表现必须被分成"好"与"坏"两方面。而且，神奇和全能世界中的某些方面也被保留。

较为全面地理解"分裂"的意义是很有帮助的。分裂是幼儿早期阶段的正常机制。幼儿自然地会排斥生气的母亲的形象（她不是我母亲，她是另外的人）。幼儿通过保留积极的母亲形象感觉到安全。这反映在儿童对童话故事的喜爱，因为这些童话故事反映了儿童内心的冲突。善良的仙女象征着所有无私奉献的母亲，而邪恶的女巫或狠毒的继母 [童话《灰姑娘》(*Cinderella*)，《汉森和格丽》(*Hansel and Gretel*)] 则表示所有的挫折，通过客体投射成惩罚。世界被分为好与坏。儿童将母亲的各种形象分裂成这两种极端。在分离 - 个体化阶段，不断成长的儿童的一个任务是逐渐能将母亲这些形象组合起来，并保留这两种不同性质形象的一些方面。愤怒或发脾气的母亲形象必须成为抚育者总形象中的一部分，这抚育者是儿童所依赖的生存必需品的提供者。能否获得客体的实际形象部分取决于客体的挫折性质——他或她如何遵守纪律，如何抑制，如何要求——同样这也取决于儿童自身内部机制。边缘型儿童不能完成这一发展任务。很明显，大部分儿童能顺利完成这一步。

在这种背景下，我们能理解马修的表现及对他治疗的过程，他是正在治疗中心接受治疗的 10 岁边缘性儿童患者。

二、马修：案例概述和诊断思考

马修因为他长期的心理问题使他不能正常参与社区活动，在 Sagebrook 治疗中心接受治疗。基本上，同学们认为他是"奇怪的"并且"总是呆在他自己的世界里"。他低声喃喃自语，似乎不能学习（他已经接受了好几年的特殊教育课程的学习），而且几乎从不和老师交谈。经常在没有任何外在刺激或征兆的情况下，他会变得焦躁、恐惧，容易冲动，扰乱整个课堂的教学。在这些情况下，他很难控制自己。

同样在家里，他缩进自己"安全的"房间里，拒绝任何离开家的活动。他这种日渐严重的孤僻和退缩使父母非常担心。

在治疗中心前几个月也出现了类似的情形。马修很快被疗养院的其他孩子戏称为"卡通男孩"。他每日缩在房间一角沉浸于自己的世界中，制作影片和画一些漫画。在他的漫画前配有一段疯狂的曲调。在这当中可以听到追逐、扭打、获胜的声音，当反复进行这一曲调中的后几节结束音符时，这一漫画故事也随之结束。他用一个小型塑料玩具人物来代表他漫画中的英雄"凸眼睛"，凸眼睛充满斗志地和怪物决斗，攻击龙卷风。当日常的生活要求打断了马修的表演——例如，叫他去吃午饭时，他会宣告"暂停"，然后小心翼翼、担惊受怕地和室友一起去餐厅。

马修的婴幼儿时期总是表现得很脆弱。他母亲性格健康开朗，对马修的两个妹妹同等爱护，母亲说马修在1岁时，有很多困难。起初，他一直不能自己吮吸，一天当中哭得很频繁。经常在没有任何明显刺激或挫折的情况下，马修的问题却变得非常严重。马修父母最终发觉唯一使马修安静下来的方式是开着家里的车带他出去。甚至当他睡着时，马修也表现出明显的烦躁不安。

马修1岁那年，母亲抱着他时，他会显得紧张不安，总是背对着母亲。母亲觉得很难让马修安静下来。哺育上也遇到困难。渐渐地，马修不再咀嚼，除牛奶和可可以外不喝其他的饮料。

4岁时，母亲说马修是"无法摆脱的烦恼。"她很难控制他。在超市时，马修会到处乱跑，把东西从架子上弄下来，而且会跳上或爬上柜台。母亲不能带着马修去拜访朋友，因为他没有一刻安宁，时刻需要监控。

马修经常像婴儿一样哭叫，而且稍有一点儿不满意就发脾气，这种情况已司空见惯，成为常事。马修在旁边，母亲觉得很难集中注意力做事。当她打电话时，马修似乎感到嫉妒，在一旁打扰她。马修也拒绝亲自做任何事——他拒绝自己脱夹克，而是等母亲来为他脱外衣和帽子。

与他通常的烦扰和故意捣乱相比，当在他自己的房间里，马修可以玩上几小时。他可以坐在那反复听他的录音机，或长时间地玩他的塑料士兵玩具。可是他母亲会觉得不安，因为在这些时间里，马修经常会无故地发出奇怪的叫声。母亲同时也注意到有时马修努力克制自己。他紧握双拳发出刺耳的尖叫，似乎是尽力克制自己不去打破什么东西。

马修表现出已持续很长时间的发展紊乱。在这种儿童的发展过程中，出生后第一年中就明显表现出较大的中断。马修的发展过程揭示了早期的哺育经历给他带来的困扰以及被客体安抚和满足的能力方面的问题。在马修的幼儿期，主要问题表现在三个主要的发展领域：内驱力发展、自我发展和客体关系发展。

三、诊断性评估

Ⅰ.内驱力评估

像许多边缘性儿童一样，马修努力应对原始的前生殖器期的攻击性。（Kernberg，1975）。在正常发展过程中，当一个幼儿能放弃早期的这种"好坏"之分的机制，这意味着减小了对"恶的"和攻击性世界的恐惧。例如，生气和发牢骚的母亲形象会成为他所依赖的好母亲形象中的部分，因为他觉得生气的母亲并不那么可怕。而对于边缘性儿童就不一样了，"坏的"外部世界仍停留在早年的原始恐惧状态中，这种恐惧会随着儿童发展持续困扰他。

马修通过"卡通"幻想世界来应对这种恐惧。这样做起了两个作用：使他脱离真实的"恐惧"世界进入自己的幻想世界，在幻想世界中他寻求控制危险物。他的幻想充满了攻击性怪兽和龙卷风，这是发展中自恋阶段的分离的坏世界在幻想中的表现。他吞下一罐菠菜，变成了"凸眼睛"，非常强壮，神奇地制服了危险物，打败每一个对手。他仍保留着自恋阶段典型的通过幻想解决冲突的办法。因此，边缘性儿童一直努力应对这种原始性攻击，而不能对正常发展过程中可见的攻击性内驱力进行缓和。

Ⅱ. 自我评估

马修的表现和发展表明他一般的自我机能差，这是在许多边缘性儿童身上常见的。在儿童的正常发展过程中，自我任务通常是应对并解决好来自内部外部对自我的"威胁"。例如，4岁的正常儿童尽管和母亲分开，但能适应新的托儿所环境并在那里学习技能和知识。这种儿童自我通常能应对新环境中潜在的"威胁"。对年龄较大的或攻击性的儿童不再觉得那么可怕，因为绝大部分儿童能信任托儿所里新的替代母亲的护养员。

而大多数边缘性儿童没有这种适应新环境的自我功能。4岁时，马修总是对新环境中的威胁感到非常恐惧，他在超市时显得无法安静，焦躁不安，受驱动，失去控制，即使母亲就在他身边。任一种新的刺激都会使他恐惧，他只有在他自己房间的封闭世界里觉得安全。他似乎总是受伤，并且不能采取有效的适应或防御机制来应对日常生活环境，他建了一面孤立和幻想（卡通世界）的墙，这更把他与真实世界隔离开。他依赖外在客体（母亲）为他安排，并将外在客体作为他的支持性自我，给他带来安全。

客体关系评估

边缘性儿童通常在"满足需求"的基础上与客体相关联，这是与发展中自恋或共生性过程相联系的客体关系的早期形式。这种"都是好的"客体会满足他所有的意愿，而且感觉无助的儿童会完全依赖这一客体生活。边缘性儿童整个幼儿时期都保留这种客体关系的形式，而且这种交流形式一直持续到成年时期。

在马修的发展过程中，他母亲被迫充当他的满足需要的提供者。她必须一直注意马修，甚至打电话（注意力从马修身上转移）也被看成一种威胁。马修对任何一项他应该采取的独立方式感到焦虑，因为那会把他和母亲隔开。因此，例如母亲必须为他扣扣子，穿衣服，这延迟了他自己形成这种技能的时间。边缘性儿童经常感觉到与那些使他们安全的"客体"分离产生的惊慌恐惧，而且他们与客体的相处具有强迫性。他们需要被关注，因为他们害怕如果客体表现出独立性，就会离开他们。

这些儿童也会经常远离客体，因为他们感觉在现实世界和现实依恋中受伤，而且缺少快乐。他们在幻想世界中把人塑造成全能的，保护性的，能满足他们需要的人。对马修而言，"凸眼睛"是有着神奇力量的保护者。现实世界中感受到的挫折促使马修建立一个广阔的幻想世界，他退入这一自恋性幻想世界（卡通世界），形成了类似精神分裂的情形。这是许多边缘性儿童采用的典型的问题解决方式。

马修最早被关注是在10多年前，他已接受了大量的神经方面的检查，包括脑电图和神经病检查。没有发现明显脑部受损的迹象。可是，在近几年，随着诊断工具的广泛发展，可以检查出细微的脑功能失调。像马修这样的儿童现在也可以得到药物的治疗，帮助更好地进行精神治疗，因为现在已研制出有效的药物来帮助这些儿童。可以将药物治疗和入院治疗（住院治疗）和精神治疗相结合。

下面我们集中讨论心理治疗师在治疗边缘性儿童时常见的一些治疗问题，以及治疗中所使用的技术和干预。通过马修的治疗过程以下这些内容将得到具体阐述：

（1）患者自恋性幻想世界的出现；

（2）缺少压抑；

（3）客体关系中的强制性质；

（4）不成熟的建构。

四、治疗过程

应对自恋性幻想生活

临床资料

治疗一开始，马修便背对着治疗师远远坐在治疗室的一个角落里。只有在进行他的卡通表演时，发出几声吼叫、怪声和尖叫。马修显然害怕治疗师，他把卡通玩偶摆在他周围，一连几个星期都无视治疗师的存在。心理治疗师通过收看每周六上午的电视节目来增长卡通知识，开始确认马修的一些特定的卡通人物，治疗师为每一次咨询都编排一段电影节目。由于马修的卡通人物太多了，为了让所有的卡通人物都能出现，治疗师必须进行整理压缩，在50分钟的影片内放进去20个之多的卡通形象。马修离开角落，开始对此表示出兴趣，他观看治疗师桌上放映的卡通节目。他对治疗师提出的名称进行纠正，并为每一张卡通画命名。他们将这些节目收集在一个专门的抽屉里。无论创造出新的卡通节目，还是回顾这些旧的卡通故事，马修都感受到了快乐。这一导入期持续了4个月。

在这个导入期后，马修开始有了变化——他开始制作一些长片，他尤其想加入一个冒险系列片，在这其中治疗师被期望具有重要的作用。影片中，当治疗师和小男孩面临可怕的处境时，心理治疗师成为强有力的保护者。他们一同呆在恐怖的闹鬼房子里，一起面对风暴和面对那些会给人致命注射的医生。马修编了一部名为"第二次世界大战"的长影片。治疗师（在马修的指导下）在一艘遭鱼雷破坏即将沉没的船上，冒着枪林弹雨，在战斗机的空中扫射下救出了马修。

经过这样大概8个月的治疗后，治疗师开始在节目中引入自己的内容，纪实片的想法。他宣称任何一个好的电影院必须有一部纪录片。他坚持这一纪录片包含纪录片的基本要素——必须反映并记录事实。尽管最初马修欣然表示同意，然而他有意无意地会违反这个新规则。例如，马修最初的纪录片是天气报告。报告的那天是可爱的春天的一天，马修却描述了厚厚的雪，路上很滑，难以行走等情况。或者，描述一次参观水族馆看到的那条鱼时，他给鱼加上了翅膀并说它们可以飞行。治疗师敲击桌子提示这些不是纪实性想法，直到对天气和鱼的报告进行修改才予以接受。

在此阶段，纪实性"事实"谈话起了更重要的作用。它们反映了真正的情感。马修开始制作题目为"思乡病"、"甜蜜的家"、"了解 Sagebrook"等诸如此类的纪录片。马修描述了他失去家的感觉，他现在的恐惧感以及对这一机构的疑问。

在关于 Sagebrook 的纪录片中，他开始形成观察性自我，同时出现了配合治疗的某些方面（而不是早期的全能的保护性关系）。因为"卡通男孩"马修感到在治疗院没有一个朋友；他感到孤独，希望其他男孩能喜欢他。马修说他讨厌"卡通男孩"这个名字，他自己和治疗师订了一个特别的约定——这种卡通表演最终会停止。他甚至因此确定了几个月的特定时期。然后马修开始制作一部新的影片——《运动节目》，在这一影片中他成了一名优秀的篮球英雄和足球巨人。治疗师分析马修强烈渴望受人喜爱，想和其他男孩一起玩耍，发展自己的技能。马修咨询内的变化也反映在他的日常生活中。马修不再热衷于画漫画，并减少每日呆在房间画画的时间。他和感觉亲密的护理员一起打篮球和踢足球，他也开始参加疗养中心的日常活动。

讨论

心理治疗只反映了当时治疗工作的一小部分。如果没有灵活的"环境治疗"（milieu therapy）（Bettleheim，1971）同时起作用，马修的现实转向和自我观察也不可能出现。运用 Nosphitz（1971）的术语，自我功能有着严重缺陷的儿童必须进行治疗——不是每周三次，每次一小时的治疗，而是每天持续几个小时的治疗。住院治疗中心环境或医院设备使得充分使用封闭型治疗形式成为可能。治疗师要与环境中其他人密切合作以帮助他们理解儿童的内心世界，以便能设计一种治疗策略处理儿童潜在的内心问题。

马修对自己及环境中的毁灭性潜能感到恐惧。在卡通画中，他对遭遇并战胜每一次假想的危险人物非常认同。当他专注于他的幻想世界时，他的退缩使他远离不愉快和恐怖的现实世界。他通过神奇的全能方式来否定内心的无助感。"凸眼睛"在快要被危险打倒时，总是能得到一罐菠菜，给他力量来战胜所有威胁。对马修而言，卡通能使他逃避无法预知的现实世界。

随后，早期的环境机制的作用是为了使现实变得具体和可以预料。在治疗师的帮助下，给马修的日常生活提供了一个稳定和有序的外部环境。儿童护理人员积极地和马修一起预先计划每日的活动安排。首先，以小时为单位安排他的时间表；通过时间表马修了解哪些人不值班，谁在工作。在日常安排中的任一变化，或预约的参观人员，或者家具的更换，无论何时，只要可能，都事先和马修进行讨论。因为马修前面已排列过卡通画的顺序，而现在他参与编制每日的时间表，他的这种参与事件安排和适应改变的能力使他慢慢对Sagebrook 有了一些了解。只有处于这种连续的环境背景中，在治疗师的主动开始和支持下，治疗才能继续进行。将潜在焦虑解释成环境中的焦虑这一过程，以及创建一个对抗恐惧的结构，都是对边缘性儿童治疗的一个重要部分。

在通过心理治疗来帮助马修应对现实世界时，理解他的幻想世界也具有非常重要的作用。如前所述，马修一直努力摆脱"分裂"恐惧，他不能将这种恐惧加以整合。他运用处于自恋发展阶段更小幼儿使用的机制（魔术性、全能感）来应对世界。治疗师通过确认和说明他的"卡通表演"，慢慢进入他的世界。在一段时间内，他们编集了 100 多个卡通表演节目。在治疗过程，能够进入幼儿幻想世界并得到边缘型儿童的许可通常是治疗过程中必要的而且是关键的第一步。儿童的幻想世界经常是儿童精神世界中高度投入的（宣泄）领域，而治疗师的首要任务是成为这一内心世界的一个重要组成部分。

马修，由于不断从共同的影片制作中获得快感，决定扩大并将治疗师加进长系列片中。在这些影片中，他把治疗师看做一个能满足自恋需要的保护者。在探险过程的情节中，马修让治疗师从鲨鱼口中、沉船和邪恶医生手里救出小男孩。这些影片像他的卡通世界一样具有相同的动感，他们共同对抗这种分裂的坏世界，但这时马修正在对治疗师建立起一种强烈的力比多联系

（爱的联系）。

　　随着他们的关系不断发展，治疗师开始逐渐要求马修融入现实世界。他提示说由于每一个电影院都有卡通和长影片，而真正好的剧院也要有纪录片。治疗师和帮助害怕的幼儿学习走路的父母一样，促进幼儿整合"可怕"世界的各个方面。尽管马修起初抗拒这种纪录片，但逐渐在"甜蜜的家"和了解"Sagebrook"故事中他能完整地运用这种技术。在治疗师的保护下，真实世界变得不那么可怕了。然后，马修逐渐决定完全放弃卡通世界，因为他逐渐意识到卡通使他与外界隔离，同时他想取悦并认同于心理治疗师。而且，在Sagebrook 的真正关系已经开始带给他幻想世界不能给予的快感。这一过程的同时儿童也在发展对父母的力比多依恋。对许多边缘性儿童的首要心理治疗任务是在治疗过程中形成明显的力比多联系，这可通过加强与儿童内心的幻想世界联系实现。

缺少压抑的问题

临床资料

　　马修能成功控制他的卡通世界后，出现了更多的直接攻击。马修经常在卡通节目之后，破坏办公室里的设备。他用脚踢办公室的器具，把玩具或工艺品扔得到处都是。在学校，他攻击比他小的女孩，经常用手去抓和掐她们。伴随着这些明显的攻击，他同时表现出大量的自我虐待——倒在泥泞的地上，用头猛烈地撞墙，并且要求切掉他的手指使他不能抓伤别人。

　　治疗中他的主题是他所表现出的"疯狂"。这种疯狂每天晚上以梦的形式出现，这些梦占据了他整个晚上时间，他必须在咨询过程中详细叙述出来。起初，在梦中，小女孩们受了伤。她们跌倒并摔伤了膝盖，必须去圣西奈医院做手术。可是医院旁边有一奇怪的岩石，这块岩石变成了一个怪物，滚进医院，连续撞击这些女孩直到她们都死去。

　　过了一段时间后，这些女孩变成了一个特定的小女孩，马修的妹妹——朱迪。马修形容她有一头长长的乌黑的头发。在他连续的梦中，马修骗他妹妹一个人走进一个火箭。他母亲感觉到危险，但无法阻止。火箭升入太空后撞到流星上，四分五裂，朱迪死了。在很长一段时间里，当朱迪升入太空时，这种疯狂的飞行使她高声尖叫。有的时候，梦里情形会有些变化，马修有时会骗他的母亲进入火箭，进行致命的旅行。在访谈中，他精力充沛地进行着火箭旅行游戏，让火箭撞到墙上，模仿尖叫声，而且有几次，火箭坠毁后，马修直接在朱迪和母亲身上（卡通人偶）刺了几下。

在叙述这些材料时，马修会加上许多兴奋的评语。例如，他说"不要看，这是一个非常不好的游戏"或"闭上眼睛，不要听"。他不能确定这是一种冒险还是一场噩梦，是快乐还是恐惧。他会粗暴地抗拒任何在他的长时间幻想叙述时的干扰。当治疗师想控制他的叙述时，马修会尖叫："你说话了，现在我没有时间说完我的梦"、"你不想听我说我的梦"——随后便大发脾气并表现在行动上。可是有时，马修会恳求："你能使我受到控制吗？""治疗师先生，如果你能控制我，我便能控制火箭。"

在这一时期的大多数时间里，马修说在 Sagebrook 觉得很难受，他觉得不能忍受，不停地说想要回家。在火箭的梦之后经常会跟随着出现一段惩罚性的梦。马修和朋友们被木乃伊（不是妈妈）追赶，这是一些会吃人的木乃伊。它们会捉住小孩子，剥光他们的衣服，吃他们身体上的部分。孩子们设法逃跑，打开了一扇通向地心的地板门。可是当他们走进一个长长的隧道时，熔岩开始向他们流过来。当熔岩流到隧道的一头时，男孩们开始逃跑，但危险的木乃伊迅速出现在出口处。

讨论

边缘性儿童经常会被他们的攻击性幻想击垮。因为他们的自我功能出了问题，他们不能压抑（维持潜意识）他们的原始愤怒和虐待性冲动。他们感到崩溃，担心会发疯。"我要发疯了！"马修说。对于边缘性儿童，在这种时候，很少有反映性的或观察性的自我评论。治疗的主要目的就是当这种内驱力现象产生时（因为它经常在边缘性儿童身上出现），限制这些材料使之处于某些辅助加工过程的控制中。

当马修不再采用退缩入幻想世界（卡通世界）的主要防御手段时，他必须应对分裂的、攻击性的世界，这是他以前一度回避的。当他感受到对母亲和妹妹的攻击时（在火箭幻想中），他的自我功能遭到破坏。他明显地退化到以恶劣行为表现出他的情感，这种冲动失去了控制。他的焦虑变得非常严重，在这期间，原发性（原始的）思维过程在他的意识中占主导地位。令人奇怪的是，他担心他的想法正伤害现实中的母亲和妹妹，他希望治疗师能控制他的想法。治疗师在马修身上看到了现实检验广泛的失败（尽管是暂时的），因为他不能区分内心思想和外部结果。在这一期间，马修经历了抑制的缺乏，大量的原始思想加工，认知失调，具体化思维的过程。治疗师运用大量的支持性干预来帮助马修应对这种失调。

有几种治疗技术对马修的治疗非常有用。首先，治疗师用戏剧化的语气坚持谈论并评论材料，在每次访谈中，当幼儿处于反映性自我加工过程并且治疗师占主导地位时，治疗师建立一个 10 分钟思考时段。当治疗师（思考）时间开始时，治疗师就指指手表。"你能控制我吗？"来清楚地展示马修对材料的恐惧，以及对精神崩溃的担心。

治疗师帮助马修弄清内在和外在的危险，以及思想和行为的不同。例如，当马修极度渴望离开 Sagebrook 回家时，治疗师对他的需要进行解释并使他相信母亲和朱迪确实都安然无恙。然后，治疗师向马修指出他经常产生这种大"混乱"——一种真正的错觉。他说当马修有这种强烈的伤害他人的想法时，马修确实担心这些想法在实际生活中会变成现实。这是一个较严重的混乱，一个较大的错误。在办公室里对朱迪发脾气又怎么可能同时在家里伤害她呢？治疗师带表演性地指明这一点，这非常重要。对马修居然会产生这种混淆，治疗师的面部表情表现出不可思议，他敲打自己的额头，表示难以置信。

治疗师同时也使马修知道他自己内心的许多愤怒——对妹妹和母亲的伤害情感。他提示所有的孩子在成长时，对他们的家不仅有爱也有强烈的愤怒和伤害情感。当一个新妹妹出生时，通常男孩会讨厌她们。说出这些概念的目的是为了使马修能对他感受到的可怕的幻想和情感来源有些理解（将它们和他的"疯狂"一词区分开）。这些概念也向马修表示，他的情感能够被接受和被理解。

马修微弱的自我功能与攻击性内驱力有关，在治疗期间，治疗师能够看出马修自我功能的作用。治疗师运用大量的支持性干预来"支撑"马修的不完善的自我。

充当"辅助性自我"

最初，马修不能控制对妹妹和母亲的攻击性冲动表现。治疗师充当他的辅助性自我，坚持在每一访谈中加入一段"10 分钟思考时间"，这有效地限制了这种材料的强大攻击性，并为自我创造机会去观察理解这些材料。有人说心理治疗师是把自己的"自我"投入这一缺口以筑起大坝阻止这些本能性材料流出来。

重建自我功能

在这一期间，马修的自我功能在现实检验中遭受了一次短暂的崩溃。治疗师通过反复让马修意识到他的行为从而说出问题所在，马修似乎认为他内心想法（杀死妹妹和母亲的想法）正产生实际效果（在访谈后他跑去打电话弄清楚她们是否没事）。面质并讨论这些歪曲有助于重建一个更有效的自我功能。当治疗师描述马修的行为时，马修能观察到自己思维中的这种错误。

运用"联结性（binding）"解释

治疗师把马修对妹妹的愤怒解释成嫉妒的表现和一种兄妹对抗的形式。他阐述当妹妹出生时男孩内心的感受，以及因为马修在治疗中心而妹妹在家里，而使这种对抗性伤害情感再次出现。这种联结性解释的目的（如前所述）不是为了引出更多材料，而是为了给马修的这些困扰他的情感提供一个更人性化的情感发展背景，实质上，是为了对这些情感进行整合。

在治疗期间，治疗师要主动积极并要富于表演。在此运用戏剧性动作是有必要的（例如，以明显不相信的语气问"你真的认为，马修，让火箭撞上墙会伤害你的妹妹？"），以便清楚地表达想法。这一方式使人联想到母亲对正在做危险事情的幼儿所做的戏剧性举动。例如，她也许会用激动的手势表示火炉是"热的，热的，热的！"这样使幼儿明白那是危险的。在某些严重的退化点上，对边缘性儿童的干预要加以清晰的强调。

客体关系的强质性质

临床资料

像许多边缘性儿童一样，马修感到不安全，除非他靠近某个有保护性的客体。这种需要明显限制他独立行事的能力。马修这种受限制的"现实范围"使他十分困扰。他知道他要依赖护理人员，当他对他们说话时要经常触摸到他们，处在他们的保护下。其他男孩为此嘲笑他，他觉得这种嘲笑是合理的：他的这种习惯使他感觉像婴儿。马修也把治疗师看成保护性客体。他每天去治疗师候诊室"触摸基地"10 次，从而在那些场合能够感觉亲密和安全。马修决定尝试——他不再像往常那样去治疗师的大楼，当他按约定时间去时，他决定通过旁门进去，而不是像往常一样从前门入口进去。他决定每天不再走同样的道路去学校，即使要走很长的路，他会一直绕着校园走。持续一段时间后，我们发现马修的试验有些问题——他会突然走出教室想要一个人呆着。

在另一情形下，马修会出现一些学校的问题，这些问题以前把他弄得糟糕透了。他们已在课堂上学过关于巴黎的内容，马修一直对此非常担心。我们清楚巴黎在法国，欧洲和美洲被一大片水隔开。而这使马修的迷失感变得非常强烈。当他采用一种新的解决方法时，马修的新的防御机制似乎开始起作用。他把所有的巴黎的一些异国标志和美国国内类似标志联系起来。香舍里谢大街类似于底特律的大街。凯旋门则类似于纽约的华盛顿广场的拱门。埃菲尔铁塔使他想起在家附近看见的电视发射台。这些联想使陌生变得熟悉，似乎已克服了分离的焦虑。使不熟悉变得相对熟悉是一个复杂的系统加工过程，马修开始经常用这种方式应对客体缺失的情况。这愈来愈成为一种有效的体系使他更为独立。所有去陌生地方的旅行在以前是令他恐惧的，而现在马修能运用这种熟悉化联想方法使之成为可能。

一连几年时间内，马修的现实范围，他的安全范围，越变越大。他早期直接触摸保护者的需要已变得非常象征性。他逐渐能够进入社会，去公立学校上学等，只要他知道一有危险他能找到成人帮助。他放了几个电话号码在口袋里——如果有必要他可以拨打这些电话。当所有护理人都清楚马修对客体丧失的潜在焦虑时，许多人设计了一些创造性机制使马修能够更加独立。

讨论

马修设计的处理社会学习问题（巴黎问题）的系统非常麻烦、不方便，需要幼儿花费很多精力来应对客体丧失。虽然如此，但是这比早期把自己依附于保护性客体上的模式更为有效。通过继续运用这种他熟悉的联想方式，马修现在能够减少这种直接、立即的"不断补给"客体的需要。

他如何形成这种更强的能力的？一些支持性治疗技术看来发挥了重要的作用。

面质并澄清达到掌控

尽管面质和澄清这种干预是对神经症儿童解释的准备性步骤，但他们经常在支持性精神治疗中起着导掌控的主要功能。

马修越来越关心他的自尊（他不想被别人叫成"婴儿马修"），他的自尊明显受到分离恐惧的影响（他依恋护理人员以感到安全）。在许多不同场合下他的冲突（他希望被别人接受，但被他的恐惧所阻碍）清楚地展现了自我。治疗师注意到在复杂情形中，他的"被抛弃"焦虑变得明显，而这又限制了他，使之不能和其他孩子一起玩耍。当治疗师对这些冲突进行了描述，马修在他所能承受的范围内，采用谨慎的步骤远离保护性的客体，以试图控制自己的焦虑感。因此，对起保护作用的治疗师，他决定减少去候诊室的次数，改变去办公室的道路等等。他经常感到高兴，因为他能控制这种恐惧情感而不会跑去寻求治疗师的帮助。当他的分离容忍度增大，他就将采取进一步措施。如果治疗师不对患者的潜意识做出解释（例如，对毁灭的恐惧），像治疗神经症儿童患者那样，可能也是有效的或适当的。

应对不成熟的建构

临床资料

在他来治疗的后两年中，马修有了许多进步。他的学业成绩提高了，他参加了一些俱乐部和社团的兴趣小组。在这些地方，尽管不能获得亲密的社会关系，但他开始和治疗中心外面的同龄人有了接触。回家是很愉快的过程，他和家人情感再次融合在一起。马修积极配合治疗访谈，在这些访谈中他开始采用一种奇特的方式。

马修形成了一种广泛的体系，他称之为"绘制图表"。他和治疗师一起设计许多真正的图表。有学校活动安排图表、俱乐部活动表和情绪波动表。那些图详细描述了他一周内的情绪变化过程，并显示了从最高的"冷静"到最低的"爆发"的范围。当他成功地维持了一周稳定温和的情绪时，他表现得很高兴并得到赞扬，对成就的承认也能起到激励的作用。

当马修进一步发展时，对潜在挫折进行预测就变得异常重要。马修形成了一种早期预警系统——他需要知道要充分"防御"哪些东西。他对潜在的问题列出长长的单子。例如，当夏令营开始时，他预期他可能会担心昆虫叮咬、有毒的常春藤、蜘蛛等。他认为他的"被抛弃"焦虑可能会再出现。这些担心被写下来并在去露营之前先进行研究。在和父母旅行度假之前，他预先设想汽车事故、地铁的噪音、对高楼大厦的反应。大量的家庭作业和来自治疗中心人员的严厉命令也是诱发"防御"状态的情形，也被列在他的研究名单上。他还寻找身体上的因素。他知道他对僵硬的脖子或扭伤脚踝很烦恼，于是在这种时候他要特别留心自己的身体。

角色扮演在增强应对新环境能力方面起重要作用。他预先设想在俱乐部中遇到同龄人的嘲笑时他会如何反应；他会先在家里体验长时间坐等教堂的仪式；他三年级的学习已经开始了，在咨询时间中他反复练习如何找到通往各个教室和衣帽间的路。

讨论

在治疗的这一最后阶段，马修和治疗师已形成应对技能，使马修能明显扩展他的安全范围，这里使用了大量支持性干预来增强马修的自我功能。

发展焦虑信号

边缘性儿童发展滞后主要表现之一是他们对焦虑的容忍能力。马修不是选择从恐惧的、引发焦虑的世界中退缩就是感到惊慌失措。在治疗期间，他广泛运用了行动、预期和角色扮演，这些方式帮助他形成了一种"早期防御体系"，一种用信号表示焦虑的形式。只要能预先体验令他恐惧的意外事件，他就能让自己处于新的陌生的环境中。他同时觉得只要压力处于预期的情境中，他就能够不断增大他的承受力。他开始运用自己的智力能力来应对产生焦虑的情境。

建立防御

马修结合自己日益增长的对恐惧刺激的预期能力，开始制订意外事故计划来应对这种可能性。例如，如果他害怕新班级中的一些同学，他会直接去校长办公室。熟记这些新的规则，可以使他扩大周围安全范围，这种应对不断增强的独立性挑战的活动已经具有类似强迫性的防御体系性质。马修正运用他的智能进行预先筹划，这使他可以充分掌握周围环境，同时在心理治疗中他的工作也促进了这一过程形成。

五、总　结

在对边缘性儿童进行心理治疗的过程中，治疗师有两个主要任务：首先必须找到一条有效建立力比多（有意义的）联系的途径。对于许多边缘性儿童而言，这意味着找到一种联结幼儿所依赖的自恋性幻想世界的方法。正像马修的卡通世界一样，这一过程也将在下一章节中进行描述。有效的联合可以使治疗师帮助马修脱离自恋世界进入现实生活中。

第二个主要任务是帮助那些有着脆弱自我功能的幼儿应对现实世界。这种脆弱的自我功能意味着治疗师要应对冲突的爆发、自我功能的崩溃（现实检验）、对治疗师过度依赖以及一般的适当防御机制的缺失等情况。这一章节描述了许多支持性干预，在这些干预中治疗基本目的是促进并提高边缘性儿童的自我功能。

重要的是要理解支持性治疗对于像马修这样的儿童的重要性，而不是"揭示性"心理治疗。因为尽管许多边缘性儿童能"进入"他们的本能世界，但增强内心的探索和表达经常会引发严重的退化。对于年轻的治疗师，这种探索是非常具有诱惑力的，因为这其中通常包括"好材料"（例如，马修的火箭梦）。大多数边缘性儿童，自我功能十分脆弱，没有能力去应对他们内心的攻击性世界。

参考文献

Bettleheim, B.（1971）. The future of residential treatment. In: M. Mayer & A. Blurn（Eds.）, *Healing Through Living*（pp. 192-209）. Springfield, IL: Charles C. Thomas.

Chethik, M.（1979）. The borderline child. In: J. Nosphpitz（Ed.）, *Basic Handbook of Child Psychiatry*, Vol. II（pp. 305-321）. New York: Basic Books.

Chethik, M., & Fast, I.（1970）. A function of fantasy in the borderline child. *American Journal of Orthopsychiatry* 40:756-765.

Freud, S.（1966）. *On Narcissism*（Standard Ed., Vol. 14）. London: Hogarth Press.

Kernberg, O.（1975）. *Borderline Conditions and Pathological Narcissism*, New York: Jason Aronson.

Mahler, M.（1952）. On childhood psychosis and schizophrenia, autistic and symbiotic infantile psychosis. *Psychoanalytic Study of the Child* 7:286-305.

Mahler, M.（1968）. On *Human Symbiosis and the Vicissitudes of Individuation*. New York: International Universities Press.

Meissner, W. W.（1978）. Notes on some conceptual aspects of borderline personality. *International Review of Psycho Analysis* 5:297-312.

Noshpitz, J.（1971）. The psychotherapist in residential treatment. In: M. Mayer A. Blum（Eds.）, *Healing, Through Living*（pp. 158-175）. Springfield, IL: Charles C. Thomas.

Pine, F.（1974）. On the concept "borderline" in children: A clinical assay. *Psychoanalytic Study of the Child* 29:341-368.

Settledge, C.（1977）. The psychoanalytic understanding of narcissistic and borderline personality disorders. *Journal of the American Psychoanalytic Association* 25:805-834.

Stern, D.（1985）. *Interpersonal World of the Infant*. New York: Basic Books.

Stern, D., & Sander, L.（1980）. New knowledge about the infant from current research: Implications for psychoanalysis. *Journal of the American Psychoanalytic Association* 28:181-198.

第九章 自恋障碍儿童的治疗

自恋障碍，尽管它不是很严重的心理障碍，但是与边缘性综合征一样，其产生的根源都在分离－个体化的发展阶段（Mahler & Furer，1968）。许多在边缘性儿童身上表现出的问题也出现在这一类心理障碍儿童的身上。自恋障碍儿童在客体关系发展中也表现出同样的困难。他不能与他人产生亲密关系。在这一类心理障碍中，通常可以发现将客体"分裂"成好坏两类的机制，以及对自我和客体贬低或理想化的加工方式。许多在前性器期的早期攻击问题也表现在这种病状中。然而自恋性障碍儿童在思维加工、现实检验、判断等等这些边缘性儿童所有的特点上，没有出现严重的自我缺陷（Settledge，1977；Boren，1992）。这些儿童一般有较好的工作能力，能有效进行智力学习。这些自我机能使他们能更有效地进行心理治疗，他们经常能通过支持性干预和大量揭露内心材料来得到治疗。能不能很好地理解发展中所发生的事情，是区分这两组儿童不同之处。一些作者推测，对于自恋障碍儿童，问题出现得较晚，在分离－个体化亚阶段（即，和解亚阶段），而导致边缘性障碍的问题出现得较早，在实践和分化亚阶段（Settledge，1977；Kernberg，1984）。在一些文献中也讨论了这种心理障碍，是由于婴幼儿正常自恋需要没有得到足够满足（普遍的观点 Rothstein，1977），或是由于这些需要的过分满足导致（Fernando，1997，1998）。汤姆是这一章讨论的案例，详述了由于身体上的疾病而引致需要没有得到充分满足进而导致心理障碍。

在本章中汤姆早期的精神治疗过程详述了在边缘性病理和自恋病理两种综合征治疗过程中的相似和不同之处。主要集中于三个方面：（1）心理发展过程中的相似和不同；（2）在适应现实世界的能力及其要求方面的相似和不同；（3）在对两种综合征的治疗过程中的相似和不同。

一、汤姆：背景、发展史和症状

汤姆早年饱受疼痛折磨。在出生后的 18 个月中，他患了幽门痉挛，所有的药物似乎都无效。他的这种慢性疼痛一度很明显——因为疼痛面部扭曲，这种疼痛经常加剧，使得汤姆经常哭泣，尤其是喂食时。他拒绝吃东西，经常把吃的大部分都吐出来，而且还患痢疾，在那段时间体重几乎没有增加。

在他的发展中几乎所有的转折点都被延迟或根本没有实现过，尤其是在人际交往方面的转折点。G 夫人，汤姆的母亲，回忆汤姆 1 岁时没有早期的笑容，对进行母子对话没有感觉，没有对陌生人的焦虑，也很少有依恋行为。感觉疼痛时，汤姆就紧紧抓住他母亲，攘着她，用手指抓住她身上任何可以抓的地方。因为大部分时间处于疼痛状态，汤姆几乎没有积极主动地玩过玩具。在那 18 个月期间，除了用手扔或用牙齿咬玩具之外，他很少玩它们，大多数运动技能的发展受到阻碍。汤姆形成了自己独特的前进方式：当他仰面躺在地毯上时，一感到疼痛，就用脚后跟抵在地毯上，依靠强烈的冲力把自己向后推，以这样方式在房间里爬行。而很多时候，他撞到了家具上。

重要的是注意在这期间父母如何应对这个幼儿。母亲回忆她无法使汤姆安静下来，她对自己的无能为力感到非常不安。而她丈夫有时能有效应对这一幼儿，尽管他很忙经常不在家，这使 G 夫人的自我谴责更强烈。G 夫人似乎是较冷漠的、专注于自我的母亲，她过于认可儿子，而且难以应对他，与此同时这却没有造成她强烈的焦虑。她承认她过去有离开她这个有缺陷的儿子的愿望，尤其是她回忆起她曾对安宁的生活充满绝望的幻想，多么希望从她孩子不间断的烦躁中解脱出来。

当汤姆 18 个月时，对家庭所有成员来说，表面上这种极端痛苦似乎已经减轻了。但父母仍怀疑是否汤姆已从这种精神创伤中恢复过来。实质上从那时开始，汤姆被描述成"禁欲主义的"儿童。他很容易相处从不向家中任何人发号施令。父母说汤姆似乎在自己和外部世界之间设了一个"贝壳似的"

缓冲器。

汤姆的个性很少变化，在他高兴或抱怨时，脸上经常带着一丝固定的笑容。汤姆从来没有朋友，他玩的时候总是靠近他的年长兄弟们，这些兄长会保护他。他从不冒险离开家，家是他安全的环境和范围。偶尔有同学来看他，但没有任何一种游戏或关系能维持长久，而且他似乎对此一点儿也不在意。

当他到入学年龄时，汤姆喜欢阅读，他翻阅了家里书架上的大部分书籍。汤姆和父亲之间形成了一种积极关系，但主要是教师-学生的形式。他的父亲花了大量时间和孩子们呆在一起，用他的广泛的科学知识来解释他们生活中体验到的自然现象。汤姆显然非常的聪明，在 IQ 和成就测验中得分很高，然而，在课堂上他仍是消极态度，很少或几乎从不完成家庭作业，也很少说话，不主动发言，在学校时经常上课走神。他经常在课间休息时不向老师解释就逛回家，他并不让教学人员感到愤怒，相反，他激起拯救幻想，因为尽管他不见了，大家认为他是胆怯的、需要帮助的，老师会想要联系他，找到他。

G 先生和夫人为汤姆寻求治疗，因为他们开始意识到汤姆不能摆脱他的孤僻，因为他经常缺乏主动，他正落后于班上其他同学。在治疗师对汤姆的早期治疗过程中，汤姆表现出一些诊断上的困境，他没有出现许多边缘性儿童身上明显的思维加工困难和泛化的自我功能衰弱，但他似乎清晰地表现出通常与边缘性儿童相关联的客体关系动力机制。

讨论

汤姆就像马修一样，在婴儿时期就表现出严重的问题。他在早期喂食方式上有很多困难，在对早期客体形成依恋的过程中也表现出明显的问题。因此，像马修一样，汤姆感觉现实世界是充满痛苦和不安全的地方。这两种儿童都采用退缩这种极端形式来应对恐惧的现实世界。马修（第八章）建立了一个广泛的卡通世界，而汤姆则退缩进入一个顺从的、缓冲器似的甲壳里。汤姆有"分裂的"安全感和限定的范围，并以此躲避外在的危险世界：安全的边界即他的家的范围。他可以忍受去上学并和同龄人联系，但总是很快地返回家，躲避"有敌意的"世界。

在对这两种儿童早期发展过程进行比较时，汤姆明显表现出了自我功能，这种功能是应对从现实世界中觉察到的攻击性，这是在马修身上没有的。马修通常被外界刺激所吓倒，他日常生活的应对方式是非常不适宜的。他惊慌失措，功能退化导致精神创伤，并极度依恋安全客体。

相反，汤姆的自我，在早期已能够建立起一个强有力的防御体系。当在18 个月的时间里，汤姆花了很大的努力去"应对"，才从痛苦的世界中走出来。汤姆已形成一个广泛性格的防御机制以避免来自客体和世界的"伤痛"。他没有被焦虑淹没，整个幼儿时期他已经能运用信号焦虑来控制他内在的攻击性冲动。而需要发展的信任和把世界看成"足够好的"地方的困难是汤姆的中心问题。他已形成一种类精神分裂样性格防御*来保护自己，但这种防御方式在发展过程也产生了许多的问题，这使他与客体隔离，并严重限制了他的生活体验。

二、治 疗

临床资料：早期治疗

汤姆开始心理治疗时刚过 11 岁。最初的治疗阶段中汤姆总是毫无表情地顺从。他无精打采，没有活力，而且很少话语。他很少主动认真配合治疗，也不主动做事情。实际上，他会过多地在回答中使用治疗师在提问时用过的特定的词或说法。例如，如果治疗师提示说他在学业上遇到很多问题，没有

---

* "类精神分裂样性格防御"是指许多自恋性紊乱儿童经常会隔离他们自己，或退缩进入一个广泛的幻想世界，形成一个想象中的保护岛。这种退缩式隔离切断了他们与别人的关系，表现出"类似精神分裂样"的特征。——译注

交任何作业，他同意他学习有问题，这些问题因为他没有交任何作业。治疗师的词汇对汤姆来说似乎是安全的，可以使用。随时间推移，这种交替使用词汇的表面现象很快消失。汤姆变得疏远，说出几个无意义的词汇。处于困窘处境时，他有时候会说："sza，szu dupres，"但他没有进一步交往的表现。或者，他会专注于慢慢移动腿走路。他又有些迟疑地描述他想像中的一套复杂的杠杆，这些杠杆是用来控制和协调腿部的运动。或者他会跟着他的大拇指迅速移动他的眼睛。他说他不能肯定当他没有看见拇指时它是否在移动。因此，眼睛要迅速移动以便跟上拇指的运动。最初，治疗师关注笨拙的躯体机制（人的特性的缺乏）以及汤姆感受到的崩溃。可是，所有这些身体关注似乎都成了试图组织、安排及解释身体机能如何整合的过程。当治疗师提到汤姆如何尽力想使自己的身体连在一起时，他感觉汤姆听得很仔细。当汤姆年幼时，他经历了强烈的和使他崩溃的疼痛（治疗师解释这种痉挛），这种疼痛必定使他感觉身体要全部散架。

　　汤姆表现得非常孤僻。在周末，他会一直看上 14 个小时的电视节目，尽管他想过他可以去滑雪撬，因为他膝盖受伤而放弃了。在上课时他以特有的方式走神。他不知道课堂讲授的内容，他会专注于他的铅笔笔尖的运动，并沉迷于这种运动中。他喜欢他的卧室，喜欢制订计划，并通过这样使得在门口看不见他睡觉的地方，这就像在一间房间里的小房间，而小房间里又有一更小的房间。同样的，他在树林里（尽管位于他的房子范围以内）设计了一个地下的秘密城堡，实际上是虚构不能进入的。在晚上他也不能很好入睡，但他最近已临时做成一面不透明的浴帘围绕着他的床，这样他能睡得较安稳。治疗师觉得汤姆在寻求被拥有、环绕、照顾，只有那样才能感觉舒适。似乎他渴求一个没有疼痛的舒适怀抱。这也表现在子宫似的处境——封闭的睡觉区域，房间里的房间，封闭的地下隐蔽处，浴帘围住了他的床。除此之外，汤姆的发展史暗示，由于疼痛导致早期母子纽带关系中断，使得对这种早期舒适感的渴望会持续保留。

治疗师和汤姆共同构建的"亨利故事"*逐渐提供了一条通往汤姆内心世界的道路。出现了以太阳谷为中心的快乐世界，有几个夏天汤姆去过那个地方。亨利要走进一座巨大的煤矿矿井，再从里面走出来，经历很长一段艰难行程，才进入美丽的太阳谷。亨利安宁地住在那里的一幢小房子里，毫不厌倦地看那些野生动物、蔬菜以及围绕着他的阳光。在其他时间，当一只金黄色的鹰在乡村上空翱翔时，他会一直看着它飞行。后面的故事还包括在森林里漫步，抚摸他的鹿朋友，和他所熟悉的两条狗一起散步。他的故事没有开头、中间阶段或结尾。这些都是捕捉到的静止的生活场景，汤姆对此进行了详尽的描述。他幻想着通过长长的煤矿矿井到达恬静美丽的田园诗般的世界。他认同这只金黄色的鹰的自由，因为它能避开并控制对大地的依恋。在这强烈感受到无尽快乐的世界里，在他的伊甸园里，从不曾有痛苦和不满。

汤姆的威胁是他的需要状态。因为在这种需要的压力下，客体（抚育者）是必需的。汤姆内心感觉处于需要状态，使他退回到早期抚育状态，退回到曾带给他无限痛苦的母子之间关系情形。亨利的故事引导汤姆和治疗师常常看到一个尼泊尔男人，亨利路遇这位老人，老人总是处于宗教的冥思状态中。因为他缺少活动，他可以凭着隔一星期吃一个橘子的汁水而生存。有时当这位尼泊尔人想伸出他的一只手时，他会用另一只手以特定方式来挤压它，动作停止后会有短时间的瘫痪。同样，亨利路过一个老妇人身边，这位老妇人试着把线穿过针眼。尽管由于年纪大的关系，她的手经常颤抖，但她从不停止，也没有表现出受挫折或要求帮助。

当亨利最后开始寻找人们时，常常是空无一人。亨利漫步走进一间旧厂房，里面到处都是废弃的罐头和旧的工具零件。他一件一件捡起来并仔细检查。最后他走进一间有一张床的房间。当他揭开被子，他看见床中间有一副骸骨。亨利"爵士"退回到"阿瑟王骑士年代"。他骑着一匹马，在高速公路上，面对他的是一个黑骑士。黑骑士静静地站在那里，亨利用长矛攻击他。

---

*性潜伏期后期的儿童经常难以直接进入游戏，因为他们感到游戏是"幼稚的"。当治疗师表明"想像"能够有助于理解焦虑的情况下，他们常常构建故事（幻想）和故事线索。这样，汤姆的咨询中出现了亨利故事。

骑士咔嗒一声掉在地上，当亨利掀开铁面具时，发现里面什么也没有。另一情景中亨利乘着他的爱斯基摩划艇沿着科罗拉多河畅游，兀鹫在头顶上盘旋。他感到害怕，跑进一个山洞里寻求保护。可是山洞里没有人，他只能模糊地辨认出岩壁上一些属于已消逝的文明的字迹。

讨论

汤姆和马修一样，重建了共生性世界的某些方面。首先他试图建立一个"完美的"世界。他通过设计"房间里的小房间"和地下的隐蔽处建立了一个温暖的环境。太阳谷的想像使他觉得舒适，就像是早期幼儿时期在他身边的保护性客体。这似乎再现了汤姆早期生活时代的情景，那时他感到舒适、安宁和平静。他的幻想世界具有原始自恋阶段的早期全能的特征。这种田园诗世界是"十分美好的"，每个人生活在和谐宁静中，这里没有攻击。汤姆非常依恋（宣泄）这个幻想世界，而且他经受了外部真实生活中所必须进行的活动（像马修一样）。边缘性和自恋障碍儿童，在婴儿早期时都产生了客体关系的问题，于是需要一个安全的"蚕茧"。马修建构他的卡通世界，在那里他能控制危险。汤姆则运用技能形成他的太阳谷世界。这个内心世界被倾注了大量心力，因为这种可控制的世界带给了他极大的快感，而对外部世界很少关注。汤姆因为感觉现实世界充满痛苦和威胁，就最小限度地参与学校活动和日常事务。以同样的方式，当马修必须加入伙伴参加 Sagebrook 的日常活动时，他会宣布"幕间休息"，从卡通世界中出来。

在早期的访谈中，汤姆同时说明了"坏的"分裂世界的一些特点。他描述客体，他的人不见了。在废弃厂房里的骸骨、面具内空无一物的黑骑士、冰冷的山洞、兀鹫以及逝去文明留在岩壁上的文字，这都是汤姆内心的表现——他的世界中不好的客体，他们是冷的、死去的和无用的。这些客体代表着外部世界的生活，因此汤姆仍基本处于对他早期自恋生活的依恋中。这种强烈的消极的婴儿般体验促使其分裂成两个不同的世界。似乎在他婴儿时期，曾有过一些快乐经历——例如被拥抱——这为他的"完美"世界提供了线索根源。在喂食时汤姆感觉到剧烈的疼痛，这时明显产生了"坏"的体验。因此在幼儿时期他不能发展将"好"与"坏"世界整合起来这一重要步骤，"分裂的"客体的需要被保留下来。

对汤姆而言，处于需要状态是一种巨大的威胁。那个处于冥想状态的尼泊尔人感到饥饿时（于是产生对食物的需要），就会出现困难。他伸出手取食物并与外界联系，但随后由于手臂"瘫痪"而停止动作。汤姆似乎再次体验到早年幼儿时期的饥饿——进食经历，当要给他喂食时，因为预期会体验到疼痛，汤姆要花费很大的精力来控制自己。

那位尼泊尔男人是自我抑制禁欲主义的体现，这个人仅靠每星期一个橘子的汁水生存下来。那个颤抖的老妇人同样体现了自我抑制，她努力地想将线穿进针眼，但从不要求他人帮助。这些形象是汤姆的自我呈现和自我典范。他们明确地描述了汤姆已取得的适应性——他们在与真实世界之间形成了一个壳状的缓冲器，即使他们确实有这些需要。汤姆在他自己与客体之间建立障碍，有效地减轻了来自真实世界的疼痛。他的日常生活明显反映了他和真实世界主要方面之间的建立起来的距离。

汤姆和马修都是通过退回到幻想世界中来应对他们觉察到痛苦的外部世界。可是他们幻想世界的特征有很大不同。在汤姆的思想和观点中表现出"次级思维加工"（抽象能力，运用比喻和象征的能力）的许多方面。和马修非言语性质的卡通世界相比，汤姆有着丰富的言语词汇和进行演讲的能力。汤姆还能广泛使用象征形式和比喻，而不只是马修的游戏中特有的大量的直接动作。汤姆也具有创造和综合能力，他能通过广泛阅读和智力加工将想像整合成各种意象。汤姆能够形成升华，而这在马修身上是没有的。有着自恋性障碍的成人获得工作和职业上的成功是常见的。而边缘性障碍的成人则很少能在工作中取得成功。差别在于他们各自的自我功能特性不同。马修的卡通模式有着幼儿游戏的特点，游戏中，战斗和胜利（例如凸眼睛和布鲁托）能带来想像中的成就感。这与汤姆塑造的尼泊尔男人特点稍有不同，这个人代表一种复杂的自我表现，其中生动描述了食物、需求和禁欲主义。

自我功能的不同水平使心理治疗师在治疗自恋障碍儿童时使用大量的揭

示技术。在治疗的早期阶段，汤姆逐渐对自己过于孤僻的特点感到非常矛盾。一直以来所形成的呆在自己房间里、远离他人、固定的安全范围这都使他多次感到"孤独"和"无聊"。汤姆和治疗师开始形成治疗联盟，在这一联盟中，他们有了一个共同的治疗目的——他们试图理解汤姆从现实世界退缩的需要，如果可能，甚至会改变这种孤僻状态的某些方面。

当汤姆的"亨利故事"描绘了太阳谷的理想情景，治疗师开始进行解释（提供材料的潜意识内容）和重构（把这些内容放入过去发展的情境中）。他和汤姆一起讨论由于汤姆年幼时体验到的剧烈疼痛而创造出并产生依恋的舒适世界。与这种痛感相对照，汤姆已经建构了一个缓和这些疼痛的世界。而且，治疗师补充，他现在通过卧室的这种特殊的环绕物和在他活动范围内的隐蔽城堡继续建构这种减轻痛苦的环境。他的这些举动似乎表示过去那种疼痛的威胁仍存在。

当汤姆在他的幻想世界中描绘出空的和无用的物体形象（废弃的厂房、骸骨、黑骑士等等），治疗师开始慢慢解释它们的意义。例如，"小男孩"（汤姆）已逐渐"了解"（因为在吮吸过程中感到疼痛）喂给他吃的东西是冷的、难吃的，并且了解外在世界是可怕的。也许过去的这些情感使他认为现在的所有人都是这样的。因此，他躲避教师、父母、其他成年人和同龄人，一天之中很少与他人产生交互作用。

当以隐喻形式出现尼泊尔人和颤抖的老妇人时，治疗师解释汤姆对与客体接触怀有巨大恐惧。这两种形象都表现出对帮助的强烈需要，但是与他人隔离的需要仍然存在。这实质上体现汤姆在家及在校的表现。他担心如果他请求帮助，他会再次体验到强烈疼痛并因此受伤。这种担心来自他婴儿时期情感而不是现在的现实世界。这些干预开始形成重大转变，这些转变在心理治疗的下一阶段出现。

临床资料：后期治疗

治疗的第一年是汤姆早期治疗。在接下来的 4 个月治疗中，汤姆的自满情绪逐渐消退，压力却随之增大。汤姆经常觉得自己像是"关在笼中的动物"，在房里到处搜寻想要做点什么事，但什么也没找到。他不再消极地坐着，而他主要的抱怨就是感到非常无聊。

最初，出现一些记忆。这些记忆是自然出现的。汤姆回忆起和年长的哥哥们在一起的快乐时光。他想起和他们一起坐在卡车后面去城镇，和哥哥的朋友们一起露营，回想起篝火、唱歌和吃的食物。他还记得在太阳谷时从家里走很长的路去到镇上，当他被店里的售货员吓住时，他的哥哥如何帮助他并买了他想要的糖果。治疗师清楚地提示汤姆，他现在感到很孤独，他所拥有的记忆是一些爱的片断，以及他生命中亲密的人在一起的时刻。

他开始冒险去城镇，这超出了他家周围的范围。但他抱怨城镇的气候不好，城市不适合他。那里污染很严重，他渴望去太阳谷。他说他担心在城里有些歹徒想绑架他索取赎金，因为他来自一个富裕家庭。然而每个周末他都要去城里。

在访谈中移情因素更加明显了。汤姆详述了一个逐渐形成的游戏。这是一个主要的连续故事，他乐于去思考。他是要被谋杀的对象，他的母亲是这次阴谋中的重要成员，但没有任何迹象表示她是这一邪恶组织的成员。治疗师也是成员之一，是最近雇用的，治疗师的目的是为他洗脑以使他不像原来那样警惕。他可能在城里任一条街的角落被暗杀。他想像他带着一架机关枪坐车穿过城市，猛烈地击退那些攻击者。当他穿过城市时他带有许多秘密武器（想像中），想用的时候他能够立刻用到这些武器。一连许多星期，他不断对这些想像添加细节，详细阐述。这一充满情感的远距离场景中使他感到愉快的就是当他穿越城市时，他不会觉得烦闷无聊，展示这些主题使他处于兴奋和冒险刺激的状态。

在汤姆新的亨利系列故事中，现在清楚地加入了其他人。亨利发现了一群小猫，他把它们带回家饲养，它们是被遗弃的。但亨利的母亲对猫非常过敏，只能让它们呆在车库里，结果这群小猫在夜里四处游荡而后走失了。

尽管有着漠不关心或厌恶的客体的这种消极内涵，然而汤姆和治疗师关系明显更密切了。一天，当他们一起讨论未来计划时，汤姆没有说希望成为像父亲一样的物理学家，而是突然说出"像父亲一样的精神病学家"。治疗师指出这一语误现象并评论汤姆对他有着父亲的情感。在另一次，汤姆注意到治疗师在一连几次访谈中都表现得相当沉默，他说他知道为什么治疗师如此安静。他用非常激动的语气说治疗师想给他机会展现自我，让他真正的内心世界出现。在此治疗师的安静被看成是爱的、感兴趣的和有感情的沉默。

汤姆内心这些新出现的方面同时也充满了攻击性，当汤姆挖掘出更多的内心材料时，他的"真实情感"更加容易表现出来。他梦见在一个舞会上，他母亲受到楼下的几位客人的关注。当她走过来向他说晚安时，他注意到在母亲白色的罩衫上有一滴血渍。而后他意识到他手上拿着一把刀。当他描述这个梦时，汤姆紧紧攥着拳头，脸上充满愤怒。另一个梦的片断是关于吸血蝙蝠。他说尽管这些蝙蝠看上去丑陋、令人恶心，在蝙蝠之间他们是互相接受认同的。然后他说他觉得自己丑陋、脾气暴躁。在这一时期的另一个梦里，他从阳台观察一个女巫的大聚会。那些女巫来回奔跑，在她们之间有很多活动。他意识到当他观察她们时，她们正打算互相之间练习巫术，而且要影响整个世界。汤姆觉得当他醒过来时，与其说对这群人感到害怕，不如说是被深深地吸引，他喜欢她们所拥有的力量。他很聪明，他想到如果他有了控制世界的能力，那会不会是很可怕的事情呢？

与此同时，在汤姆的现实表现中出现了一些转折点。他开始喜欢学校，喜欢那里的工作。他感觉现在有了新的动力去完成作业，并且第一次在课堂上主动发言。当他说出一个经过仔细考虑后的答案，老师对他微笑表示满意，其他同学也同意他的答案时，他觉得非常高兴。而且第一次有几个人对他说话，邀请他在"公共"桌上一起吃午餐。而且，他说他和母亲有了共同的感受，这在以前从未有过。当他和母亲一起坐车时，他想起在电视上看过的滑稽节目。他非常想把这个节目告诉某个人。于是他告诉了母亲，母亲笑了。当汤姆和治疗师一起讨论这种交互作用时，很明显这是他记忆中第一次把有关自己的事情告诉母亲。他总是回答人们提出的问题，从来没有把有关自己的事情告诉他人。而且，汤姆曾经不相信他确实能使别人笑——即他可以对真实世界、母亲、老师以及班上同学产生真正的影响。

再讨论

在心理治疗阶段中，汤姆（像马修一样）从他的孤独世界中走出来，因为它已变得与自我不相容。在早期它能保护汤姆，而现在汤姆觉得像"关在笼中的动物"。因此，他会冒险去"被污染的"城市，通过这样做开始应对他曾经"分裂"并回避的某些可怕的攻击性。

是什么促使变化发生，使汤姆开始走出他的孤独世界？一个主要方面是受到日益增长的对治疗师的积极移情作用和力比多（爱的）联系的影响。这表现在他无意中说出（希望）要成为"精神病学家"，能够理解治疗师的有时相对沉默，逐渐增强与他人分享内心感受的愿望，以及对治疗更多的关注。和治疗师之间的快乐关系再次刺激他对联系的需求，并突出了他强烈的孤独感。因此，和他哥哥在一起时的联系、亲密和温暖的美好的记忆在他的联想中出现。我们能推测他对治疗师产生的移情能力有着早期的基础——他和父亲之间积极的关系。治疗中的这种体验使他逐渐对他建立的孤独无力的世界感到不满意。因此在家里他成了永无安宁的"笼中动物"，要寻求更多的接触和联系。但当他试图放弃封闭的世界时，他再次体验到早期他一度防御的恐惧和焦虑感。当他需要人们并且寻求联系时会发生什么？

是什么导致这种积极的移情的发展？用弗洛伊德的"强迫重复"的概念解释是有帮助的。在心理治疗的过程中，病人将体验到过去的主要冲突和被压抑事件（被意识所隔绝阻拦）。在后期治疗中的材料表明汤姆早期寻求并重视积极的爱的依恋，而且在治疗中他重新开始寻求这种依恋。随后治疗师能够指出他现有的强烈冲突（过去的重复）。例如，当汤姆简洁而优美地描述他哥哥时，治疗师评论到他那时喜欢和其他人在一起，这种联系给了他很多快乐，可是现在，他似乎与世隔绝地生活，突出这种矛盾可以促使汤姆想改变目前与外界隔离的方式。

当汤姆日益对自己这种精神分裂样的退缩感到不满时，"难以整合的"坏的攻击性世界就重新出现。他首次进入的城市是被污染了的，到处都是歹徒、绑架者和凶手。他的母亲是所有罪恶的化身，甚至治疗师也成了"万恶的"客体之一参与这一阴谋。早期带给他强烈痛苦的幼儿期攻击性世界再次出现。当这种充满威胁的世界出现时，汤姆最初通过他的袭击城市的游戏，阻挡内心的恐惧和对抗狂暴。在游戏中他带着机关枪和其他武器来消灭暗杀者。

当汤姆呈现出这个攻击性世界，治疗师就有机会进行大量的干预——对防御、内容和重新构建进行解释，这将逐渐对汤姆起到帮助作用。治疗师进行大量干预，将汤姆对现在充满敌意（如被污染的、充满攻击性的城市）的世界看法与当他是小男孩时不断受"外部"疼痛攻击时体验到的世界相联系。当他清楚他把过去对城市的看法附加到现在时，他开始不再那么害怕离开他家的周围。治疗师同时解释了他母亲和其他人策划的针对汤姆的这一"情节"的意义。治疗师把他现在对母亲的不信任及母亲的谋杀企图与他是小男孩时对母亲体验到的情感相联系。汤姆由于他曾体验到的痛苦，已建构起每次喂食时是被一邪恶女巫下毒的想法。治疗师同时提及任一小男孩都会有的对抗-愤怒情感。汤姆用他的机关枪消灭了所有的刺客。当一个小孩感觉正被毒害时，他不仅会害怕，而且会想要杀死看见的每一个人，尤其是他想像的邪恶的女巫——不断给他吃有毒食物的母亲。

对于边缘性或自恋障碍儿童，一个主要问题是他们在整合前性器期的原始攻击性时所遇到的终生性困难，这两种困难都产生于自我并投射到外部世界（Kernberg，1984）。当汤姆变得较为适应在城市家庭中的"游戏性的"杀戮情感，他能够将这种情感归因于自己，他就可以容许更多真实情感的出现。他在女巫聚会的梦中体验到对母亲的愤怒，他强烈感觉像那只丑陋而愤怒的蝙蝠，他热切认同那些出于邪恶目的想统治世界的女巫。治疗师继续描述这种"毒害"（汤姆觉得）小男孩的强烈情感。这个小男孩想报复他母亲和整个世界。他想让干净的、遗弃他的母亲流血。在他愤怒的想像中，他想成为一个丑陋的吸血蝙蝠（口头毁灭性愤怒），因为他早年遭受的苦难而报复现实世界。是不是女巫的聚会正反映他内心想像母亲——女巫们在每次喂食时对他的抚育和折磨？汤姆认真地听着这些他早年内心情感世界的结构。

如前所述，当汤姆的攻击性幻想出现，并且由于治疗较少出现坏影响，真实世界变得不那么可怕。学校、同伴、家变得不那么难以对付，他愈来愈关注于联系和知识的学习。在心理治疗中后面的连续几个阶段，汤姆的强烈愤怒的情感爆发出来，经常是指向治疗师和他自己。并且随着对这些情感的理解，汤姆对现实的投入进一步增强。在以后几年中，汤姆的孤僻明显改变了，但治疗师评论，汤姆和他人亲密的能力仍受到一定限制。例如，他向同伴讲述一些有趣的故事，而不是像其他人一样随意聊天（涉及自己的情感）。

三、总　结

上述两个案例（第八章和第九章），在幼儿期都明显存在一定程度的严重病理症状。这两种儿童在客体关系障碍和早期分离－个体化发展阶段表现出一些相同的性质。然而在儿童的自我功能和成就能力方面有很大差别。这些差别相当大地改变了两者的治疗可能性和对病症结果的预测。类似汤姆的儿童具有良好的自我功能，能够进行一定程度的领悟心理治疗。而像马修这样的儿童可以主要通过支持性和建立自我功能的治疗技术来帮助他们改善不良的适应性。

回顾对汤姆的治疗过程，我们可以看到许多与对神经症儿童的揭示性治疗过程相类似的地方。主要的干预是通过解释和重新建构来进行。对自恋障碍儿童治疗的主要差别不是治疗本身的模式而是治疗师需要理解的特定内容。他或她必须熟悉儿童在婴儿期和学步期的早期发育过程，了解早期与亲密客体进行交互活动的本质。早期历史的这些方面会在儿童的象征材料（如亨利的故事）中出现。另外，通过认识"分离"的机制和儿童所形成的"都是好的"/"都是坏的"的心理建构，治疗师特别需要理解攻击和适应的作用。

参考文献

Abend, S., Porder, M., & Willich, M. (1983) . *Borderline Patients. psychoanalytic Perspectives*. New York: International Universities Press.

Beren, P. (1992) . Narcissistic disorders in children. *Psychoanalytic study of the Child*. 47:265-278.

Fast, I. (1970) . The function of action in the early development of identity, *International Journal of Psycho-Analysis* 51:471-478.

Fast, I., & Chethik, M. (1972) . Aspects of depersonalization experience in children. *International Journal of Psycho-Analysis* 53: 479-485.

Fernando, J. (1997) . The exceptions: Structural and dynamic aspects. *Psycboanalytic Study of the Child*. 52:17-28.

Fernando, J. (1998) . The etiology of narcissistic personality disorder. *Psychoanalytic Study of the Child*. 53:141-158.

Kernberg, P. (1984) . The psychological assessment of children with borderline personality organization. Presented to the American Psychoanalytic Association, New York.

Mahier, M., Pine, F., &. Berman, A. (1975) . *The Psycbological Birth of the Infant*. New York: Basic Books.

Meissner, W. W. (1984) . *The Borderline Spectrum*. New York, London: Jason Aronson.

Pine, F. (1985) . *Developmental Theory and Clinical Process*. New Haven, CT: Yale University Press.

Rothstein, A. (1977) . The ego attitude of entitlement. *International Review of Psychoanalysis*. 4:409-417.

Settledge, C. (1977) . The psychoanalytic understanding of narcissistic and borderline personality disorders. *Journal of the American Psychoanalytic Association* 25:805-834.

第十章　焦点问题的治疗

　　本书的这一部分（第三部分）至此对长期存在发展问题的儿童进行了集中讨论。神经症、性格病态、自恋和边缘性障碍是在发育的俄期和前俄期形成病源。这些儿童的治疗目标是产生"结构性的变化"——影响驱力、自我或超我成分，改变人格结构。例如，讨论佛瑞德（强迫症儿童，第六章）的治疗目标时，我们发现他的症状主要是由于他严厉的超我对他"不可接受的"攻击冲动的反应造成的。治疗的目标是产生结构性的改变，调整佛瑞德已经形成的严厉的持久的超我反应，使内在冲动更容易被佛瑞德变通接纳。为了达到这个结构性改变的目标，必需的揭示过程需要几年的时间，来进行深入的心理治疗。与之类似，在边缘性儿童马修（第八章）的案例中，心理治疗的目标是提高自我功能的品质（结构性的改变），使该儿童可以在现实世界中正常作用。自我的组成部分（如信号焦虑、防御）通过治疗过程得以重建。同样，这需要一段时期的心理治疗。因此，当我们通常想到通过治疗产生结构性的改变（改变长期的心理病理模式）时，差不多意味着这个治疗会是密集的（每周一次以上），且是长期的（通常要几年时间）。

　　有时候，虽然儿童经历的许多情形对他们的发展增加了压力，但是，这些儿童并不需要广泛深入的心理治疗干涉或做重要的内在改变。这些体验主要是由儿童生活或家庭生活中的一些焦点压力事件造成的，它们可能导致儿童发育过程脱轨，或是已经对儿童的功能引发了一些新近的改变。这常常被归为"反应障碍"——对压力事件做出反应的障碍。下面列出了可能在儿童生活中出现的这类事件，但是肯定还有遗漏：

　　（1）家庭中的死亡事件（父母、兄弟姐妹、亲属）；

　　（2）家庭中的离婚事件；

（3）儿童的外科手术或其他住院治疗；

（4）家庭成员的身体或心理的严重疾病；

（5）儿童的重病；

（6）家庭成员的自杀；

（7）父母的"生活危机"（工作、私事等）；

（8）弟弟妹妹的出生；

（9）与抚养者长时间的分离；

（10）家庭混乱。

对于那些人格整合较好的儿童，这些事件只会带来变化的压力，过一段时间就能够得到控制，这些儿童不需要专业性的干预。另一些儿童由于危机的影响表现出显著而持久的变化。许多儿童是间接地受到影响，事件本身产生的影响较少（如，兄弟姐妹的死亡），更多的是受到父母反应的影响。父母做父母的能力在这种情况下往往会有一个变化。例如，一个悲伤的妈妈要料理一个孩子的死亡，她自然没有能力去顾及其他成长中的孩子。父母的改变可能构成了儿童发育中的基本冲突。

如果儿童对这些事件或父母的改变所表现出的反应不只是短期的现象，评估也表明存在问题，那么推荐采用"焦点问题的心理治疗"是较为合适的。干预可作用于儿童、父母，或二者。一般来说这种治疗历程要比治疗结构性变化的儿童所需的时间更短，治疗可能是几个月，最多需要一年。本章的目的是详细介绍这种干预，讨论这类工作过程中一些常见的不同之处。

一、准备过程

前面提到的所有的应激事件都曾在临床专业文献中有丰富的介绍。这些报告有一般性的（例如，对离婚、死亡、疾病的典型反应），也有案例报告（对这些儿童的特殊治疗过程）。如果要对可能是反应障碍的儿童继续进行评估和治疗，阅读一些临床资料是非常有益的。它能够帮助治疗师在评估过程中区分是暂时的反应（正常的）还是病理的变化。它能够指引治疗师认识到给儿童带来麻烦的事件所具有的特殊成分（如，忠诚冲突，离婚中的和解愿望）。文献还介绍了这些事件怎样影响"特殊发育阶段"的儿童，不同的发育阶段会改变儿童的经验。例如，抚育孩子的母亲因病长时间与孩子分离，这对2岁学步期男孩的影响要超过对6岁"俄狄浦斯期"男孩的影响。2岁儿童将与丧失和生存的问题做根本性的斗争，而6岁儿童更着意于负罪感，他觉得是他的冲动（主要是性的）将妈妈"赶走"了（他的认知）。6岁儿童能够更好地利用其他客体（如爸爸）处理丧失的问题，而2岁儿童还会驻留在无可逃避的失去依靠的强烈痛苦中。

在这一章中将介绍两个案例，前一个讨论一个儿童应对离婚的问题，后一个案例讨论的是一个儿童失去妈妈的反应。这些材料详细介绍了评估过程和治疗过程。

二、案例1：离婚的冲击

理查德是一个金发小男孩，6岁半，一年前父母离婚，之后他逐渐表现出消沉沮丧、无精打采。父母说理查德在家庭危机出现之前是一个各方面发展很好的孩子。比如说他在幼儿园里表现良好，被认为是一个聪明孩子。现在他在一年级表现出"动机不强"，功课上也没有展示出他应有的能力。尽管他在学校里和邻近都有不少朋友，但他与朋友们玩耍的兴致明显降低。他以前和爸爸妈妈都很有感情，善于合作，现在与父母中的任何一位都很少有热情的互动。无论在妈妈的房屋还是在爸爸的单元房，他对家务事和其他任何任务都变得无动于衷。他的变化非常显著，而且表现出与父母婚姻破裂有关。在理查德的评估过程中，他有点悲哀，基本上是闷闷不乐，不愿合作。很明显，这表明他有着强烈的愤怒，但是难以直接地、口头地或在游戏中表达出来。

诊断的有关事项（准备过程）

前面提到，治疗师首先熟悉当前有关"冲突"事件的文献资料是非常有益的。在心理动力学的构架中，有相当多的文章和书籍讨论分离和离婚对儿童的冲击，作者包括 Wallerstein 和 Kelly（1980），以及 Kalter（1977），McDermott（1970）和 Dahl（1993）。一般来说，离婚被视为发展的障碍，会对儿童产生强大的内在压力。受到婚姻破裂的冲击，儿童通常要处理好四种主要的情绪：①愤怒／发怒、②丧失／悲哀、③负罪感／自我谴责、④恐惧。

儿童因为感觉受到家庭生活破裂的欺骗，受到安全感的欺骗，他们的一个典型反应就是内心被激怒。愤怒可能外现出来，非常明显（例如，通过对抗或直接的反社会倾向表达出来）。儿童也可能因为害怕更大的丧失，感到愤怒有威胁性，从而强烈地控制愤怒（从恐惧症的症状中可以看出迹象）。一个孩子不看电视，因为他看到攻击性的直接表达会让他充满强烈的焦虑。攻击"愿望"被压抑，其表达（甚至在电视人物中）成为恐惧的来源。

据这些文献介绍，儿童通常会体验到实质性的"真的丧失"。与父亲（一般不监管孩子的一方）的关系发生了实质的变化，在家庭的意义上也会感到有重大的丧失（Lohr，Press，Chethik，和 Solyom，1981）。儿童会出现直接的悲伤表现或其他悲伤症状，需要进行内在调控。

"负罪感"是儿童在分离和离婚的痛苦中非常常见的情绪体验，它通常有几种来源。大多数幼儿有自我中心的错觉，认为自己是离婚的主要原因。这种自我谴责常常导致自尊的丧失（感到自己很坏）和需要受惩罚。"忠诚冲突"（Loyalty conflicts）常常加重了负罪感。父母之间通常有较深的积怨，许多儿童受到双方的撕扯折磨。听到父母一方对另一方的诋毁之辞，儿童常常感到有压力要表示认可某一方，而与此同时，他们内心希望与被诋毁的另一方父母加强爱的联系。这种斗争导致了不忠的感觉和负罪感。

在婚姻中断和离婚过程中，儿童内心会有许多"恐惧"。尽管他们害怕分离的父亲抛弃自己，但他们常常更担心妈妈也会进行类似的抛弃过程。因此，我们经常看到儿童紧紧跟着大人的行为和分离焦虑的一些症状。生存的恐惧很突出，表现在对金钱的在意或是专注于食物。

根据理查德的初步资料，我们可以对他的内心斗争做出什么样的推断？在一年之中是什么改变了他的行为？理查德在学校"动机不强"，与同伴互动很少，与双亲疏远，责任感降低。这表现出几种可能的冲突。理查德表现出正在与他的愤怒做斗争，愤怒源自于他对离婚的体验。他在学校、在家的退缩模式可能是一种被动攻击形式，理查德在评估期采用愠怒的、不配合的姿态也在一定程度上证实了这一点。消沉的情绪"耗尽"了他工作和活动的能量，他也在与消沉的情绪做斗争。

正如前面所讲，治疗师在最初的评价阶段中进一步界定他或她对事件冲突的理解是非常有帮助的，特别是在儿童发展挣扎的背景下进行界定。当婚姻破裂发生时，理查德处于发育的性器－俄狄浦斯期，也有文献描述了"俄狄浦斯期"儿童遭遇离婚的问题（Neubauer，1960）。正常的俄狄浦斯期男孩与爸爸有着天然的竞争，妈妈成为性的对象。分离和离婚会对这个阶段的儿童产生什么样的影响呢？根据资料，发育中的重要问题是离婚（典型的情况是爸爸离开家）常常使俄狄浦斯期男孩"确信"他在核心家庭的三角关系斗争中是一个"胜利者"。可怕的愿望居然变成了现实，这种胜利常常给儿童造成强烈的焦虑。理查德的初步资料提出了包括他的俄狄浦斯期斗争在内的几种假设。理查德表现出对妈妈的冷淡退缩，亲密的有感情的关系消失了。这种退缩是否表明理查德的确非常害怕自己"性的"感觉，因而试图远离妈妈？同样，我们发现离婚后他与爸爸的交往也没有了自发性，这种改变是否表明理查德开始害怕向爸爸表现出竞争？这个时期的幼儿向爸爸表达出竞争感是正常的。理查德竞争愿望所存在的问题是否也制约了他在学校的表现？要知道，学校是一个倡导竞争的场所。

通过评估，决定对理查德采用焦点问题的心理治疗来处理离婚对他造成的冲击，这个冲击已经明显阻碍了他的发展。理查德治疗了6个月时间，每周一次。他的妈妈每两周来一次，爸爸偶尔来一次（差不多一个月一次）。

治疗过程

在治疗开始的阶段，理查德精心设计了激烈对抗的游戏。两军对垒，装备有坦克、汽车和装甲车。还形成了战略：诱敌深入的伏击战、精心制作的间谍计划、烟幕屏障和空中侦察。理查德还有一批对手没有的特殊武器。他有一种大蛇能征服对方所有的军队，需要所有军旅的全部力量才能从它的头上把巨大的毒液囊去掉。理查德还有一种彩带喷气机，是装备有火焰喷射器的特型飞机，敌人的任何路障都不能阻隔它。最厉害的是他有一些随叫随到的黑色怪物，它们身上有"毒刺"，可以刺穿并阻止敌人的士兵，把他们杀死。

这个游戏为理查德和治疗师探测主题提供了机会。治疗师指出理查德是多么想要一个超级的特别的刺。当他想到爸爸和大人们有这样超能的刺，他似乎很害怕，因为这意味着大人有着超凡的能力。理查德笑着说他的刺里只能流出橘子汁。他从他的化学装置中取出化学药品，在咨询时间里制造多种混合物。治疗师说他希望和爸爸一样能在刺里有特殊的化学成分，理查德坦白说他喜欢把床尿湿——非常温暖。卫斯克是他的猫，常常和他一起睡觉，这就是卫斯克有了小猫的原因。治疗师在一段时间中温和地强调，理查德希望像爸爸一样完全长大，做爸爸能做的所有事。仍然当小孩对他来说很难过，让他感到悲哀、愤怒和恐惧。有时他不得不假装自己拥有所有的能力，他就是大老板。

在起初的工作中，理查德与爸爸暗地竞争的强烈感觉所带来的严重焦虑出现了。理查德嫉妒并害怕爸爸的力量和能力，这表现在他对"刺"的关注，和爸爸相比他是多么微小，悲哀的感觉一直伴随着他。无疑，对儿童进行这种类型的治疗工作十分常见，无论这些儿童是否受到父母离婚的冲击。但是，正在持续的与爸爸之间的核心感情关系的中断加剧了儿童正常的冲突，他的幻想更难服从于新的、性质有变化的现实亲子体验。没有爸爸像以往那样对幻想的真实性进行"考验"，幻想保持了原有的力量。

理查德这时开始了他长长的系列故事，他称之为"道吉房屋"。在他的故事里爸爸妈妈在打架。宝宝仍在妈妈的胃里，听着外面的喧闹。爸爸不想要孩子，但妈妈想要，这就是他们打架的原因。宝宝爬了出来，用拳头打爸爸，然后带着妈妈跑到他特殊的"道吉房屋"。这个房屋破旧、廉价、年久失修。在那里他仔细地种了一个大菜园，能够提供他们所有的食物。他砍木柴烧壁炉，妈妈和爸爸"离婚"了。这个道吉故事和冒险还有下文，不过故事的结尾经常并不幸福。比如，警察来了，宣称这个宝宝是出逃者。尽管妈妈不顾一切地反抗，想救他，他们还是用锁链套住宝宝的脖子，把他带走了。

道吉故事说明了理查德对婚姻破裂有一个隐藏的观念。他感到自己的破坏行为和嫉妒想法对父母"离婚"负有责任。他刚刚开始的性器－俄期的强烈愿望和他以自我为中心认识世界的认知角度，在离异发生时二者都正在发挥作用，这导致了他的自我谴责和后续的负罪感。他和他的治疗师，在道吉故事的背景下，开始去澄清一些现实问题，包括难相处的婚姻和父母过去的打斗等。这些故事引出了丰富的恋母资料——他对妈妈温柔关心的感觉不只是在故事里，在现实中也有表现。理查德坦白说他常常趁妈妈出去的时候，溜进妈妈的卧室，打开她的珠宝盒。他能看到她的结婚戒指和那里所有的金首饰。

慢慢地，新的故事中表现出一种新的观念，对成年男性的移情增强了。新的故事系列叫做"老人弗吉"的故事。"伐木山人"是一个青年恶势力团伙，他们袭击老人弗吉的房子。他们砍倒枯树，砸他的房顶。他们把木头扔进他的烟囱，他吓了一跳，火也灭了，生活得很悲惨。但这只是一个恶作剧。当老人弗吉因线路失火，真的被困在火里的时候，山人们一个站在一个身上，进入二楼开着的窗户，把老人救出来。然后他们做了一大壶汤，把这个幸存者暖过来，还和他分享食物。理查德的木偶戏里还有一个聪明的老猫头鹰，它能让不停地偷珠宝、难以控制的小猴子减少冲动，还能让一个原始的老虎爸爸木偶减少邪恶，老虎爸爸本来要把小猴子撕成碎片。在聪明的老猫头鹰的影响下，小猴子和老虎爸爸达成了持续的妥协。小猴子学会了如何工作，获得了许多财富；老虎学会了从小木偶的嬉戏中获取乐趣。

每次咨询时间中都有其他一些活动。有许多特别快乐的新游戏，具有竞争性，非常需要技巧。理查德介绍了一种复杂形式的"剪包锤"游戏，玩起来快成了狂热的战斗。治疗师和儿童还进行一种"刽子手"游戏，是一种特殊的猜词游戏。理查德准备好一个最长的词，为了打败治疗师——"hamburger（汉堡包）"、"television（电视）"、"somewhere（某地）"等。治疗师用更长的词谜来应对——"sometimes（某时）"、"nobody（无人）"和"Mickey Mouse（米老鼠）"等。治疗中的智力斗争在学校有了反应，理查德开始热心地投入学习。

讨论

在治疗开始，理查德就表现出性器期、俄期和性潜伏期早期的一些问题。看起来他在婚姻破裂之前对这些问题都处理得比较好。父母离婚，他失去父亲造成部分感情损失，这两方面的影响使他表现出停滞了与年龄相适应的发育过程。

理查德的案例说明了离婚经历导致的儿童偏差，这也是焦点问题心理治疗的一次应用。理查德最初对自己性器期竞争性的驱力非常害怕，这足以导致他压制了自己在学校的自信，也压抑了他对母亲的温柔感觉。作为替代，他对妈妈表现出退行性的退缩，在学校表现出使用智力方面的无能。

现存的症状和潜在的冲突被认为与父母离婚激起的情绪有关。对理查德而言，被离婚引发的情感和冲突包括"焦虑和自我谴责的感受"，因为他造成了父母离婚这么严重的生活事件。"潜在的强烈负罪感"，因为他在竞争中胜过了父亲，"赢得"了妈妈（即：与之生活在一起）。"幻想受到报应而感到的焦虑"，因为他的胜利是被禁止的。"悲哀"，因为爸爸搬出了家，他失去了爸爸。对性器期竞争的禁止，对妈妈挚爱感情的禁止，是用来对付这些痛苦的情绪的。生活在单亲的家庭中只和妈妈在一起，一周只能见到爸爸一次，这种现实加重了这些冲突，使这些冲突更难以化解。没有爸爸，单独和妈妈生活的现实刺激了他被禁止的潜意识的恋母愿望，使他几乎不可能对母亲持有挚爱的情感。同时，当爸爸在理查德的生活中不再处于情感中心的位置时，理查德可怕的幻想中那个愤怒的、无法抵抗的、报复心很重的俄期爸爸形象就无法在与爸爸的相互作用中得到检验。

在 6 个月的治疗中理查德有非常显著的变化和成长。尽管治疗关系有许多惯常的方面（例如，治疗师解释可怕的潜意识幻想是不真实的，对安全情感的防御是为了抵御痛苦的情感等），但是，治疗关系的主要方面具有特殊的性质。按照患者的倾向性，治疗师成了具有攻击性的竞争者：起初他是可怕的、吓人的，但是伴随着治疗中性能量提升的背景，游戏中的竞争变得越来越有趣，令人感到愉快。在新客体的帮助下，可怕的报复性的阉割被现实经验纠正，理查德对他自己的攻击感到越来越放松。他整体上变得更为合作，还能够在学习中运用攻击性了。

同样，在客体与超我整合的治疗过程中，变化出现了，建立了依附关系。成年男人，起初只是单维的袭击者，将小孩子套上锁链带走，慢慢地变成了完整的人。老人弗吉可能被伤害而且贫困，理查德能够对他的痛苦产生移情。游戏中的聪明的老猫头鹰代表了强大的男人，他温和、有思想，同时又有力量。理查德对治疗师发生认同作用。他对待自己恪守超我的禁令变得不那么严厉了。急躁的小猴子是自我的象征，它不必被锁在监狱，它可以被"宽恕"，因为它还处于成长的过程中。理查德的道德对他的冲动变得更有耐受力，也更为现实了。

只有在可以得到足够的客体的情况下，这些发展任务——更为放松地攻击，客体的发展中感情得以继续，对超我禁令的调整——才能在正常发育中完成这些改变。理查德在焦点问题心理治疗中与新客体建立了联系，新客体起到了爸爸不再能提供的整合作用，从而理查德正常的演变过程得以继续。

三、案例 2：居丧反应

桑德拉接受评估时 8 岁半，当时离她的妈妈猝死有一年半的时间。她的妈妈死于车祸。出事时，驾车的是家里的一位朋友，也在这起车头相撞的车祸中丧生。这起事故是由于对撞的汽车司机的错误造成的。

所有的家庭成员在一段时间中都感到震惊和麻木（不相信），这包括桑德拉的爸爸和她的弟弟詹森（比桑德拉小一岁）。出事后几个月里的记忆已经模糊了，但是爸爸记得两个孩子都有一些时候，表现出强烈的悲哀、哭泣和失落。

桑德拉在生活中一向表现得很好。她是一个杰出的学生，在妈妈死之前有许多朋友。自从妈妈出事后，她还能够继续保持良好的成绩，与朋友和亲人相处也不错。她过去与母亲的关系可以描述为"亲近"、"温暖"，在桑德拉过去的发展过程中没有经受过明显的紧张和压力的时期。

她妈妈死后6个月，E先生（桑德拉的爸爸）遇到了一个年龄与他相近的离婚女人。经过6个月的恋爱，他们结婚了，两个家庭合在一起。桑德拉有了继母，还多了一个姐妹，玛格丽特，和桑德拉同岁。

治疗和推动力来自桑德拉自己（爸爸再婚后6个月）。她说晚上非常害怕，越是接近晚上睡觉时间她就越变得十分焦虑。她无法描述她为什么害怕，只是简单地说害怕"噩梦"。父母也感到虽然桑德拉对继母很有礼貌，彬彬有礼，但她对家庭的新成员持克制和超然的态度。桑德拉体验到的持续的距离感让父母感到失望，但是也只能让她"依着"自己的步调。

在对桑德拉评估的会谈中，治疗师泛泛地谈到女孩子一般到了陌生的新环境怎么样自然地感到害怕，这时她表现出适度的忧虑，但是比较放松。当讨论到她夜晚的恐惧时，看得出她变得悲伤和焦虑，她无法描述出她的恐惧，也无法通过画或写向治疗师加以说明。但是她表示她想有一个私密的空间分享这些感受，她暗示她将会慢慢地把她的伤痛告诉治疗师。

由于治疗师对桑德拉的内心斗争没有充分地了解，他建议治疗每周两次，随时可以调整。他感到她可能正在处理妈妈死亡和爸爸再婚引发的强烈情感，他认为进一步了解桑德拉后，他能够提出更好的意见。治疗师决定治疗每周多次而不是每周一次，是希望能处理好创伤事件引发的强烈情感。比方说，离开这个带有强烈悲痛反应和焦虑的孩子整整一个星期，这让他放心不下。治疗共持续了8个月。

诊断考虑：预备过程

从儿童和单亲死亡的文献来看，普遍一致的观点是儿童不具有有效地应对亲人死亡的能力。Wolf（1958）指出只有到了 10 岁或 11 岁的儿童才能够认知、理解死亡的全部含义。Wolfenstein（1966）注意到儿童如果理解了死亡，他们不能在情绪上进行悲伤哀悼，去体验心爱的父母痛苦的撒手而去（放逐）。她提到他们倾向于"在远处"悲伤，间断性地加以控制。Nagera（1980）补充认为儿童由于发育的压力，需要持续拥有对他们重要的客体。他们经常用理想化的方式产生新的客体。

考虑到性潜伏期的儿童处理单亲死亡的特殊性（桑德拉当时 7 岁，正在进入性潜伏期早期），Shambangh（1961）和 Furman（1964）都谈到这个年龄的儿童具有坚决否认的倾向。在他们介绍的案例报告中，儿童对父母死亡所体验到的所有情感都受到儿童强烈的抗拒。大多数作者认为进行一些干涉常常是有用的，能够帮助儿童体验事件带来的可怕感受，从而向当前或新的客体投入充分的情感。

现在能对桑德拉产生什么样的假设？她看来是一个整合非常好的儿童，机能良好，自我非常有效能。为什么她在现在，妈妈死后的一年半感到了焦虑？她否认的一些方面正在破灭吗？她是不是正企图进入妈妈死亡的现实？她是不是正处理丧失的痛苦，对事件的负罪感，或者对被抛弃产生的愤怒？有一个新的继母对她意味着什么？是不是她从新客体获得母爱的需要产生了她的内心冲突，因为这意味着"离开"她的妈妈，让她感到不忠诚？

治疗过程

几个星期的治疗之后，桑德拉开始描述她产生的大量幻想，这些幻想令她感到害怕。她创造出一种"意愿"（她的词汇）幻想，意思是她可以通过意愿产生并回想这些幻想。

她妈妈死后不久，她有了这种想法，想像自己能够从床上飞升起来与妈妈联系。她幻想她的灵魂离开了身体，升到了房顶上面，升到了云上面，之后她会遇见妈妈。会面发生在一大片云区上，像是在天国。妈妈穿着漂亮的长袍，很有特色，她还佩挂着迷人的宝石。妈妈和女儿之间有一段距离，一切都是静悄悄的。她们并不接触，也不需要对话，因为她们能读到彼此的思想。她们处于一个"发光"的环境——妈妈"发着光"，背景中妈妈住的房子也在"发光"。幻想中的细节增加了，在过去的一年半中不断地丰富。

桑德拉讲述幻想世界和它的历史时心烦不安。她非常焦虑，讲话声音几乎听不到。情况现在有所改变。她告诉治疗师她近来感到更加害怕，因为她"访问"得更频繁了。这个幻想刚开始时是每周一两次，而现在带有强迫性，她几乎每天都不得不做。现在她常常感到自己并不想开始这个梦，但是一旦她集中注意力，就会听到妈妈叫她，她就"升起来"了。她对这个幻想失去了意识的控制力，幻想又引发了恐惧，这些原因迫使她向父母寻求帮助（也就是：告诉他们她做了一个非常糟糕的梦）。

回顾治疗早期的材料，治疗师有了一些想法。幻想最初的作用是否认妈妈的死亡。桑德拉通过幻想"留住"了妈妈。正如前面所说，性潜伏期的儿童使用否认过程十分常见。通过这个过程，桑德拉延续了客体（加以理想化：妈妈非常美好，穿着发光的长袍，戴着宝石），也避免了悲伤、愤怒和孤独的感受。

有一点也很明显，在她的幻想中包含着对死亡的很有限的认识。它和灵魂联系在了一起，她和妈妈都是神灵一般的形象，她上升到天堂一样的地方遇见"在上面的"妈妈。那里缺乏人际交往，没有触摸，没有交流的声音。

是什么导致了这种可怕的变化？与妈妈的联系更加密集？桑德拉感到更大的压力要与母亲相结合。在幻想中，她妈妈正开始叫她。我们如何解释她对调用的幻想失去了意志控制力？如何解释幻想变成了可怕的义务？妈妈的召唤带有明显的"良知唤醒"的味道，桑德拉的超我似乎反应非常强烈。是不是她本来就认为自己对妈妈的死负有责任？是不是桑德拉有"离弃"妈妈的愿望，这种冲动就产生了强烈的内心冲突？很明显，桑德拉具有内心冲突，现在的幻想具有惩罚性质。与"在上苍"的妈妈联结在一起，这就有一种死亡（或自杀）的含义，是自我惩罚最严重的形式。

治疗师对桑德拉进行的干预就是告诉她许多孩子在妈妈死了以后都会这样，用梦或意愿想像来放松自己，她这样做是较为常见的。她爱妈妈，需要妈妈，她的梦是企图留住妈妈，让妈妈活着。现在有关梦的情况变得令人恐惧，她和治疗师只能"慢慢地"去理解发生了什么。她需要继续向治疗师报告梦和想法。桑德拉在咨询时间中不断地用绘画展示梦境，绘出那个像天堂一样的地方的细节。

在她对妈妈的一次探访中（妈妈"呼唤"她），她们之间进行了一场思想上的讨论。妈妈想知道她的继母怎么样。桑德拉向妈妈表白继母很坏，她仍然爱着自己的亲妈。这时，治疗师指出，她看来正在进行一场的确很艰巨的斗争。所有的女孩在生活中都会越来越需要一些"真实的"母爱，但是当她走近了继母，她就感到对自己妈妈不忠诚。桑德拉非常苦恼，她说继母近来怎样给她买她喜欢的午餐肉，桑德拉有点怀疑是不是放了毒。治疗师指出，可能她需要找到远离继母的一些理由。

接下来出现了许多关于继母的材料。继母其实是一个非常健康的人。最初桑德拉非常愤怒。当继母"试图"去做妈妈时桑德拉充满仇恨。她觉得自己像个继女，任何错误都会受到责备等。假期是不同的——她继母是犹太教的，她是基督教的，所以她们要庆祝光明节（犹太教的节日）和圣诞节。她在家里甚至提到耶稣基督时都会感到害怕。治疗师时不时地提出疑问，是不是她不得不"要"把继母想得很坏，这样她才能安慰自己对妈妈的回忆。她这个年纪的女孩子需要在生活中有亲近的真实的人，但她感到这种需要会从死去的妈妈那里取走些什么。采用这种形式，进行多次重复的解释，变化出现了。桑德拉偶尔允许自己坐在继母膝上，让继母梳她的长头发，给她编辫子。她不得不承认，继母很公平，孩子之间争论时她并不总是偏向玛格丽特（继母的女儿）。她喜欢继母给她的礼物，特别是一双软软的女式手套。她开始为她的新妈妈画画。

在这个阶段中的一些时候，她体验到极大的负罪感。比如，她对自己的亲妈妈有一些负面的回忆——她笑得很少。桑德拉坦白说在妈妈去世前她就很依恋她幼儿园里的阿姨。她甚至曾经希望电视上的橘汁女士（商业广告）做她的妈妈，因为那位女士笑得很漂亮。我说起所有的孩子都有想要其他妈妈的时候，特别是当他们自己的妈妈不高兴的时候。因为她妈妈死了，她回忆起这些自然的愿望就会感到很糟糕。当她开始喜欢继母时，这些对她自己的坏感觉就会特别强烈。

儿童对客体的攻击想法和愿望是所有儿童在正常发育过程中很自然的正反并存的情感。但是对丧失过程造成负面影响的一种主要情感就是对过去攻击想法的反应。在前俄期中，妈妈令人失望时，就会想要一个"完美的"妈妈。恋母期中，自然的三角关系状态包括指向相同性别的父母的对抗和死亡意愿。性潜伏期则产生"家庭浪漫幻想"，希望有完美的父母亲能代替过错变得明显的亲生父母。一旦有父母真的死了，过去这些自然的攻击性就成了常见的强烈负罪感的根源。桑德拉很明显在与过去的"犯规行为"（依恋幼儿园阿姨或橙汁女士）所产生的负罪感做斗争，当她需要继母，被继母吸引时，这种负罪感大大地加剧。潜在的动力机制阻止她与妈妈分离，她也找到一种方式惩罚自己过去的犯规，这就是使用她的意愿梦想。她的良知具有攻击性，在这种良知的驱动下，以前起放松作用的幻想变得可怕吓人。

经过6个月的治疗，桑德拉对妈妈的"探访"变得不那么频繁了，看起来是她想妈妈的时候才会产生这种幻想。夜幕降临时她的强烈焦虑减弱了。在她画的一幅"上面的"世界的图画中，在妈妈梦幻小屋的上面有一行标记。写的是"这里生活着伊莎贝拉"（妈妈的名字）。治疗师说如果去掉一个字母"V"，就成了"这里躺着伊莎贝拉"［译注：英文"生活（Live）"比"躺着（Lie）"多一个字母"V"］。桑德拉变得非常悲哀，她告诉我每当她看到街上的汽车和妈妈去世时坐的车是同一个型号时，就常常会哭起来。

在接下来的几周中，桑德拉平静而退缩。治疗师谈到她对他的愤恨，她说他要把她的妈妈拿走。最近一次对妈妈的"探访"中，妈妈告诉她不要和治疗师讲话，治疗师现在看来对她很可怕，像魔鬼一样。桑德拉在这个阶段讲述了一个梦。"老橡树上住着好多小鸟和松鼠。一个伐木工人来砍树。小鸟们要去啄这个伐木工人"。治疗师给桑德拉解释，这好比说他是那个坏伐木工人，他正在砍倒她美好的梦之树，这树是她种植的，她自己的一部分企图在那里生活。她做的这些梦是为了不让她感到妈妈已经离去的强烈悲伤。

桑德拉和继母一起，第一次去探访了妈妈的真实墓地。她看着妈妈的相片，和家里的成员一样感受到了深深的悲哀。在他们的咨询时间中，她忆起和妈妈一起过生日，她妈妈为孩子们做特别的食物。还有一些辛酸的回忆，妈妈死后，她放学回家，在空空的房间里呼唤妈妈。她叫着"妈咪，妈咪，妈咪"，只听到房间中的回声。一些这样的回忆唤起了桑德拉还有治疗师的强烈悲伤。

桑德拉与继母的关系增进了，她的意愿梦想出现的次数越来越少，这样的情况下，治疗师和桑德拉提前一个月设定了结束期。在最后阶段的几次咨询中，她表达了对爸爸的强烈愤怒。她复活节的时候拜访了几个亲戚，玩得非常好。她们邀请她回去，她自己也想去，但是爸爸说家里安排了其他的夏季计划。她非常恼火，她详细地回忆起与她的表兄弟度过的美好时光。治疗师解释说他认为桑德拉是在告诉他，她因为治疗对治疗师是多么愤恨。她以前能对妈妈进行美妙的探访，治疗过程拿走了她原来有的这些美好的放松时间。放弃她的妈妈——梦幻和通过幻想建立的联系，桑德拉明显有着复杂的感受。

讨论

在妈妈死亡之前，桑德拉看来发展很好。妈妈死后，她试图应对这个事件的多个方面，建立了她与妈妈团聚的意愿梦想。与已故的父母团聚的幻想并不少见，在儿童试图与死亡事实妥协的有限阶段中幻想特别有用。儿童暂时利用放松的幻想来应付所有的事件。例如，许多经历离婚的儿童为应付当时的分离危机而产生父母和好的幻想，慢慢地，大多数儿童接受了离婚或死亡的现实，和好或团聚的幻想淡化了，而桑德拉与妈妈团聚的愿望不但没有淡化，反而更加严重，因此她被送来治疗。

幻想的持续看来有这么几个内在因素。它部分受到桑德拉"强烈的负罪感"的驱使。她因为一些以前自然并存的对妈妈的负面情感，以及她对继母的依恋愿望，造成自己有强烈的负罪感。任何与妈妈分离的内在愿望（放弃或减弱幻想）看来都会激发起更大的负罪感，桑德拉加强这一联系从而否认分离的愿望。另一个加剧幻想的因素是当她体验到丧失时，她害怕"悲伤"的情绪。现实地承认坟墓、回忆、妈妈死亡坐的车型等都激起她强烈的悲伤，这种情绪对桑德拉来说非常可怕。让妈妈活在梦里可以抵制这些情绪，挡住她没有妈妈所体验到的空荡和孤独的感觉（例如：在空空荡荡的大房子里呼唤妈妈的回忆）。

前面讲过焦点事件具有潜在的力量，使得儿童自然的发育过程"脱轨"。理查德在父母离婚一年半之后，在学校表现出压抑，对父母表现出退缩。桑德拉在妈妈死后一年半中没有明显的症状或行为困难，除了她自己体验到主体焦虑正在不断增长。很显然，尽管她功能良好，死亡（焦点事件）还是具有潜在的力量，造成了不甚外显的严重的发展困扰。

如果不进行一些干预，桑德拉会产生什么问题？看起来桑德拉好像处于构建"严厉的惩罚性超我"，作为对死亡的一种反应。她因自己对妈妈的"不忠诚"而产生的负罪感具有侵蚀性，对她生活的影响越来越大。她与妈妈团聚的需要（受她的负罪感的激发）也在增长，这带有死亡愿望的成分，她的良知刺激了死亡愿望。在治疗过程中，可以看出，桑德拉"坦白"对其他客体（老师、橙汁女士、继母）的感情，使她能够调整她强烈的不忠负罪感。

同样，什么会成为桑德拉滥用否认（妈妈的死亡）的潜在冲击？幻想的活跃和对她日常生活的不断侵袭造成了"现实检验"的潜在问题。是不是对妈妈的需要（满足和防御两方面）滋养了对幻想世界的投入，这又会削弱她的现实责任？有一点也很明显，建立的梦幻世界严重地影响了她"对新的母性客体投入心力"的能力。为了加强她对妈妈的忠诚，她显然需要让自己远离任何"替代"客体。

由于这个痛失过程不可能在童年阶段完成，桑德拉需要在其他阶段继续克服悲恸。离家、上大学、结婚都是未来的一些节点，青少年和年轻的成人会再次面对童年丧失所带来的冲突。未来需要进一步做咨询治疗的可能性将由桑德拉和父母共同决定。

四、总　结

焦点问题心理治疗的过程与长程治疗有什么异同？这一章所描述的治疗过程十分类似于神经症儿童的治疗工作，只是持续时间更短，更快地触及潜在的核心动力问题，阻抗延续的时间更短，症状或行为困难的改变出现得更快。

在与反应紊乱儿童的工作中，一个普遍的问题是治疗师可能在一段较长的时间中难以分辨是这个儿童对焦点事件的反应病例，还是一种更为严重的心理病理的外现形式。是这个儿童对过重压力的反应，还是存在更严重的问题？比如在桑德拉的工作中就有这个恼人的问题。探究了她的历史，治疗师对历史的彻底性和准确性存有疑问。一方面，主要的历史提供者（她的妈妈）缺失了，另一方面，治疗师怀疑，对妈妈作为抚育者的回忆进行理想化处理，是全家的普遍需要。人们常常以田园牧歌般的词语来回忆已故的人。随着病例的展开，又有一些材料让治疗师想知道真实的妈妈的严肃程度怎样。桑德拉回忆起妈妈从未笑过，这是真实的认知还是经过儿童自然正反两方面情感过滤后的歪曲印象？为什么她这么持久地"黏着"母亲？她是不是在抗拒自己自然的正反两方面的情感（治疗师在工作中使用的前提），或是因为母子联系中存在问题，加剧了这种正反共存的情感状态？这是治疗师在治疗反应困扰儿童时常见的关注内容。

在焦点问题的心理治疗并不意味着要改变领悟导向治疗的基本过程，在这些案例中面质、澄清、解释等过程对于解决问题是绝对必要的。桑德拉逐渐认识到她指向死去的妈妈的可怕的攻击性的冲动被压抑了。理查德在移情中体验到他与爸爸（非监护方）的竞争，这造成他在功课上和性器期发育中的压抑。与长期治疗相同，这些问题都得到了充分的探究。

由于反应紊乱儿童有相对健康的历史，他们常常证实他们人格的许多方面都能推进快速有效的治疗过程。理查德和桑德拉都能很快形成积极的治疗关系，这支持了治疗的过程。许多这样的儿童在发育困扰出现之前曾有过稳固的客体关系，这样在他们生活中出现问题事件之前，他们已经建立了"基本信任"的感觉。这些儿童不像具有长期问题的儿童那样经常保持僵化的防御姿态。尽管桑德拉对母亲的死采取否认防御，但是这并不是她性格中广泛使用的防御机制。与困扰更为严重的儿童不同，这个阻抗不具有延续的特性。因此，这些儿童借助以前发育中形成的资产，通过短期心理治疗，能够重新回到富有成效的发展过程之中。

参考文献

Berlin, I. N.（1970）. Crisis intervention and short-term therapy: An approach in a child psychiatric clinic. *Journal of the American Academy of Child Psychiatry* 9:595-606.

Berlin, I, N.（1976）. *Bibliography of Child Psychiatry*. New York: Human Sciences Press.

Dahl, E. K.（1993）. The impact of divorce on a preadolescent girl. *Psychoanalytic Study of the Child* 48:193-207.

Furman, R,（1964）. Death and the young child. *Psychoanalytic Study of the Child* 19:321-333.

Kalter, N.（1977）. Children of divorce in an outpatient psychiatric population. *American Journal of Orthopsychiatry* 47:40-51.

Lohr, R., Press, S., Chethik, M., & Solyom, A.（1981）. Impact of divorce on children. The vicissitudes of the reconciliatinn fantasy. *Journal of Child Psychotherapy* 7:123-136.

McDermott, J. F.（1970）. Divorce and its psychological sequelae in children. *Archives of General Psychiatry* 23:421-428.

Nagera, H.（1980）. Children's reactions to the death of important objects. In: H. Nagera（Ed.）, *The Developmental Approach to Childhood Psychopathology*（pp. 363-404）. New York: Jason Aronson.

Neubauer, P.（1960）. The one-parent child and his oedipal development. *Psychoanalytic Study of the Child* 15:286-309.

Proskauer, S.（1969）. Some technical issues in time-limited psychotherapy with children. *Journal of the American Academy of Child Psychiatry* 8:154-169.

Proskauer, S.（1971）. Focused time limited psychotherapy in children. *Journal of the Armerican Academy of Child Psychiatry* 10:619-639.

Shambaugh, B.（1961）. A study of loss reactions in a seven-year-old. *Psychoanalytic Study of the Child* 16:510-522.

Wallerstein, J. S., & Kelly, J. B.（1980）. *Surviving the Breakup*. New York: Basic Books.

Wolf, A. K. M.（1958）. *Helping Your Child Understand Death*. New York: Child Study Association.

Wolfenstein, M.（1966）. How is mourning possible？ *Psychoanalytic Study of the Child* 21:93-123.

第四部分

治疗过程：详细阐述的文本

第十一章　安迪的病例
第十二章　玛格丽特的案例

导　言

在接下来的两章中，将会介绍两个病例：一个5岁半男孩的治疗和一个7岁女孩的治疗。每个案例还介绍了相应伴随的父母工作。这样一些报告比前面介绍的案例更为详尽。这样详细阐述文本的目的是让读者更加接近隐秘的治疗过程：让读者体验到治疗师和儿童在治疗时间中一步步的交互作用。尽量详尽地提供治疗师当时的思考，并对于病例中出现的游戏和其他技巧的使用做了更为充分的讨论。

当我们评估和治疗儿童时，有一个重要领域是对儿童发展结构的认识，这在前面也曾提到过。前面描述的许多案例都是在儿童发展的早期性心理发育阶段。为了对病理做出评估，为了对正在进行的治疗过程做出评价，心理治疗从业者需要以儿童心理的正常发展为参照背景。这部分介绍的这两个案例属于俄狄浦斯期和性潜伏期的发展阶段，治疗师在开展工作中如何考虑儿童发展的背景，我对此也做了阐述。

第十一章 安迪的病例

一、引言：俄狄浦斯期

这一章节的内容主要是对一个 5 岁半男孩的评估与治疗。首先开始的是诊断过程，随后进行展开式心理疗法（unfolding psychotherapy）。心理疗法中讨论了对父母和男孩分别进行的早期、中期以及末期的治疗。

如前所述，对幼儿患者个体进行治疗之前，心理治疗师必须对患者所处的背景有大致的了解。我们会期望一个 5 岁半的幼儿有些什么正常的行为表现？这一年龄阶段的男孩和女孩发展过程中要考虑的最重要事情是什么？

我们通常会认为一个 5 岁半幼儿正处于俄狄浦斯中期阶段。在心理上，这一发展阶段的幼儿处于其幼儿性欲体验最激烈阶段（弗洛伊德，1905）。他正专注于生理上的成长和心理上感到的生殖器兴奋。开始意识到性别的差异，努力在各种各样关于婴儿的产生、怀孕、生产的"理论中"找到答案。由于大量体验到的生殖器快感，手淫成为普遍的现象，甚至在不易被父母和周围其他成人察觉的时候就产生了。由于这些情感导致焦虑，因此幼儿对此产生防御，把它们在某种程度上隐藏起来。俄狄浦斯阶段儿童是以身体为中心的观点来看周围世界，因为在幼儿早期，儿童身体上的需求和感觉是促使他的思维和引起行为动机的一个基本来源。他们的性欲专注起了几个作用——它们是快感的来源之一，也是了解自我和了解他人关系的来源之一。

这一发展阶段的儿童性欲一个明显的方面是他的性欲自然地指向生活环境中的重要人物。年幼的男孩通常把母亲看成性伴侣。他是一个年轻的求爱者，随着他逐渐意识到这重要关系中的三角性质时，这种感情变得复杂难解了。父亲被看做拥有特权的个体，可以和母亲在一起，而男孩子不具有这种特权，父亲成了敌对者，挡在他和母亲之间。同时，俄狄浦斯阶段也有其他一些特性。父亲的敌对使幼儿产生了受惩罚的恐惧，通常在讨论"阉割焦虑"时会谈到这点。而且，儿童将这些禁忌融入发展意识的过程很慢，这使得内心的羞愧和罪恶这些方面得以发展。因此，俄狄浦斯阶段是混乱的阶段，在这一阶段中，幼儿努力克服他的对抗、嫉妒、强烈性欲而产生的罪恶以及对惩罚的焦虑情感。

当我们对一个男孩或女孩进行评估时，这一潜在发展阶段的幼儿会有些什么典型的问题吗？他是任由他的生殖器期性欲自由出现，还是仍固着于早期发展阶段中？他的主要心理冲突与发展相符吗？如果他努力应对俄狄浦斯情结中的冲突，在应对这些典型标准的冲突的某些方面时是否有特殊的问题："他是不是过度焦虑？在家庭中他获得了什么支持？他的父亲如何应对儿子的幼年敌对者这一角色？母亲如何应对年幼求爱者的进一步要求？"每一案例中多大程度的混乱能反映出 5 岁半儿童典型的"幼儿神经症"（Nagera，1966）的短暂冲突，或反映出能导致长期心理障碍的潜在冲突。

这些自然冲突可通过幼儿表现出的问题逐一得到解决。4 岁到 6 岁的幼儿通常用丰富的想像来帮助他们控制这些问题。在幼儿园，经常可以看到俄狄浦斯现象的游戏。一个小女孩扮演一个母亲，她全心全意地爱护着她的玩偶小孩，换尿布，喂东西，哄她睡觉。在她想像中她现在已不是一个小女孩，而是一个有自己孩子的成熟的母亲，这是一种拒绝的应对机制。性器期的小男孩用巨大的弓箭征服了强有力的野人，在他想像中，他成了一个强大的男子，比成年男性父亲还要强大，这是另一种拒绝的应对机制。在俄狄浦斯阶段，游戏内容逐渐变化。小女孩成了教师，男孩则是健壮的网球运动员。他们不和父亲进行直接对抗而是想像成和父母一样对社会有贡献的人。在前面的例子中，游戏帮助孩子们做出一些重要的调节。起初，他们通过游戏表达出强烈的对抗情绪，然后用未来"成人"快感来代替前面的对抗。

对安迪及其全家的评估

评估包括与 B 夫妇（安迪的父母）的三次会面和与安迪的两次会面，并从中收集了基本的材料，包括对现在问题的讨论，安迪的心理发展史，父母双方各自家庭出处及其背景，以及新的家庭形成的回顾。和父母讨论过评估结果后，对安迪进行访谈。B 家是一个完整的家庭单位，B 夫妇都处于 35 岁左右，已结婚 10 年。安迪是老大，他还有一个小妹妹（玛丽）将近 3 岁。父母都有工作，一家四口属于中产阶级。

表现出的问题

B 夫妇说，安迪每到春天就处于"危机"之中，从 3 岁时开始。在第一次危机时，安迪开始每周要出去三次和伙伴游戏，这是他首次离开家，与母亲分离。他曾经一段时期非常害怕外出，由此产生了睡眠问题，他每天晚上做很多梦，说梦中找不到妈妈，然后惊醒，不敢再睡。这种痛苦的状态几个月后才消失。父母意识到这种危机是在安迪的妹妹出生后不久产生的，并和分离问题有关系。

评估过程中，父母在叙说安迪的症状及发展史时，我总能感觉到来自他们的很多的抗拒。他们会曲解历史，忘记一些有意义的材料，尽力抑制一些事情，而呈现出他们最好的一面。这种曲解是可以理解的，我已发现我正获得的有规律的、有条理的"交叉检查"的信息的重要性。例如，父母说，安迪开始出现问题是在 3 岁。在我所收集的历史材料中，我会全面地询问有关幼儿时期和蹒跚学步时期情况，而不只按表面重要性接受安迪问题起源在他 3 岁时开始这一观点。

第二年的春天，父母注意到安迪（4 岁）对玛丽表现出攻击性。他非常强烈地经常批评她，挡住她的路，用身体去推她。他辱骂她"丑姐"，这一称呼使玛丽非常难过，而安迪说这"只是一个玩笑"。

在最近一次春天，（5 岁——评估在这一年秋季开始）安迪令人忧虑的行为又出现了，这一次不再是短暂的行为，安迪的父母对他非常头痛。他不再玩游戏，没有乐趣。他总是对玛丽和母亲发怒。父母不得不小心注意，因为安迪会伤害玛丽。他整天嘲弄玛丽，叫她的名字。安迪的睡眠障碍再次出现，安迪经常表示他不喜欢自己。他经常说他不值得活下去，应该去"H"（不清楚是指天堂还是地狱）。夜间的恐惧每星期会有 4～5 次，父母说安迪曾说过："妈妈，在这个家里，你最讨厌我，因为我对玛丽所做的事。"

安迪公开表示憎恨玛丽，他说想到另外一个家庭中生活。他想搬到邻居家里，那家里有三个男孩没有女孩。他同时关注有关死亡和葬礼的话题，"那时，身体和骨头会到哪里去呢？"他想知道，但当试着讨论他的问题中某个问题时，他变得非常激动。在评估前的几个星期，安迪时常坐着摇头或反复用手猛力地敲打头——这种动作他父母以前从未见到过。这种内心冲突激烈的表现和回归现象使父母惊慌，促使他们带安迪进行心理治疗。

收集资料的过程中，心理治疗师要超越父母的陈述而关注具体细节。因此，当 B 夫妇说："他总是一直很生气"或"他伤害了玛丽"，我常常要求说具体的例子。我问："一直这样？你能说得具体些吗？"或"他都是怎么做的？"父母对于孩子们的侵犯行为过度的焦虑，这是不寻常的，反过来，这又掩盖了病理的重要表现。因此，他们的一般印象也许是对正常状态进行了歪曲、曲解，或者是对呈现出的病理产生曲解。而具体细节可以使问题变得清晰。

讨论父母是如何应对这些有问题的行为的，以及他们对孩子们的反应，他们也感到有困难。我感觉 B 夫人能相对坦然告诉我安迪与玛丽之间的交互作用，但对于表示她和安迪之间的关系显得困难。因此，当她说安迪对她生气时，我具体问安迪如何表现的。然后她才说安迪是反抗的、倔强的、任性而又违抗命令。母亲每到这时就容易变得很生气，僵持在那里，而后避免直接的冲突。这显然是一重要的问题的呈现，但若我没有进一步探究，就不可能知道。

因此在对安迪的评估开始以前，我对这个幼儿的病理现状有了日益清楚的印象，但对他的个人的力量还不了解。我觉得我需要多了解一些他的一般的自我功能的情况。我用了一些时间来提问以了解有关安迪的自我照顾（穿衣、吃饭、个人卫生）、朋友关系、技能发展的情况。

尽管安迪在家的行为表现恶劣，他仍在有些方面表现得强有力，安迪对他自己的房间和房间里的东西非常骄傲，他收集各式各样的卡片，热衷于整理他的收藏品，并熟练地和邻居进行交易。他对男孩在学校穿着上的潮流感兴趣（体操运动鞋和棒球帽），实际上，他父母认为他在穿着和颜色搭配上很有品位。

安迪很懂得吃，很有礼仪，能熟练地使用器具，愿意尝试新的食物。他对于体操和足球中不同的运动技巧和熟练的技术感兴趣。毫无疑问安迪会成为一个好学生。托儿所和幼儿园的记录一致表示，安迪学习很好，在学校中有很多朋友，在幼儿园时，安迪的社会交往和学习机能没有问题。

当我收集了有关他的一般功能的积极的材料后，我早期时对安迪的问题的广泛度的担心，部分已经减轻了。心理治疗师往往易于定位在病理上，而经常忽视一些关键的材料，这些材料能提供一个幼儿功能发展的准确的全面景象。

发展史

父母在他们 25 岁时结婚，母亲是中学教师，父亲是工程师。他们等了 5 年才决定生孩子，因为母亲想继续教书，他们想存钱买房和其他大件消费品，当这些都买好了，他们才开始决定要个小孩。

在安迪早年，他母亲没有工作，当安迪 3 岁半时，她才开始做兼职，因为他的父亲当时暂时处于失业阶段。当安迪幼年时，他的母亲感觉她从未有过像和安迪之间一样的亲密关系。她喜欢给他喂食，为他洗澡，和他一起玩，并感到安迪也对此有反应，喜欢和她在一起。他吃得好，睡得香，脾气也很好。当母亲详述这些时，她说得栩栩如生，语句中透出快乐的感觉。可当母亲开始说安迪学走路阶段时，她有些焦虑，希望安迪能快点学会走路（在玛丽出生前），让她回忆安迪 2 岁时的情景时，我注意到她的焦虑。当她说起这段时间时，明显感到不安。她担心安迪会很难管束，安迪的父亲可以很容易地对他说不，但当母亲试图在攀爬家具和整理玩具方面对安迪制定规则时，感到非常困难。父亲对安迪进行大小便训练时，没有遇到任何困难，母亲觉得如果是她，安迪可能不听她的管束。

　　有趣的是由于评估的进行，蹒跚学步期间出现的问题被揭示出来。到现在为止，从家庭故事中可以看出安迪的困难在玛丽的出生时开始。这更强调进行全面探索发展史的必要，而不只是接受父母事先形成的看法（尽管本意也许是好的）。

　　到玛丽出生时（这时安迪3岁半），B这一家开始处于紧张状态，B夫人开始对作为安迪的教导者感到困难，而这最终导致对他的忽视。新生的婴儿的情况令人担忧，和安迪相比，她非常易激动、生气，对外界无反应，似乎"愁眉苦脸"地来到世界。她总是避开父母的眼神交流，所有的日常生活也表现出困难，包括吃饭和睡眠，父母形象地描述了他们当时所感到的不安，他们尽了很大努力来和玛丽建立情感的依恋。他们经常说在那段艰难的日子里，他们受了"雷蒙"的诅咒在玛丽身上。到玛丽2周岁时，她似乎已克服了早年的困难，父母骄傲地认为她做得非常好。他们同时也注意到这一时期，安迪的问题出现了。

　　在俄狄浦斯期阶段，按照父母的说法，安迪没有表现出性兴趣或对性的好奇，他们没有看见手淫现象。然而，他们意识到安迪和邻居家孩子们用"脏话"交谈。没有对父亲的对抗和对母亲特殊的爱欲的迹象。事实上，在近几年，早年母子之间那种早年的爱的时刻已大部分消失了。安迪经常情绪低落，朝母亲生气。他时刻需要并接受这种舒适，但很少表现出以前曾展现的自发的爱的情感。

　　当我们探讨这份材料时，明显父母对于与性有关的事情感到不自在，他们也承认。当我试着讨论在孩子们身上常见的手淫、裸体及性好奇现象，我能看见父母双方的紧张情绪。母亲也详细说了她对于安迪的"难以控制"感到极不舒适。她觉得为玛丽准备点心，为她打扮时感觉更舒服。安迪的玩具卡车撞击家具的声音常使她心惊，会谈时，她若有所思地说"也许我不了解男孩子"。

　　从这一点看，显然父母导致了安迪的一些困难形成。母亲在安迪的肛欲期发展阶段，即在玛丽的问题之前，表现出对安迪的"顽劣"不满。我感觉这可能与安迪目前的反抗及对母亲的抗拒方式有联系。

同时这其中缺少俄狄浦斯情结的正常发展。因为父母很难接受正常的（或强烈的）幼儿性欲现象，这可能已导致了这些问题的产生。

我同时感到在这几次初谈中，我正在开始与父母的"工作"，这对夫妇像许多其他父母一样，希望治疗只注重于幼儿，而不要把他们也看成"病人"。通常幼儿心理治疗师遵从他们这种愿望。当我集中探讨在安迪的不同发展阶段中他们与安迪的内心交互作用及他们所体验到的焦虑和不满情绪时，他们开始发掘出具体导致安迪问题产生的事件。因此，我同时为父母的治疗形成了一个基础。当我进一步深入探讨时，是不是会发现他们的家庭背景与原出生家庭中的某些事情影响了他们承担父母责任呢？

父母的家庭背景

父亲　B 先生是独生子，出生在中上阶层的家庭，父母双方都是大学教授，在一座大学城的一所大学里教书，B 先生感到生活稳定有序。他的父母都是学者——非常严谨、生活井然有序的人，他认为他吸取了这些特点。他回忆他喜欢家人和朋友，并总是努力学习取得好成绩来取悦他的父母。

B 先生的父母在他二十几岁时就去世了，他感到孤独、寂寞，他远离家乡居住，现在有了小家庭，带给他家庭的温暖。

父亲描述他的幼年生活时，看上去非常悲伤。我想知道，是否他对于这早年的创伤已经表现出适当的悲伤，当他说到他的严谨挑剔时，我想知道他如何应对他那顽劣的儿子呢？

母亲　B 夫人也来自中上阶层的家庭，是 5 个孩子中的老四，她父亲是一家之主，拥有绝对的权威，尽管他从不使用武力——一个富有深意的眼神已足够了。他同时也给家庭制定了一些成就目标：主要的学术和社会目标。

B 夫人认为她母亲是出色的——有奉献精神，精力充沛，性情温和。B 夫人的父母对于他们的家庭教养良好感到非常的骄傲。孩子们从不打架、争吵，遵守每一条规则，总是互相帮助——正如父母所期望的那样。当 B 夫人详述这些信息时，她有强烈的反应。她说，有时她感到她和她的孩子根本不能遵从她原来家庭中的标准。一方面，她想知道她是不是个失败的母亲；另一方面，她认为也许这些标准是不现实的。我建议最好在以后再来探讨这些观点。

求爱和结婚 B夫妇是在大学里认识的，B夫人感觉她那时总是很害羞，他们之间的关系对于他们双方来说都是第一次真正的恋爱关系。他们对婚姻感到满意，都认为家庭比事业更重要，他们都有点儿担心他们不能拥有所向往的那种家庭生活。

与孩子们的联系 在评估过程中，我与安迪访谈了2次。他给我的印象是忧郁的，穿着整洁的男孩，尽管处于新的环境中，他看上去似乎较为适应并对我有信赖感。他告诉我，他的父母说我是一个"治疗烦恼的医生"，但他肯定他没有烦恼。可是，在游戏故事中，他表现出复杂混乱的情感。

安迪立刻去拿乐高玩具，并在两次访谈中叙述了下面这个游戏内容。一个坏家伙（一个小偷）破门而入偷窃珠宝，被警察抓住关进监狱，他从监狱逃跑，再次行窃。（在我的帮助下，安迪搭建了一座监狱，一座房子，一架直升飞机，几辆捉拿小偷的警车。）每犯一次罪，这个骗子就被带到一个法官面前（在安迪的指导下，我们一同扮演这一幕）。法官坐在高高的宝座上，给罪犯判的刑罚越来越严重——10年、20年、30年监禁等等。不管如何判刑，这个罪犯仍然继续偷窃—逃跑—偷窃。

当我扮演法官（在安迪的指导下）并严厉而又愤怒地对这名毫不悔过一再逃跑的罪犯表示我的恼怒时，主要的情感产生了（逃跑时的微笑），在这些言谈过程中，我谈到"偷窃情感"（想要拿别人的东西的冲动）是每个男孩都会有的。安迪告诉我他曾从母亲的钱包里偷过钱和口香糖。

在这一评估过程的最初进程中，我"参与"了游戏，我帮助搭建安迪想要的警察局，并生动地扮演了法官的角色（在他的指导下）。我的声音低沉而又充满威严；对于罪犯的反复犯罪，我表示出失望和恼怒。通过这样的方式，心理治疗师变成了游戏的参与者，和孩子一起扮演了游戏角色。从游戏中，我使安迪清楚我能够用他的语言来交流。进行这种游戏对许多幼儿心理治疗师来说并不是容易做到的，这意味着掩藏起成人的一些口头语言；意味着自我功能的部分回归，并要求在游戏中在成人这一角色中有一定的创造力。通常刚开始时，心理治疗师自然会感到有障碍。

心理动力技术性评估

综合性评估的目的是为了说明有疑问的部分（部分问题不能单独从表现出的症状中发现），并对导致困难产生的潜在因素进行详细阐述。安迪的问题表现在以下几个方面：

（1）最明显的困难是安迪与他妹妹和母亲之间形成的公开愤怒和挑战性关系。他总是对她们表现愤怒。这表现在他行为上和语言上对妹妹的攻击，对母亲口头上的顶撞和违抗。

（2）伴随焦虑不断增长的问题。安迪显得越来越痛苦，他总是摇头，在游戏中体验不到快乐。摇头的举动似乎是当他处于激烈的焦虑中的自我缓解。他继续做噩梦，有睡眠障碍，并开始对死的问题非常关注。

（3）这种焦虑状态伴随日益严重的自尊失落感，他感觉他该被送到"H"（天堂或地狱），他是家里最坏的孩子。他开始撞击自己的头表示对自己的厌恶。

（4）缺少预期应出现的与这一年龄阶段相适应的行为（俄狄浦斯期行为），开始并没有出现，但在评估过程中产生。评估显示安迪没有出现5～6岁儿童常见的性欲关注和兴趣，也没有对母亲的求爱行为或对父亲的对抗行为。发展中这一缺失或空隙被看做为现在的问题，尽管父母没有体验到这种忧虑。

Ⅰ.内驱力评估

大量证据表明安迪已进入生殖器期发展阶段。他的行为具有一般的"男孩气"，和隔壁男孩一起进行体育运动和竞争性游戏。他明显喜欢男子的活动，而不和女孩一起玩游戏。尽管性器期行为显著，但我仍没有看到所期望的俄狄浦斯特征出现。如前所述，尽管安迪展现出许多男性的特征（生殖器），但没有"三角关系"——与父亲的对抗，对母亲的性欲。

在这攻击性内驱力的发展中出现很多问题。安迪公开向玛丽和母亲表示愤怒，这种愤怒在量上超出了预计的正常的与妹妹对抗或正常母子关系之间的愤怒。在质上，由于他明显的野蛮、对抗和控制权的斗争（和母亲）行为，他的愤怒形式具有前俄期（肛欲期）的特征。同时有趣的是注意到这些肛欲期的特征决定了安迪与母亲之间的目标关系的性质。他是富挑战性的，傲慢无礼的，有控制欲的，他的这些行为几乎没有温柔、关爱和"浪漫"的因素成分，而这些通常在俄狄浦斯阶段幼儿身上可以看到。安迪的攻击性内驱力的另一特征是它的内化，他把愤怒情绪转向自我，表现在他的自我惩罚，做噩梦，恐惧及撞击头等现象中。

我看到在内驱力发展过程中的一些问题（包括性欲和攻击性），但它们应该在适当发展阶段的更大范围内出现。很明显，安迪的攻击性问题仅限于他的家庭和他自己。安迪在学校或在社区通常不具有攻击性。尽管他与母亲的目标关系中出现了问题，但他们关系中的许多标准和内在的价值观已经被内化了，因为他和其他成人和伙伴们相处得很好。我注意到部分肛欲期固着现象以及俄狄浦斯发展阶段的回归，但同时安迪一般内驱力的大部分都发展得很好。

Ⅱ. 自我评估

基本上，安迪是很有天赋的，他所有的自我功能（智力、记忆、知觉、言语等）完整并且发展得很好，这在前面所描述的一般的良好机能中可看出来。

现在主要的特征是明显的苦恼和焦虑，在有限的范围内，安迪显然不能运用有效的自我防御功能。他明显处于与他的攻击性内驱力的冲突中。他的自我难以应对强大的攻击性，因此在家里经常爆发出许多攻击性行为。这种爆发使他苦恼、焦虑并导致许多超我问题的产生。重要的是要理解他的自我应对这些问题限定在狭小范围内——在他的家里和家人在一起。

在这些领域很难找到明显有效的防御机制。这些材料暗示安迪运用退行作为防御手段——为了逃避俄狄浦斯阶段的幼儿性欲和性趣，仍滞留于肛欲发展阶段的小男孩阶段。这尤其表现在他和母亲的对象关系的性质上。这其中运用了一些"被动转为主动"的机制（passive into active）——在前面的材料中暗示他害怕分离，害怕失去"妈妈"，但在最近的材料内容中，他谈到他想搬出去和邻居一起住。他害怕被抛弃，为了应对潜在的焦虑，就采取主动放弃家的方式。

Ⅲ. 超我评估

超我问题在安迪目前的冲突中显得尤为突出，他的意识正处于内化过程中——尽管安迪不断表现出攻击行为，但他似乎对于他的行为感到巨大的罪恶感。

安迪的超我严厉又苛刻，他感到他是一个"坏男孩"，应该去"H"。他的那些恐惧的梦是一些具惩罚性的梦——幼儿的意识经常会对白天幼儿的不良行为在晚上对他进行惩罚。而且，在与安迪的会谈过程中，他似乎是那个受驱使的坏"骗子"，将要被法官（意识）判以越来越严重的刑罚。

安迪的内在的苦恼来源部分是他对母亲和妹妹的侵犯行为所产生的自我的反应。但同样可以看出母亲对男孩"顽劣不化"感到烦恼，并由此多少形成了许多不满意的标准。

安迪的超我问题受两个来源的刺激。他的攻击性问题是非常显著的，但材料也暗示他的性欲（不明显）是内心忧虑的来源之一。

安迪的意识促使焦虑、苦恼和罪恶情感产生，安迪对自己进行自我贬低（他是"最坏的男孩"），也产生了不值得活下去的感觉。因此，当这些冲突活跃时，安迪感到失去自尊。

材料中也能看见与攻击性有关的超我问题出现。安迪现在的问题只限定在小范围内，而不会影响家庭以外的一般行为。他的对家庭成员的攻击性而产生的强烈的罪恶感也没有表现在其他领域。安迪和同伴在一起时表现出适当的攻击和竞争性。教师觉得他一直是开心、充满自信、积极活泼的。

Ⅳ. 发生动力学陈述

按照儿童发展史，在学步阶段，当母亲（也可能是父亲）开始对精力充沛的"不守规矩"的孩子采取措施时，就会产生一些问题。（这一点父母起初并没有意识到，后面才发现这些问题）。在肛欲期阶段的紧张局面引发更多的攻击性行为，表现在对母亲的对抗、倔强行为上。到 3 岁时，家庭内的紧张状态进一步加剧，一部分原因是由于父亲在工作中的问题导致家庭经济上的压力。而安迪的妹妹出生时状况令人担忧，使父亲、母亲的大部分精力和关注都放在玛丽的身上。我推测安迪那时感到被忽视和抛弃，这更加剧他对妹妹和母亲的愤怒情感。因为他的攻击性，他形成了对分离的恐惧，梦见"失去了母亲"，这是早期想像中的惩罚。

现在，带着早期阶段的这些问题——肛欲期阶段未解决的过多的攻击情感，安迪进入了俄狄浦斯发展阶段。他似乎处于俄狄浦斯发展阶段的"尖端"。尽管已出现生殖器发展阶段的特征，但仍缺乏正常儿童应展现的俄狄浦斯特点。是什么阻止它们的出现？似乎是安迪的攻击性及由攻击投射的惩罚使他难以进入俄狄浦斯阶段。例如，过度攻击性情感会被投射（延伸）到自身之外，安迪恐惧由于这些侵犯而导致想像中那种严厉的惩罚。因为，处于俄狄浦斯发展阶段的幼儿，如果他想像从父亲那"偷"了母亲，他的阉割焦虑（惩罚）会变得非常强烈，使他逃避与性有关的欲望。这种早期阶段的攻击性情感状态经常使幼儿难以忍受在俄狄浦斯阶段出现的自然的阉割焦虑。安迪似乎采取退行来逃避这一阶段的冲突。同样严厉的想像中的惩罚会在与父亲的敌对性情感中产生（例如，谁更强壮、高大等）。这也许能解释安迪需要压抑和阻止这一阶段俄狄浦斯冲突的出现。

而且，父母亲（尤其是母亲）面对儿子的性器阶段表现的特性显得难以应对。母亲对儿子的吵闹、攻击及粗暴行为表示不满，而对女儿的女性活动感到非常舒适、惬意。尽管安迪的内驱力能量有许多问题，但外在的这些因素同样激发了冲突（使他父母接受他的性欲和攻击）。

整个陈述中，强调了安迪问题的限定性。这证明了安迪自我的力量冲突没有超出家庭，他在学校和在社区都表现很好。以这种方式抑制冲突的儿童暗示着要对他进行一个神经症的诊断，而不是一个更为混乱的简要描述。安迪的生活的许多方面都发展得很好。

Ⅴ.治疗建议

建议对安迪进行一周两次的领悟取向的心理疗法（insight-oriented psychotherapy），帮他应对内心冲突。安迪的自我有足够力量，这对治疗会有帮助。他的自我功能完整（语言、知觉、记忆等），而且是一个聪明的小孩。他能运用想像来进行游戏（小偷与法官的游戏），在评估过程中，能愉快地和心理治疗师合作。安迪似乎能够通过运用办公室里的玩具，以象征形式"展现（play out）"出内心的挣扎。尽管在家里表现出和父母的冲突，但安迪能愉快地和治疗师合作，这表明他已形成了积极的客体联系和信任他人的能力。这些特点将预示着领悟式心理治疗的顺利进行。

我建议每周和父母进行一次访谈。这些访谈的目的是为了帮助他们对安迪的内心挣扎产生更多的移情。这会在讨论安迪的个人发展史中的各个方面时出现（例，3岁时的危机，对妹妹强烈的敌对等）。与父母的工作是按照"父母的指导"（见第二部分）进行。帮助父母产生移情通常是治疗过程中的重要目的。例如，当安迪的父母看到安迪的低自尊的表现时，显得非常担心和自责。他们自问这是否表示他们为人父母的失败？当他们逐渐意识到安迪会自然地产生对玛丽和母亲的罪恶感（坏男孩），安迪的自责成为可理解的心理过程，这多少减轻了一点他们对安迪的焦虑。而且，在这几周的访谈中——一种"父母与孩子关系的治疗"形式——也许会有助于在 B 夫人原来家庭中的价值观的基础上，探讨母亲对孩子过高期望的某些方面，也可有助于探讨她对男孩发展应对困难的问题的根源。

反馈面谈 与安迪及其父母都进行了访谈，我首先与父母访谈，而安迪则在候诊室（画画）。

我告诉安迪父母，安迪对他的愤怒深感苦恼。在这一点上可以把他的攻击问题追溯到幼年早期他处于紧张的能量水平以及父母对他的这些行为表现的不满情绪。同时，在妹妹出生时，家里充满了紧张气氛。安迪那时感到（而且一直觉得）被抛弃、忽视，他的愤怒的焦点指向妹妹和母亲。他需要找到新的办法来表达这种强烈的情感——游戏疗法是非常重要的一种发泄方式，它以更有组织的方式来分散这些情感，其目的是最终帮助他把这些情感口头表达出来。安迪对这些具破坏性的情感也感到恐惧。如果他能找到新的方法来表达，我们就能使这些情感"正常化"，现在，他感觉他似乎不适合在世界上生存（应该去"H"）。

在反馈面谈中我有很多目标，我不仅想使父母理解这些问题，也想了解幼儿心理疗法如何起作用。因此，我说："安迪需要找到新的途径来表达这些强烈的情感（愤怒）。"重要的是向父母传达，在幼儿治疗过程中，典型的步骤是将幼儿心中原有的情感表现出来，并且最终指引它们言语化。设计游戏疗法是用来促使这种情感展开的。

我同时说到安迪的心理固有的这一事实，在这个年龄一些典型的男孩表现与处理问题方式并没有出现。在安迪这一年龄的男孩自然产生一些性的情感和兴趣，也会表现出和父亲的竞争。我简述了他害怕成长的两个可能原因。我觉得安迪的愤怒可能阻碍他发展，同时父母觉得这个性欲的、非常顽劣的男孩是难以控制的。我于是提出前述的治疗计划。

在这次会谈中，我想建立一个发展目标，以便父母能接受安迪表达和体验俄狄浦斯发展阶段的需要。当父母呈现出安迪的问题时，他们毫不明白安迪的心理停滞，而这次反馈面谈使他们意识到安迪对成长的恐惧。

父母承认他们对安迪的强烈情感感到束手无策。他们都宣称他们来自温和平静的家庭，对像安迪一样的小孩子吵闹和持续的噪音不习惯。母亲补充说她不知道如何处理出现的一些有关性的问题。安迪从不问问题——他或许会看着她的乳房，或想探寻她的裙子里面。她不知道该怎么办。

父母感到他们不能支付每周三次访谈的费用，我们同意尝试一周两次和安迪访谈，每隔一周和父母访谈。

我同时认为有必要将我要做的事情向父母进行简略的描述。他们对男子气的态度是安迪发展过程中的阻力。通常因为担心父母产生不满和中止治疗，评估者要避免这种直接的对抗。在这一阶段会谈，父母似乎能对我的概念化产生共鸣，但是另一方面心理治疗师会预料一种矛盾心态的产生，这是否表明他们希望通过将会谈次数减半来调和治疗过程。

在我和安迪的反馈面谈中，我告诉他，他有很多忧虑——他觉得他是一个非常坏的男孩——这来自他每天都有的那种强烈的疯狂的情感。我们将一周会谈一次，他可以在他的游戏中向我展现这种情感。我已知道他是一个非常好的玩游戏者。安迪做出反应，想立刻回到他的乐高游戏（骗子与法官），我建议我们下个星期再开始。

治疗的重点

进行一个全面的评估是为治疗过程奠定基础，为心理治疗师未来的工作定位，为大量呈现的材料的组织奠定坚实的基础，并帮助治疗师意识到可能遗漏的材料。具体表现在（1）建立治疗的目标；（2）预期阻抗；（3）预期将出现的一些移情形式。就安迪而言，在治疗前，这些问题显得更明确。

治疗目标

安迪本能生活的许多方面是令人担忧的，一个主要的目的是将他的前俄期攻击带入游戏模式（如前面所讨论）并帮助他找到并形成情感词汇来表达这种愤怒。当这些有力的方面都转化为言语后，安迪的理性能力（自我）能在心理治疗师的帮助下对这些情感进行评估。其次，因为兴趣和好奇心，他显得非常苦恼。（因为它的明显缺乏而显得引人注意）。治疗的目的是为了促使它的产生和探索（即在治疗中，也在真实中）。如果安迪不能在这一发展阶段中对他的性欲感到适应，这预示着安迪在青少年和成人时期对性欲情感会感到很难适应。

另一个主要目的是修正安迪由于不可接受的侵犯性冲动而产生的严厉的攻击性超我。治疗中的目的是帮助他理解这种攻击的自然来源，并因此提供一种人性的可接受的背景、情景。例如，如果安迪在治疗过程中能渐渐听到"所有的孩子因为觉得妹妹夺走妈妈而对妹妹非常愤怒"，这种来自一个权威人士的对正常发展的评论能改变安迪这种强烈的自我谴责。

一般情况下我们也可以在与父母工作中设定目标。在这一点上，父母显然在他们对性的不舒服方面是完全不理解的，我感觉他们的这种障碍会限制儿子的发展。这种概念化为父母的工作提供了方向，即探讨他们自己关于幼儿性欲的情感，并使安迪的幼儿性欲正常化。

阻抗

治疗过程中，安迪会有什么样的阻抗表现？这种评估部分地集中于安迪的自我——尤其是集中在安迪过去常常逃避、压抑及反抗这种不可接受冲动在意识中出现而采取的反应。这些自我反应（防御）往往会在治疗过程中出现，并且以阻抗的具体形式出现。这种防御机制是压抑、否认、退行、被动转为主动。它们将具体如何产生呢？

讨论其中一种防御过程，作为例子——退行，基于诊断性理解，我会预期安迪的悲惨游戏在治疗过程中会有很大的用处。目的之一是为了表达他的愤怒，而另一目的是为了一种阻抗的形式——退行防御机制的使用。安迪的悲剧性行为使仍是处于肛欲期的幼儿，远离这一年龄男孩的性欲的俄狄浦斯情感。随着对这种典型阻抗（防御）情感性质的理解，我能预期一种"解释性的指导"。"通常男孩总是与妈妈作对（我对治疗过程中预期游戏的反应），因为他们非常害怕表现出他们强烈的爱的情感。"这种防御形式（阻抗）解释能逐渐使孩子们意识到他潜在的冲动。经常这种解释帮助孩子们释放出曾一直被压抑的情感。

移情

这种诊断性评估同时能帮助心理治疗师为将产生的各种移情形式做准备。所有的患者在治疗过程中会转移并释放他们的情感和体验，而所收集的历史为潜在的情景提供一张指向图。

在一个水平上，我能预期安迪将形成一种对父亲的移情——对俄狄浦斯情结的对手产生的一些被禁止又惧怕的情感会表现出来。实际上，他们在治疗中出现而不是在家里这是比较常见的，因为在治疗的情境中经常会有相对安全的情感。

与妹妹敌对是安迪的生活中引人注意的问题，这些情感如何在治疗过程中出现？我预期安迪在办公室会对"妹妹们"——我的其他幼儿患者表达出强烈的情感。尽管他们并没有直接出现，但到处都显示他们的存在。安迪对其他幼儿的作品（在办公室所看到的）如何反应呢？对于收藏他们作品的私人抽屉（每个幼儿患者有一个私人的抽屉），对于那些必须和患者/妹妹们分享的玩具会有什么反应呢？在这些方面，安迪可能会表现出他对待玛丽的情感，并将在家中体验的冲突移置入治疗中。

尽管，我们不能清楚预期所有的目标、阻抗、移情、诊断性评估为进行中的治疗提供重要的内容，一次一次地返回到诊断的体系建构中，对最初想法的重塑和再次改造修订，可使我们形成治疗的计划策略并进行一些干预。

结论

我不能过多地强调进行治疗前全面、综合性评估的必要性。现在面临巨大的压力要求缩短评估过程，这种压力主要来自于第三方的保险公司，许多精神健康领域的从业人员出于经济原则服从这种要求，删减评估过程。然而一个系统的评估可以为心理治疗师提供案例的总的轮廓，并为治疗工作设定计划，它能为心理治疗师奠定坚实的基础。

我们参考我们最早的评估，许多临床问题都可理解。例如，在我们工作中一个很自然的问题是我们对幼儿及父母的反移情作用。我们常常需要减少我们的立刻的(直觉的)反应，例如假设安迪在办公室毁坏了另一孩子的作品。尽管我应该阻止他，但我明白他正表现出对妹妹的移情，这可减轻我的反应，以便使我口头进行描述。这种理解只能来自于诊断性评估。诊断性检查是进行自我监控和自我咨询的来源，是一次次参照的基础。

因为评估是案例的支柱，我总是在一次完整的评估后写出案例，运用在这一章所列出的结构，这是 4 至 5 个小时的工作——既包括整理这些描述性材料，又包括总体模式（系统的纲要），这是一次阐明案例、提出需要进一步探讨问题的练习，是提供方向和洞察力的练习，我在反馈面谈之前写完这一评估，这些观点形成我进行反馈交流的基础。在我的文档中每一个案例的开始就是对此案例进行评估。

二、治疗的最初 4 个月

对安迪进行治疗的结构在评估阶段逐渐形成。安迪立刻拿起办公室里的玩具开始游戏。如前所述，游戏是富有情感的孩子们的语言。正是通过游戏来展现他们的想像、情感生活。幼儿心理治疗师必须提供孩子们可以使用并产生投射作用的玩具，一般不要阻止他们，让他们尽情展现内心世界。我最初与安迪的工作是问了一些有关他的游戏的问题，但没有为他做决定，也没有给他指示，这样我便能理解他想要表达的故事。应该是孩子自己，而不是治疗师来设计游戏内容。

治疗的结构同时必须是安全的，通常要通过一些小的行为和禁令来建立。如果一个幼儿正在用蜡笔，他想撕去外面的包装纸，我会建议他只剥开一点使蜡笔的末端露出来就可以使用。或者，如果是一个"空手道劈掌"的动作，似乎能将那种林肯木的细长薄板劈断，我会提醒幼儿他所能使用的力度，以免受伤。这些细小的、不断的限制为大多数孩子设定了一个边界。孩子们能展现出各种攻击性或性欲想法，但游戏中使用的力量不能造成实际的损坏或折断。对孩子们来说，当探讨他们的内心世界时，这是一条使人放心的界限。

在最初的几次会谈中（评估和治疗），我和安迪一起列了一个提纲，关于我们在一起做些什么以及我们的工作的方式。我突出强调幼儿的忧虑——在这一案例中，我和安迪讨论他的关于他是一个坏男孩的感觉，这种感觉来自于每日的强烈的疯狂情感。我告诉他我是一个"解决烦恼的"医生，专门帮助男孩子们处理这种情感。这些忧虑来自内心的情感和想像，安迪已经在游戏中向我展示了一些这种情感。

实际上，我们的工作就是游戏。这些想法不是像这里一样，在一个段落里进行讨论，而是慢慢地在最初的4至5次访谈中产生。因此，我开始用幼儿的语言来定义我们的任务（帮助他解决烦恼），说明我是谁（一个"烦恼"医生），以及说明我们工作的方式（运用游戏，我们试着共同创造并理解游戏内容）。

和安迪的早期游戏阶段

安迪用乐高玩具继续"小偷—警察—法官"的游戏。小偷因犯偷窃被判入狱，逃跑使他受到越来越重的刑罚。他被警察追捕，最终再次被抓住。警察现在运用雷达来搜寻。游戏变得激烈而又充满血腥。当警察包围这个小偷时，他们运用了卡车、吉普车和其他类似的设备。对这个小偷的反复犯罪，这些警察狂怒地开着车从他身上碾过去。我模仿安迪的游戏中的风格——扮演这位恐惧的小偷，对正发生的事情感到恐惧。我用假声说："不，不要，不要轧我。"我在游戏中说："救命，你们在伤害我。"安迪高兴地进行他的暴力游戏，小偷的头掉了，两条腿也被分离了。血从躯体里冒出来。我对这种攻击进行口头描述——"头掉了下来……血从身体里喷射出来"等。我看到在游戏中出现残忍和野蛮，而安迪对游戏感到痴迷。

然后安迪把四分五裂的躯体连合在一起，放入监狱。但他再次逃跑，这种痛苦的经历再次重复，我也参与到这一轮游戏中。我继续描述这种痛苦，并扮演这位受伤的小偷罪犯的角色。在这些活动中我同时也开始附加一些评论。"孩子，这人正被轧得粉碎(smutched)了。""这里又有这种被毁坏(smutch)的感觉"。"这个故事中有太多破坏（smutch）行为"。"smutch"这个词是我用来暗指 smashing，一种虐待狂的情感。这些评论没有用游戏的语言表达，而是用治疗师的自然观察的自我的声音表达。每一个小时后面几分钟，我们一起整理游戏场地，决定安迪所建的游戏结构会保存在他个人的抽屉中（例如，警察的直升飞机），而玩具（卡车、吉普车）将放回原处做一般的用途。

治疗的一个主要目的是帮助安迪应对他的愤怒和施虐狂情感。因此，治疗师预期这些情感在游戏中的出现，最初目标是突出这些情感特点并用词汇进行描述。这样便会创造一次非常有利的机会。安迪不愿承认那些情感，这使得他的意识对他进行折磨。对那个骗子严厉的惩罚是安迪的虐待行为的最初表现。随着游戏进行，我加入了游戏，安迪认真仔细地进行着折磨和故意伤害，从中表达他的施虐与愤怒的情感。（在这一案例中，这些情感以超我的形式出现——对犯法的行为的严厉惩罚。他有一个严厉的惩罚性超我，并不断受到他的攻击性内驱力的强化补充。）安迪开始表达并详细说明这些困扰他的情感，这些情感使他产生强烈的不安情绪。当我加入他的游戏时，我暗示他可以表达这些情感。

我引用了"smutch"和"smutch feelings"这两个词。我运用这个单词和词组是为了建立一个我们能共同使用的隐喻。当安迪在游戏中用车轧这个小偷时,他"虐待"这个小偷。他用车轧这个小偷,这种行为是他施虐性行为。当这种隐喻形成后,它就成为安迪的虐待性情感的象征。这"smutch"一词就此建立,通常就表示安迪在许多情景中内心的愤怒。从技术上说,我正在引入一种"对抗"(见第三部分的引言部分),一种干预,在这种干预中,我感觉到我们应该进行研究的现象已明确展示给患者的自我。这是第一步,我们需要一些时间来确立安迪内心真正具有虐待性情感。在确立之后,我们能再进一步了解是什么促使这种情感产生,这种情感是指向谁的。"smutch"同时也是一个游戏用语,这种词语能吸引5~6岁幼儿,它像"愤怒情感"或"狂怒情感"一样不带贬义色彩。和幼儿之间形成这种特殊词汇是很重要的,它突出了一种非评判态度(nonjudgmental)并能够进入孩子的世界。

在这最初的几个小时内,安迪随着小偷—警察—法官游戏插入其他的一些活动。他向我表演他刚学会了空手道中的踢腿动作,当他表演他能踢多高时,每踢一次他发出一声"哈"。他同时进行一个篮球游戏(用一个铁环和一个奈伏球环固定在门上),游戏中他投篮并记分,我记录他投中的球分。他想积累到一个高分(例如,30点),要求我把分数记录到得分纸上,这一得分被保留在他个人的抽屉里,每小时他会回顾他过去的记录,然后试着创造一个新纪录。在随后的时间里他抽屉中的保存的分数达到40点,安迪对此非常骄傲。

幼儿心理治疗一个重要作用是心理治疗师所起的"发展促进者"作用(见第二章)。幼儿是在发展过程中,幼儿治疗师必须应对正常发展中出现的现象和压力。幼儿患者的情况随着他的成长迅速地变化着:他的自我在扩张,他的内驱力展现,建立一个新的认同,他的意识和自我意识得到发展。幼儿心理治疗师处于中心地位,促进这一过程的发展。在幼儿工作中，心理治疗师因此不仅应对幼儿已发展的冲突，而且也成为一个认可和认同的重要的新对象。

在前面的临床诊断材料中，安迪表现出认可他的生殖器阶段行为的需要。空手道踢腿和篮球高得分意味着他正成为一个强有力、健壮的、有竞争力的男孩。他明确地寻求（并接受）我对他男性的成就的认可和称赞，而我对安迪工作的这一方面正是心理治疗师发展促进作用中的一部分。在安迪的家里，这些情感的表达遇到困扰和焦虑的反应；而这些是在治疗过程中与父母工作的焦点，我们将在以后进行讨论。

安迪继续小偷－虐待游戏，这成为最初20次访谈中的前几个小时的中心。监狱模式——逃跑、偷窃、被捕——继续，小偷被极端虐待。小偷藏有一把枪，因此在追捕中有更多的打斗。当安迪极残忍地杀死并分解小偷的躯体时，我非常逼真地模仿小偷觉得疼痛时发出的声音，他对此显得高兴。而且他将黏土捣碎并磨成受折磨的小偷的样子。因此，我们的清理费了很长的时间，因为我们不得不对粘满黏土的乐高玩具进行清理。

我在这几个小时内补充进我的评论。我评论所有男孩都有破坏（smutch）、虐待（sadistic）的情感。我讨论安迪有时想要虐待所有的人。有时，如果在家里发生了一些令人心烦的事情，他必定想虐待他妹妹、母亲或父亲。这种想法来自我对安迪发展史的理解。在一次自言自语中，安迪又告诉我他从妹妹房里偷了糖果。我注意到也许他担心会被带到大法官面前，而那样的话将会发生可怕的事。

这几个小时内的其他活动包括告诉我幼儿园的一些事。他喜欢他的老师，Mrs. C，而且他能以印刷体写老师的名字（他向我演示）。他变得有些情不自禁，还告诉我他能"用草体"写，并开始潦草书写。我假装很羡慕他以草体进行书写的举动，而他告诉我在他班上没有其他人能这样做。

安迪在性器阶段表现出杰出的才能。他开始进行一个飞机游戏，我们一起制作那种能在房间里穿行的纸飞机。在游戏方式中，我让我的飞机穿过整个房间，而他的飞机是导弹，他让他的飞机从半空中打下我的飞机。治疗师，这一新的目标，增强了他的男性气概。

在这些访谈中，我进一步深入探讨虐待情感。我将它们与我认为所有男孩们遭受挫折时，会对家庭之中亲密成员产生虐待情感相联系。这为以后的解释和重构做准备，这种解释和重构是关于安迪为何会形成令人担忧的虐待性情感。我的评论继续成为干预，这是准备过程中的一部分——他们是对抗和说明（这种干预是前意识的），我再次关注于游戏的这一方面，强调它在我们工作中的重要性（见第三部分中的引言）。安迪明白他具有指向母亲和妹妹的愤怒，尽管他并不喜欢详述这些情感。

在这一阶段，我正处于对幼儿工作的前领悟阶段（pre-insight phase），我正引导、突出他的虐待情感以及这种情感的对象。安迪需要一段时间来适应这种观点，即我们可以将这种前意识情感口头表达出来，以及他这一方面的情感生活将成为我们工作中的一个重要部分。

到这20次会谈的最后阶段，我建议我们制作一本专门的手册，称为"破坏手册"（Smutch Book）。（这是一种无花纹的马尼拉纸制成的文件夹，文件夹上打印出标题。）安迪碾碎一大块黏土并粘在文件夹上，形成一块色斑。我打印出评论或者在图画纸上画图来概述治疗中的一些观点，并把这些评论和画一起放入文件夹中。我在上面写所有的男孩都有虐待情感（同时利用安迪的这种象征性黏土污迹的想法），而且我画了一幅图画，画中有父亲、母亲和妹妹，图解式表明这种愤怒的虐待情感如何产生。现在，在每一会谈的开始，我拿出破坏手册放在不引人注意的地方，通过这样来表明我们也许在访谈中需要记录下什么。在和前俄狄浦斯阶段，俄狄浦斯阶段和潜伏期幼儿一起工作时，把工作中各个方面具体结合在一起是很重要的。这本破坏手册明确详实地记录了一些观点，这些观点我们一起讨论过很长时间。因此，一个心理治疗师可能会和其他幼儿形成离婚手册（Divorce Book）或一本爆炸手册（Blowup Book）。这取决于治疗的那些重要的主题。对那些在过去经历过严重创伤的幼儿（例如性虐待），我曾创建了一本惊慌时期手册（Scary Time Book），在这类手册中我慢慢将那些过去的困扰幼儿的功能的事件的某些方面拼合在一起。因为在治疗中所有的幼儿努力与性欲发展事件做斗争，我通常也会设计一本身体手册（Body Book），在这类手册中记录了一些关于性欲的观点，在治疗过程中我通常和一个幼儿创建两至四本"主题手册"。

尽管安迪喜欢这个游戏，并对治疗师的参与感到高兴，当我对游戏进行评论，并建立"破坏手册"时，他感觉不自在，变得焦虑。安迪像所有孩子一样，有一种不成熟的心理治疗的联盟。他可能会逐渐喜欢治疗师，并对他形成依恋（一种力比多联系），但他不能认同这次治疗的这些目标，这些目标是为了找到新的方法来表达和接受他的攻击性内驱力方面。治疗的这些理性的目标，作为一个联盟的成熟方面的基础，是伴随成年患者而发展形成的。幼儿不能进行自我观察，或不能忍受身体上的疼痛，因此内心没有想要进行心理治疗的动机（详尽讨论见第一章）。

我们一起建立的这些手册包含了一些自我检查并摘要了一些对安迪问题的思考。尽管安迪可能依从治疗师来使用这本手册，但他经常并不真想利用"破坏手册"。正如安迪在学校并不一定需要学数学和语言艺术，但他仍然参加有关活动，因此他也能参与治疗。

和父母的前期工作

如前所述，在和父母的反馈会谈中，我概述了安迪内心中的一些有关攻击和性欲的问题，我同时指出父母对安迪出现的顽劣的男孩气感到不舒服。在这一阶段，父母似乎非常积极并渴望和我一起工作。他们讨论家里发生在安迪身上及他们对安迪的反应上的一些变化。

父母说当治疗开始时，游戏也开始在家里出现。安迪开始在家玩"熊"的游戏，熊的性格很坏，它因为偷车和珠宝被关进了监狱。父母说安迪明确表示他就是那只熊，同时也向他们演示熊如何练空手道。

父母说安迪继续着对妹妹的折磨。例如，他用枪射她，明确表示希望她死了。当他以如此激烈的方式做时，他妹妹感到非常不安。父亲在访谈中提到，他觉得通过指出有时哥哥会讨厌妹妹这一点，能对安迪有所帮助。母亲也说她现在发现有时玛丽也开始出现一些问题。玛丽会打或捉弄安迪，也会自己发脾气。

父母说他们因为感到对安迪的行为有了一些认识和理解，不断地感到宽慰。母亲说有相当长的一段时间她觉得对安迪非常生气，并为有这种行为的孩子而羞愧。父亲说某一天当安迪正在说"我讨厌玛丽"时，他向安迪解释，他们一直想要一个四口之家——父母、男孩和女孩。父母都觉得自从开始治疗，直接与安迪交谈更容易了。

> 由于评估和早期的治疗过程的进行，我感觉现在整个家庭正体验到巨大的宽慰。治疗师所提供的观点是这种宽慰中一个重要的部分。安迪并不是像父母所担心的那样有心理失常。对安迪行为的解释（例如，嫉妒）似乎给他的攻击和焦虑提供了可接受的和可理解的内容。

父母说当治疗开始，"游戏也在家里出现，"这是很重要的信息，因为父母前面曾提到安迪不再进行游戏。适应性游戏可以使各种情感得以表现和释放。安迪现在能再进行游戏是不是因为在访谈中这种表现方式得到鼓励？或者，他现在可以在家游戏是不是因为他父母由于治疗师的解释对这种受本能性驱使的游戏的表达方式更适应了？我觉得两种因素都在起作用。

父母希望能对治疗有所帮助并能利用他们新的理解力。父亲向安迪说"哥哥有时会讨厌妹妹"——开始认可安迪潜在的情感。而在以前这正是使父母感到苦恼的。有趣的是在这些早期访谈中，安迪不是惟一的暴君。母亲有次意外地看见玛丽激怒安迪，并制造兄妹间的紧张局势。我觉得父母感到宽慰，因为他们逐渐理解，并确信这一新的方法（包括与父母的工作）会促使变化的发生。这一变化立即出现并在这4个月的期间内加快了速度。

尽管儿童治疗师能提供新的发展情境，但变化如此快地在家里出现，这是不常见的。这并不意味着早期的抚慰现象（在这一案例中的前几个月出现了一些变化）会继续下去。不幸的是，由于目前要求缩短工作时长和保险基金的限制，伴随着治疗出现的早期短暂的这种顺利良好现象被看做确定结束治疗的证据和理由。尽管安迪感觉到减轻了一些苦恼，但潜在的令人担忧的施虐性/性欲根源还没出现，也没有被探讨。

在大概两个月后，父母开始发现孩子们真正开始对性感兴趣。在吃饭或洗澡时，孩子们开始私底下议论诸如"乳房"、"臀部"、"生殖器"和"香肠"的这样一些词汇。父母观察到，玛丽能使用和安迪一样多的词汇。由于心理治疗的帮助，父母开始对孩子们进行教育。他们不仅教孩子们有关身体各部分的正确词汇，而且让他们使用自己的"自然"语言。他们买了一些卡通式的有关性教育的书放在家里，并让心理治疗师检查书本内容是否适宜。这成为家庭中一项已在进行的活动，而他们对这一过程感到骄傲。

父母提到当他们开始讨论身体，安迪自然地对身体各部分的功能提出这些问题。"为什么妈妈有乳房？""为什么我的生殖器变得很硬？"最后，父亲向安迪描述了性行为——父亲的生殖器如何进入母亲的阴道——他发现安迪希望反复听这段描述，并说："我喜欢"，似乎这种揭露导致他发现了什么，他问是否父母也会这样做，他想知道是否这样每次都会有小孩。安迪向父亲"坦白"他想到裸体的女孩，他父亲则支持性地评论所有的男人都会这样想。

到这4个月的末尾（早期工作），父母发现安迪有几天非常苦恼，他变得很害怕——他害怕晚上呆在他卧室。一连几个晚上，他尿床。安迪第一次能用词语来描述他的烦恼。他最终告诉父母，邻居的那些坏男孩在校车上攻击他，坐在他身上，还用拳头猛力打他。父母帮助安迪找到解决办法——把这件事告诉司机，他会让安迪坐在车靠前的位置，以便能更近地进行关照。他们对这种提出问题并解决的方式感到抚慰，而且安迪那些激烈的症状性行为消失了。

我感到这些访谈进一步表明了父母对治疗目的的认同。依据我早期对安迪有关性欲的发展焦虑的解释，父母试图引入这一话题并向安迪解释性的世界。我不确定父母对这一话题内心的舒适程度，但他们已加速进行了这一话题内容的探讨。他们意识到安迪对此有强烈的兴趣并需要得到理解，当他们帮助儿子时，他们对自己的能力感觉良好。

在这一期间的早期，安迪和父母之间在许多方面进行了很好的交流。当安迪表现紧张有压力时，他们能更多地同情他，并对他们之间的关系感觉更自在些。而安迪感觉到这种新的舒适感。他能够用话语来表达他与同伴的苦恼，而父母帮助他找到解决方法。

为什么父母在这一点上反应如此有建设性？很明显，他们花费很大精力来努力成为好的有效的父母。安迪的情绪问题，已经影响到他们为人父母能力的信心。在这种情况下，我对安迪的困难的解释（包括他们在问题中的所起的作用）没有使父母产生过多的自恋性创伤。相反，他们变得很积极，而且在这一阶段为人父母时间，当他们看见他们的成效时，他们的功效感似乎开始得到恢复。

三、中期阶段

在我和安迪工作的前期阶段，他在小偷和警察游戏中表现出攻击—施虐性情感，我们形成安迪的"破坏感情"的这种隐喻来代表这些情感。我同时介绍并告诉他，所有的男孩有时会对母亲、父亲和妹妹有这种"破坏"情感。因此，他不仅有这种破坏感情，而且会将愤怒指向一定的对象。这一主题在我们工作的中期继续着。

在这一新时期，安迪开始在游戏中使用不同的工具——他开始画画。他希望得到我的称赞和认可。他开始画画以便能粘贴在我的公告板上被别人欣赏。

公告栏是治疗场景设置的一部分。它能帮助心理治疗师思考问题和设定治疗方案，并潜在地促进移情发展。我是指通过移情家庭内部激烈的问题将在治疗室里展现出来。许多事情自然地反馈在公告栏上，预留出的一面墙上的空白处用来粘贴患者的画。例如，如果我现在治疗 4 个儿童，我会给每个儿童这面墙的 1/4 来粘贴他的画。孩子们对于他们所分配的空间有反应，他们想知道"是否我得了我应得那部分？"，有时他们想多挂一些画在墙上，来宣布比其他人有更多空间，他们比较画的质量。他们经常问："我的画是否比其他人的好？""我是不是更有天赋？""你喜欢谁的画？"因此公告栏成为展现这些儿童之间问题的巨大的陈列室。当时公告栏上陈列的画是我的其他儿童患者的，治疗期间这些幼儿患者是看不见其他儿童患者的，但这些儿童能激起该幼儿患者对他现实生活中兄弟姐妹的所有感情。心理治疗师潜在意义上就成为认可或阻止的父母。因此，表面的简单陈列图画的举动能展现出当时在家的游戏中的许多激烈的问题。这些问题事情不仅可以通过公告栏展现出来，而且可以通过玩具、私人抽屉的使用等体现出来。安迪，在以下的材料中，对这些看不见的有竞争性的兄弟姐妹产生强烈的情绪反应。

和安迪一起游戏的访谈阶段

安迪画了一些画，在我的请求下，他告诉了我画中的故事。我评论这些画和故事来自于他的想像，它们能很好地告诉我们安迪内心的感情。我记录下他的故事，并在他的画后附上一段解说。因此，我能以动画的形式记录下来，让他对一些主题进行详细阐述，并且能对他正形成的问题进行评论——正如在鲨鱼图画中我所做的。

安迪一连几次会谈都在画他的鲨鱼，他确实希望这一极好的创作挂在墙上（见图 11.1）。他有感情地讲述下面的故事："我们看见大片陆地、水和灿烂的阳光，在海里有吃人的鲨鱼。大鲨鱼有真正的大牙齿，鲨鱼正在吃所有的小鱼。他们不喜欢在他们领地里游的小鱼。看，我们看见在流血。另一条小鱼被吃了，我们能看见所有的血冒出来，越来越多的血。哦，又一条鱼被抓住了。"

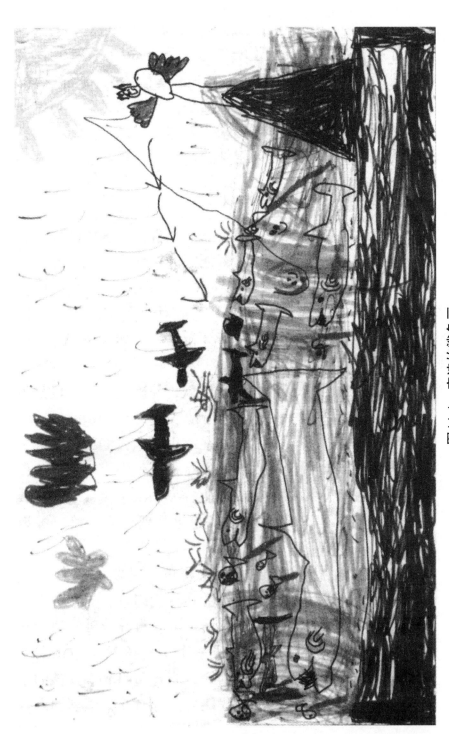

图11.1 安迪的鲨鱼画

听了他的故事后，我评论，这些鲨鱼有很多"smutch-biting"情感，他们肯定不希望这些小鱼生活在他们附近。男孩也会对在他们房子附近游的小鱼产生破坏情感。尽管有几分钟安迪没有做出明显的反应，他突然用黏土做成一个小女孩并让她在水中游泳。游戏桌上的订书机成为鲨鱼的嘴，当鲨鱼咀嚼小女孩的手脚和头时，小女孩尖声叫喊。我说我能看出他有非常强烈的施虐情感，而且对小妹妹有强烈的憎厌感，而这是所有男孩有时都会有的情感。

到这次访谈结束时，安迪明确表示想把他的画挂起来，我用大头针把这些画挂起来，安迪也想用这些针，我同意了。当他靠近邻近的图画时（一位有天赋的小艺术家患者所画），他突然用他手中的大头针戳了这幅画几下。他的脸上充满愤怒。我阻止安迪，那幅画没有造成永久损坏。我说，他不能毁坏他人的作品，但我能看到就像在他家里一样，他想成为我的特殊的鱼（患者），成为我办公室里惟一的一条（个）。我补充说其他人让他非常妒忌，就像玛丽在他家里一样。我说当男孩子还小的时候，他们感到自己非常特殊，但当小玛丽出生并从医院回到家里以后，他们感觉被抛弃了。

从他的画中我得出的推论是，安迪是施虐的鲨鱼，他对血腥方式吃小鱼（他的妹妹）感到高兴。海就像他拥挤的家，到处都是他妹妹的身影；他是杀手，讨厌幼小的入侵者。我在治疗过程中，用这些观点对他进行评论。安迪对此做出反应并肯定我的解释，这种订书机（鲨鱼）游戏进一步表达了这种愤怒的情感。在这一小时中后面的部分时间里，他在移情过程中，通过攻击另一个妹妹（病人）的图画，再次体验到这种感觉。因此，他在家里，同时也在办公室里展现这种冲突。

在这一小时中，有一重要的新的因素产生。我能够解释领悟的产生——当强烈体验到的情感和对这些情感的一些理解结合在一起时，领悟就产生了。安迪意识到他的原始愤怒的强度并逐渐感觉这些情感是可怕的——他是"最坏的男孩"。在工作中，我帮助他理解这是些什么情感——他对他的妹妹所表现出的敌意，因为他非常嫉妒她夺走了他的特权，而产生了这些情感。因此，这些原始"杀手"情感现在开始有了新的背景，他们现在有了可理解的人类情感来源。我们的目的是修改安迪的严厉的对他自己的超我反应，并使他知道所有的孩子都会对年幼的姐妹产生强烈的嫉妒情感和与此相联系的愤怒情感。

接下来的一星期里，安迪继续画他的鲨鱼，并说了下面的故事："有一个人，一个男孩，坐在大岩石上，向水中扔石头，他想打这些鲨鱼。他讨厌它们，因为它们什么都吃。如果男孩想在水中游泳，它们会吃他。看，又一条鱼被鲨鱼吃掉了，这条流着血的鱼死了，去了鱼的天堂。哦，我看见一条完好的鱼，哦不，它被吃了，内脏出来了。"

在我的评论中，我注意着这个画中的男孩。我告诉安迪这个男孩讨厌鲨鱼，因为他感到它们都是坏的吃人鲨。有时安迪会感觉他是一个坏的男孩，因为他也有吃人的感觉（biting feelings）。有人会惩罚或伤害他——甚至将会有一个法官将他关进监狱。

画中的男孩，站得高高地看着海景，我感觉这代表安迪的监察性的超我。这暗示着一种强烈的内心冲突——他内心的咬的攻击性引起了他意识的强烈反作用。在他日常行为中，我们既可看见这种直接愤怒的表现，又伴有自我憎厌情感。我的干预是试着将他的自我攻击（他的低自尊）和他的侵犯相联系，并使他明白所有幼儿所自然体验到的这种情感，他却有点儿难于接受。

安迪最后画了几笔完成他的鲨鱼作品，并口述故事的最后部分："猜一猜怎么了？这个男孩最终喜欢这些鲨鱼，他说：'我很抱歉向你们扔石头'，鲨鱼们说他们同意男孩到水里游泳，小男孩确实下到水里游泳。这个男孩拿到了一根钓鱼竿。鱼吃到蚯蚓，享受了一顿丰盛的晚餐，然后男孩抓住了鱼，他向鲨鱼说：'谢谢你们'，鲨鱼说'欢迎你再来'"。我对鲨鱼和小男孩变得如此有礼貌、如此和善进行评论——我认为安迪对所有的血腥和杀戮感觉很糟糕，因此他向我展示每个人都非常非常的友善。

在这一系列的访谈中，最后一份材料是试图防御式地消除近几小时中的暴力毁坏他人肢体的罪恶现象。

这一连很多个星期，安迪继续运用他的绘画技巧，他画了很多女巫，突出了他对他母亲的攻击以及害怕他"自私的妈妈"会攻击他。我能够开始讨论：当新的婴儿出生后，男孩们感觉被母亲"抛弃了"，因此他们对母亲有着强烈的虐待情感。

在这几次访谈中，安迪想进行幼儿园的游戏，他要我写出他所知道的所有名字，我打印出"母亲"、"父亲"、"玛丽"还有一些朋友的名字："凯文"、"布赖恩"、"克里斯"等。安迪在每一个名字旁边画了一个符号。在朋友的名字旁边是一颗星星。在父亲名字旁边是一颗心，而玛丽名字旁画的是鲨鱼的嘴，母亲名字旁边是一把匕首。我评论他对母亲和玛丽有着"破坏"情感。

安迪走进儿童游戏室。这是一个漆黑的夜晚，一个叫迈克的男孩（他告诉我）正想睡觉，安迪在二楼学鬼叫，迈克正想上楼，楼上很黑（在游戏中，我制造一些令人恐惧的气氛，配合迈克的情绪）。这些可怕的声音使迈克感到恐惧，我们甚至听到了脚步声——沉重而持续的脚步声。迈克慢慢往上走，在那有一个弗兰肯斯坦因怪物（他用了一个较大的男性玩偶来表示），这个怪物和母亲、玛丽在一起。迈克看着怪物杀死玛丽和母亲，尤其是打在他母亲头上致命的几下。

我评论说我知道安迪内心有大量这种弗兰肯斯坦因怪物情感。当他妹妹从医院回家时安迪非常生气。他的母亲花大量时间和玛丽在一起，她疏远安迪并把所有东西都给了玛丽。男孩由此变得沮丧，而且非常愤怒。

这个迈克的游戏持续了很多次访谈，每次都有着相似的场景。在这项工作持续一段时间后，父母报告说安迪不再那么害怕黑暗，害怕上楼去卧室或去地下室或阁楼。这种"隐蔽的"地方变得不再那么恐惧了。

在这一阶段的游戏中，与妹妹的冲突仍在继续，这使得有很好的机会来关注安迪对玛丽和母亲的愤怒。这个游戏使心理治疗师能提供进一步的领悟。安迪害怕在他家里黑暗角落里的怪物——他们会伤害他人，因此安迪往往呆在光线好的令人舒适的一楼。在他的这些呈现出的材料中，我能明白这些怪物投射出安迪自己有很多怪物式情感。在我的评论中，它们以自然的怪物情感出现，因为他强烈体验到被母亲抛弃的这种情感。因为这伴随病症减轻的迹象，安迪似乎能够接受这种解释。他变得不那么害怕黑暗、怪物和鬼怪。似乎他能接受这种观点，即尽管外在的怪物消失了，内心的怪物却确实存在。他感到轻松，这进一步表明他能承认自己的这些愤怒的情感。

在中期阶段，安迪做了很多的工作，关于他对妹妹的嫉妒和母爱的失去，以及他的攻击之后的自我惩罚后果。

与父母工作

一连几个月，父母报告安迪对母亲和妹妹的攻击明显减少，而6个月前令人十分担忧的那种自责行为也较少出现。心理治疗为安迪这些情感提供了一个可供表达和理解的出口。

在这一阶段的一次会谈中，母亲指出，当安迪还是小男孩时，她尽力不去想起她曾做过的一个梦。这个梦总使她感觉非常内疚，她不明白为什么。这梦开始出现在安迪学习走路并且表现得非常顽劣时。她回忆起被他弄得筋疲力尽，想要睡一会儿，而安迪在下午终于睡着了。有一次当她小睡时，她梦见一只小狗在咬她的脚。为躲避这只狗，她跑开并爬上一棵树。在现在的访谈中，B夫人乐意对梦进行解释。甚至在安迪还只是蹒跚学步阶段，她感到他对她是很大的负担，她想躲开他。她承认对这种"摆脱"情感感觉到强烈的内疚和害羞。B夫人把这段记忆坦诚地说出来，她对于安迪的精力和活动水平感到不适应，而同时对这种不适应又感到非常内疚。当我们一起工作时，她越来越意识到，尽管安迪的脾气很暴躁，但这并不是病理症状。

在以下的访谈中，B夫人回忆起她幼儿时期的很多事情。在她住的街道有两个和她同样年纪的男孩，他们是令人讨厌的邻居，总是故意给那些和她一起玩的无助的女孩子们制造麻烦。这些男孩是令人反感的，故意制造事端。

克里斯是其中一个男孩，他尤其蛮横，她回想起她和朋友如何用雪堆起一座城堡（她那时 8 岁或 9 岁），而克里斯把城堡捣毁，她非常生气以至忘乎所以地用拳头狠命揍他。让她惊讶的是他哭着逃跑了。她回想起了克里斯在青少年时期有着很多困难，而她认为他一定很艰难。

这段材料使 B 夫人开始意识到她已经在内心认为安迪具有这些坏的野蛮行为。她在这些行为面前退缩（正如她在安迪面前一样），对他们的威胁性行为深感恼火，而且她认为玛丽是她以前邻居中的那些无抵抗力的女孩子。她现在感觉，当她在访谈中探讨这些想法时，这些令人忧虑的形象并不完全与现在情况相一致。安迪并不像那些幼儿过去一样是失败者，与她过去的那些孩子相比，他有朋友，在学校也表现很好。而玛丽实际上并不是总需要她的保护和关注的易受伤害的女孩子。

在治疗的早期阶段，和父母的工作模式已转变成"父母指导"。我帮助父母理解使安迪自尊降低的愤怒的根源以及他内心罪恶感发展的过程。这也可以帮助父母对安迪理解和同情，而不再那么生气和担忧。在和父母的访谈中（中期阶段），工作起了明显的转变，母亲开始探讨她内心对孩子的反应，以及这些反应如何与她自己的童年时代经历相联系。父母工作模式转换成"对父母—孩子关系的治疗（treatment of the parent-child relationship）"（见第二部分，父母工作各个方面的全面讨论）。

因为 B 夫人已逐渐适应这种父母工作，她可以自己探讨内心对孩子的反应，这已有助减轻其内心对安迪的疏远情绪。她直觉地感到对安迪的那种强烈情感有种不合适的反感。她"坦白地说出"当安迪学走路时的那个梦。当她开始联想时，她明显地将安迪与她童年时代制造麻烦的人和暴徒——邻居的"坏男孩"联系在一起。当有意识地对这种联系进行讨论时，B 夫人能将过去的恐惧和现在的实际情况区分开：安迪确实并不完全符合过去的那些坏男孩形象。这种顿悟使她开始对安迪的行为有不同的反应。因此。父母—孩子之间关系治疗的方法能帮助父母应对他们潜意识中孩子的形象，而不需要单独进行父母的个人的心理治疗。

我感觉到这种新意识帮助 B 夫人对她儿子产生更多移情，因为她能认识到她内心的"童年"反应并改变她的行为。我并不觉得我们的工作已完全消除了 B 夫人对性器期行为的反应来源，是不是还有更早的根源？她和她兄弟或父亲之间的关系有没有障碍？这些方面通常将在个体心理治疗中全面探讨。可是她在父母工作中的自我探索已使她明显地改变了对儿子的反应。

当母亲进行叙述时，父亲说他"有些着急想要结束治疗"，他在安迪身上看见很大的进展，他想知道他们还要治疗多长时间。在我鼓励下，他说出他的想法，他们一直花费大量时间、金钱和精力，他担心人们会习惯并沉溺于心理治疗。当我进一步询问，B 先生说安迪常常"迫不及待地"想来看我。他承认他担心安迪逐渐会过于依恋我。

我说我觉得安迪依恋我的主要原因是他能表达出被压抑的想法，这给他减轻痛苦。我同时和他父母讨论我最初的一些方案，尽管安迪的愤怒确实被引导出来，而且明显他对自己感到舒适，但我觉得这种舒适感没有扩展到他的性欲。他对在这一发展阶段的特殊情感，比我们通常所想的要更害怕。我担心在这一方面的不适，在安迪青少年和成人期成长为一个正常男子的过程中，形成问题的基础。父母听了我的这些意见，同意继续进行治疗。

治疗师必须预料到在治疗过程中父母会产生抗拒情绪。我觉得 B 先生的"这种急不可待"具有很多原因。他感到安迪和我之间形成的关系对他构成威胁。我会成为更好的父亲吗？而且，父母对幼儿性欲的探讨感觉不适，这促使他们希望治疗至此结束。

我发现察觉父母的细微的抗拒是非常有帮助的，例如推迟孩子的治疗时间或费用的支付可能是一种暗示。在前面的材料中，由于我再次说明我最初和他们共同设定的目标，从而帮助父母重新进入治疗过程。在反馈阶段，我已简单陈述了安迪对进入俄狄浦斯斗争阶段的惊恐，并说尽管症状已日益得到改善，安迪似乎仍然处于这一发展阶段的高潮。非常重要的是，在治疗开始时要全面陈述我们的见解，避免当出现一些使人感到安慰的迹象时，就终止治疗。在对父母进行指导的过程中，重要的是要帮助他们理解我们已把发展框架作为评价的基础，而不是只关注行为问题或一些症状。我和安迪父母讨论因为安迪没有体验到恋母发展阶段的一些问题，所以他的治疗并没有完成。

四、后期治疗阶段和结束期

在治疗的后期阶段大部分材料是有关安迪的生殖器期行为和特殊的性幻想，他通过用乐高玩具进行游戏表现出来。

与安迪的访谈

安迪仔细地做了一架"带滑雪装置的喷气式飞机"，前部装有一个特别的射手，一个男人驾驶这架飞机，在游戏中，这架飞机飞得越来越快。故事的主要目的是最终以攻击射手的方式击毁这架飞机。在飞机坠毁后，这个男子也掉下来摔掉了手脚和头。这个游戏中反复充斥着快乐与焦虑。在这游戏中，安迪也讨论了他对攀爬的热情——他喜爱爬在猴架上，喜欢不绕弯直接穿过，而且发展了骑自行车的一些新技巧。在他讨论这些时，这架飞机一直在被击落坠毁，射手也反复被破坏，飞行员失去了他的部分躯体。

我评论说所有成长过程中的男孩都会对身体表示担忧。它们会受到伤害吗？是不是有什么部分会被分割？当我做这些评论时，我为我们设计了一本新手册，题目为《身体手册》(Body book)（打印着黑体《身体手册》的马尼拉纸的文件夹），把这书添加到我们已经做好的《破坏手册》中。在这一小时的末尾，我把一页纸放入手册中，纸上标有"身体烦恼(Body worries)"题目，在那下面我写道："男孩们担心是否有什么事会发生在他们的生殖器(shooters)上"，并画了一些棍状的图案来详细阐述这种忧虑。

　　这引入一个阶段，在这一阶段大量的性材料和性关注产生，安迪经常想把他的画加入到《身体手册》中，首先他画了一系列的"可以做"和"不可以做"（"do's"and"don'ts"）为主题的画。他画了一个男孩正在吃汉堡，汉堡中夹了块石头。然后画了一张剖面图，石头卡在男孩的肚子里，他高兴并炫耀地在画的上面写下"不可以做"。当一个男孩吃了一个普通汉堡时，他在画上写"可以做"，而且我们追踪食物顺利在消化系统中消化的过程。他又画了一个男孩吃虫的"不可以做"主题的画，当他使这个男孩呕吐时，他咯咯地开心地笑了。

　　然后他画了一系列"秘密图画"。第一张是一个裸体男孩在厕所小便。他画了一个女孩也打算去厕所小便的图画。其他秘密图画还包括在背面的画。这些都被保存入"身体手册"中，我们经常把这本手册拿出来回顾。我向安迪指出，所有的男孩都对裸体的人体各个部分感到好奇，这些是我们将要讨论的重要话题。（见图 11.2）

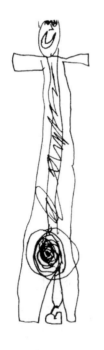
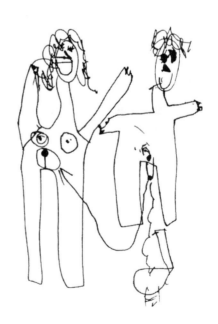

图 11.2

从摧毁玩具、破坏射手的游戏中，我推论安迪正展现出阉割焦虑，担心身体受到伤害。在我看来，这架带有滑雪装置的喷气式飞机似乎是一种自我替代，代表一个兴奋的、有竞争性和有着性情感的小男孩，而这些情感会导致过度兴奋和严重的身体伤害。因此，在这一游戏反复进行一段时间后，我就男孩们对他们身体的普遍忧虑进行评论，并为安迪建立了"身体手册"。当他补充他的攀爬活动的评论时，这使我更确定他目前的对生殖器期追求和强烈的兴趣。

尽管他产生焦虑，我的目的是促进对他的性欲和随之而来的忧虑进行探讨。"身体手册"是我们能存储和探讨他的想法的地方。在类似这样的问题上（在治疗过程中），心理治疗师一定程度上起到了情感调节者的作用。他传递这样一种观点，即尽管对于幼儿这是一些很激烈的问题，他们仍可以慢慢被探讨，并使之不具伤害性，因为在这些情感和游戏事件中加入了语言和思想。

当安迪提供这些材料时，我回想起发生在评估阶段的一些诊断性问题，为什么安迪不能进入俄狄浦斯阶段？我们有没有看见过多的阉割焦虑的迹象？在一些幼儿身上具有许多明显的攻击性前俄狄浦斯冲突，而具惩罚性父亲的"攻击性"阻止这些俄狄浦斯主题的产生。幼儿的情感生活退回到肛欲期水平（安迪和母亲的对抗关系具有这些性质）。我的目的是使这些与阶段相适的情感不再令安迪那么恐惧。"身体手册"具体提供了私下探讨这些观点的可能。

尽管安迪有一些明显的性冲突，对幼儿治疗师来说，重要的是要在所有治疗案例中探讨幼儿的性生活。性问题在幼儿所有发展阶段中是紧张情绪的根源之一。在幼儿心理治疗师促进幼儿发展这一功能中，不可避免会产生有关性的问题。

持续期

在与安迪的访谈中，他喜欢展示他不断增长的运动方面的才能。通常在开始访谈前，他先玩一会儿篮球，并想获得一个高分。他希望这个分数不断积累——加入到前面一小时的分数上。当数字逐渐增大时，他感到很骄傲，我把分数总和并记录下来。

当他对高分感到兴奋时，他有时会告诉我一些新的有关性的秘密。例如，有一次他阴谋家似的私下对我说他的特殊朋友，邻居家的一个男孩有《花花公子》（Playboy）杂志。他在树屋里看见过他们。他们打算给他一份复本，他想偷偷地去树屋那里看。这则"秘密"信息传达之后，他告诉我《幻想曲》（Fantatia）电影。这是一部非常恐怖的电影，影片中有许多巨人，而且安迪看见了魔鬼；安迪说他害怕下地狱，他看上去真的受了惊吓。

"哎呀！"我向安迪说道："你已经变得非常害怕，非常恐惧，就像有时在家里一样。你很担心下地狱，担心恶魔会抓你。这种担心是在你告诉我你强烈的性的情感之后产生的。我认为你思想非常混乱，你认为那种兴奋的性的感觉是非常邪恶不道德的。由此在想像中你对自己进行了严重的惩罚，恶魔将会来抓这个坏的有性欲望的安迪。但是每个人成长时都会有很强烈的性欲感情。"

在治疗的这一阶段，安迪很多次将惩罚恐惧和低自尊与他内心的这种坏的性冲动联系在一起。我明确指出他的超我过于严厉，这种性的想法所有的男孩和女孩都会有。这鼓励了安迪进行更深一步的探讨。而且，安迪在另一水平上继续把我看做一个新的对象（发展的推进器），他通过展示他的篮球得分，和他的性器期的其他才能，向我表示由于我的鼓励和认同，他感觉自我价值的提高。

安迪认真地进行身体手册的工作。他研究了一些我们一起画的简单的剖面图，并指出男人和女人间的差异。他专注于这些图画，并模仿了很多这些画。他开始用黏土进行"裸体女士"的游戏。他指导我制作一个裸体的人体。我告诉他我做身体的大概轮廓，他必须制作其他部分。他加上两个大的乳房和乳头，一个肚脐眼，一个直肠，直肠前部有一条细长的缝，缝上有一个洞。

然后他又做了装有钉子的炮弹来攻击这个裸体女士，压碎她的手臂和腿，然后是整个身体。这是一个情感冲突激烈的游戏，被反复进行。他让我做医生来修复这位"女士"，然后再次用钉子炮弹来摧毁它。我没有对这个游戏做评价，而是让它发展下去。

在多次进行这一游戏后，安迪要我做一个"裸体的男子"，我再次做了一个没有生殖器的人体，他认真地用黏土做了一把手枪。这个男子用枪射击女子的乳房、直肠和生殖器，他要我扮演正在尖叫的女子，说（带有感情）"不……不，""不要""救命……救命"等。他用枪射击她全身，当她尖叫时，射击她的隐私部位。这个女士的乳房掉了，乳头也掉了，手和腿也与身体分离了。

我开始提示安迪，他正在试图弄明白当男人和女人进行性行为时做些什么。我能看出他不断产生一种非常强烈的想法——当男人和女人激动时，男人会伤害女人。安迪再次向我展示了这种内心想法。当男人和女人裸体在一起时，他认为男人会伤害女人的隐私部位。他有一点是对的——男人和女人互相触摸身体，但伤害的想法是一种紊乱的想法（这种评论是当安迪重复这一游戏时做出的，在这一小时的最后，我也把这样一些想法和安迪一起通过图画记录在身体手册上）。

　　我在前面讨论过这一假设：安迪处于俄狄浦斯阶段顶峰——他表现出大量的性器阶段行为，但却没有出现对他母亲的性欲。他和母亲的关系仍处于退行、抗争、控制性（肛门）的关系中。我感觉随着前面的游戏材料的呈现，我们能清楚看见发展中这种僵局的原因。安迪的性欲表现出过多的攻击性。这部分是由于安迪的才能，父母没有很好地应对安迪的侵犯，以及对妹妹内心的敌对。而安迪内心感到如果他的性欲出现，将会引起令人恐惧的暴行。因此，他生活中的这一部分必须被否定和忽略。对安迪来说，有性的联系是非常危险的事。但如果让它这样而不进行治疗，这会对安迪将来的性关系产生不良的影响。

　　这一时期所有和安迪的工作都为了使他觉得他能探讨他的性欲。如前所述，身体手册就具体暗示他能探讨他自己性观念的任一方面。他能提出任一种激进想法。我们慢慢将它转化成文字，这可消除原始情感中对他有害的一些作用。

　　因此，当安迪进行攻击"裸体女人"的游戏时，我用话语来描述他的内心产生的这种强有力的潜意识的想法。他认为当男人对女人产生兴奋时，他们会伤害女人。当我用言语来表达这种想法时，安迪的理性思维能力被带入游戏中。他能理解这确实是他内心的想法——但同时，这种想法是他想像中的一种焦虑。真正的性欲与这种恐惧的想法是不同的。这种顿悟使安迪可以进一步探讨他的性欲而不是像我们以前看见的逃避（退化）。

　　此后一连几个月，在一次次的访谈中，安迪展现出有关裸体女子的各种主题，这其中他的俄狄浦斯情感变得非常明显。他又加入裸体男子的内容，这男子有着大的生殖器，而不是一把枪。他把男子放在女子的上面并说，他们要在一起结婚。很多次，他不经意地把这个男子称做"医生"，他开始唱"婚礼进行曲"。在游戏中，他的愤怒情感爆发出来，"哦！"他攻击这些人物并把他们打成碎片。我直接评论，当男孩们的父母做爱时，他们会很不高兴。这使他们感到嫉妒。安迪告诉我要保留这些黏土碎片，并重塑这些人物，以便我们能反复进行游戏。这个游戏一遍又一遍地重复。有时，我对他所说的"医生"一词进行评论，因为注意到我是一个成熟男子，因此安迪对我有妻子这一点感到嫉妒。"哦！"的叫喊，以及对那些裸体人物的攻击是每一治疗小时中的转折点。我讨论当男孩们感到嫉妒和被抛弃，被母亲拒绝时产生的强烈的破坏情感。

　　在几次会谈中，安迪做了一个裸体的男孩，把他放在一个裸体女子的身体上面，我讨论男孩们内心强烈希望能像成人父亲一样做一些事情。对他们来说，要等待很多年直到长大成人是很困难的。安迪通过给这个男孩加上胡须，使他看上去更大些来达到这种特殊目的。另一种游戏的变式是在新郎新娘在一起以后，一个婴儿从新娘的肚子里"冒出来"。他用黏土做了一个身上有洞的女子，里面放了一个黏土做的婴儿。他想让婴儿出来。我注意到他对于婴儿如何成长、如何从母体中出来感到好奇。我用身体手册来回顾怀孕、妊娠和出生过程。我同时把一块橡皮筋放进这本手册，讨论母体的婴儿出生时阴道口是如何扩张，使婴儿可以出来。

在"裸体女子"游戏过程中，穿插了一个新的"战争"游戏。我们互相战斗，安迪用黏土为自己做了一把巨大的火力猛的手枪，而我只有一把小的。我们互相射击，在他的指导下，他受伤而我被他杀死。在这一游戏中，有时他持有所有的手枪，而我却没有武器。当我们游戏时，我解释到当所有男孩子看见他们的生殖器比父亲的要小，会感觉很糟糕。他们想要更好的生殖器。慢慢地我能讨论并画出男孩和男人的一些不同之处——阴毛，生殖器大小，除尿液之外的体液何时产生及如何产生，等等。

与父母访谈

在前 6 个月访谈期间，父母报告了许多收获。他们说安迪的性兴趣更公开化了。他问了许多问题——他想弄清楚有关鹳鸟的说法（生孩子）是否是真的，"同性恋"这一词是什么意思；看妇女杂志上的内衣广告的行为是否正确；父母非常高兴安迪现在能较轻松地用语言来讨论这些难题。他们也找到一本新书，《我从哪里来》书里以儿童的方式提供性教育知识。

安迪现在对母亲充满温情，他给她写了一些纸条，为她专门画了一些画，并坚持在母亲节那天要她休假一天，他和妹妹之间渐渐较和睦，并成为玛丽的保护者。他也开始在学校对女孩产生迷恋，并和特别的女孩子一起去滑冰。

安迪开始热衷于想当飞行员，在父母的帮助下，他存钱买了一件名牌飞行员皮夹克衫，他非常喜欢穿，并找到一个特别的徽章别在夹克衫上。他非常喜欢穿着夹克衫拍的照片。他开始对有关飞机和飞行员生活的书感兴趣，并且和父亲一起做了许多战斗机模型。

父母逐渐感到安迪很少表现出以前的恐惧。他们一致说他看上去非常的快乐、活泼，几乎每天都过得很愉快。在这种状况持续 6 个月以后，安迪准备进入治疗结束期。

我们如何解释在这6个月时间内安迪的心理治疗进展情况，为何会有如此明显的症状和行为上的变化？在这一章引言中（"俄狄浦斯期阶段"）我把正常恋母阶段描绘成充满自然冲突的阶段。我强调，幼儿对他不断增长的生殖器性欲感到焦虑（他对性欲情感的恐惧），并讨论这种新的性欲如何形成他的目标关系（父母作为爱的目标和敌对者）。在安迪的案例中，尤其以在前阶段中未解决的攻击性问题，使得这些冲突变得更难以处理。如我前面所讨论的，我感到治疗的前期工作使安迪对他的敌对、攻击和虐待情感（smutch feelings）更理性、更适应。随着对母亲和妹妹的愤怒的消除，他的恐惧减少，安迪的性欲出现。

在治疗过程中，安迪开始表现出他强烈的性的内驱力。他对裸体非常感兴趣，对于男子和女子的生殖器非常好奇，他试图理解性游戏和性交互的过程。他很难理解婴儿是如何在母亲体内产生的。安迪以游戏形式提出这些想法，我帮助他用词汇表示这些情感。"阴茎""乳房""乳头""阴道""屁股""做爱"等词语慢慢形成我们可以一起使用的工作词汇。这样，我可以在以后和安迪一起讨论父亲的阴茎和孩子们的阴茎之间的不同。通常，这些访谈将次级思维方法带入主要的情感加工过程。当我们运用这些观点并讨论，在身体手册上画图并记录时，大部分恐惧的情感成分被消除了。对这些观点进行思考的过程也促使内驱力成分的中和。

一个同时产生能促进这种探索的主题是安迪严厉的超我反应。例如，当安迪说出他的性的秘密，然后对魔鬼感到恐惧时，我使安迪的思想过程清晰化。安迪感觉只有坏男孩会有性的想法，事实上我鼓励他这样一种想法（通过父母工作由父母补充的），即让安迪开始修改他的超我反应。因此，这种被禁止的情感变得明显，被公开地表达并获得共情，安迪自己也开始接受这种想法。

当这些被禁止的情感变得能被内心接受时，安迪能在他的日常生活中运用这些情感。他对父母的性事公开表示好奇，能让自己感受到对母亲的性欲，并能形成对女孩的迷恋，因此受压抑的性情感变得可用并能在日常生活中以与发展阶段相符的方式表示出来。在随后的潜伏期阶段，许多这样的情感将再次被压抑，但事实上他们在俄狄浦斯阶段的有效存在，为安迪以后健康的性欲打下基础。

在"裸体女子"的游戏过程中，安迪表示出许多典型的恋母冲突。其中一个主题是相对于成年男子他的比较小的生殖器。无论他获得多少分数，或他用黏土做的手枪有多大，成年男子（他的父亲和医生）都有他所没有的特殊的物件。这是自恋性创伤的典型方式，恋母发展阶段的幼儿要承认这种自恋性创伤并慢慢接受它。另一自恋性创伤的"打击"是裸体女子将只选择裸体男子。他可以一次又一次地毁坏这对夫妇，他也可能会杀死这位新郎，但他慢慢开始接受这种性的拒绝。在他的游戏中，我们看见安迪开始在采取应对方式。他在溜冰场找到自己的女朋友。因此我们可以看到他的性的情感从母亲移置到同龄人身上。他和父亲一起进行飞行员的游戏。他一边像成年男子一样穿着他的飞行员夹克衫（一种典型的否认方式），一边开始读有关飞行员和做模型的书。因此，我们开始看到升华的早期过程，一种即时快乐的延迟，这促进了应对俄狄浦斯内驱力的过程。

因为我和安迪一起工作，所以理解在治疗过程中我和安迪关系的几个构成成分是非常有帮助的。其中一个是移情。安迪在访谈中形成了对父亲的移情。他的无心之语"医生"将治疗师等同于父亲，并被他放在裸体女子的上面。他和我之间的战争中，通过变被动为主动，他有了一个更大的武器。我等同于他父亲。在治疗中，安迪对于我有妻子感到嫉妒，对于我有更有力的物件感到愤怒。因此当我能描述他当时对我（像他的父亲一样）体验到的情感，他能认同我的理解。当我讨论他的情感中正常的内容时，他体验到轻松——例如，当男孩感觉渺小时，会感觉到非常愤怒。

尽管在移情过程中，对我的强烈的反感，然而在这一阶段，安迪和我之间的联结变得更紧密了。我（Chethik）成了一个特殊的能理解他的游戏的男子，并能把他的恐怖的游戏转变成词语，帮助他摆脱焦虑和坏的自我情感。这种纽带形成于不断增长的心理治疗联盟（关系中另一成分）。治疗场景成为安迪能够让内心恐惧事件出现并体验到轻松的特殊的地方。

在一起工作一年后，我对这一方法进行评估。在持续一段时间后，安迪没有出现明显的外部症状。他没有出现自我攻击或自责。对玛丽的敌对已明显减少，而和母亲的关系变得积极（包括性欲阶段）。他在学校和同龄人之间表现良好，而且在他的生活中有了快乐和嬉戏，充满活力。我感到安迪内心已能应对这种相应发展阶段的恋母冲突的主要方面。我看见已开始出现向潜伏期发展的趋势。因此我赞同父母的意见，开始进入结束期。

结束期

结束期应被看做与开头、中间以及结尾部分不相关的阶段，应该在评估之后进行，评估是一个基础。在儿童心理治疗中，首先要和父母讨论合理性，然后和儿童进行讨论。重要的是结束期应有足够长的时间以便处理一些不可避免会出现的情感的失落和分离现象，同时有助于建立一个清楚、具体的实际结束的日期。

在和他父母谈论并征得同意后，我直接和安迪进行访谈。我描述了他的一些烦恼——他认为他是世界上最坏的男孩。他害怕鬼魂和黑夜，对玛丽和母亲感到非常愤怒。我感到通过在办公室里我们的游戏和思考，以及在家里父母的帮助下，我们逐渐知道他内心的情感和焦虑。我感到他不再对内心情感表示沮丧和难受，这使他现在感到快乐并自我感觉良好。因为我们是一起进行这项工作，我建议我们应在某一时间说再见，然后停止我们的工作。

安迪起初对这些观点没有直接的反应，但他的游戏内容变了，他开始自己玩篮球，不再让我参加或为他记分。我评论到他把我踢出游戏，我认为他这样做是因为他感觉被我抛弃了。一连几次访谈中，当安迪单调乏味地独自进行一些游戏（如篮球游戏或背对着我画画）时，我暗示他正假装我不在这里，他感觉我不关心他——他生气并且觉得受到伤害，因此他甚至背对着我。我其实根本没有抛弃他——我们确实已接近我们工作的尾期。这就像是在每一年学期末，学生不再去他以前的班级，也不再看见以前的教师。他将想念他的教师——不是因为他被抛弃，而是因为他在不断发展进步。听了这些评论，安迪慢慢地靠近我并有所反应。

安迪和我一起做了一个日历，我们数着剩下的会面的日子（8次会谈，2个月时间），我告诉他有一整个抽屉的书、本子、图画和黏土作品要处理，我们必须决定将怎么处理这些东西。安迪一开始是拿一个废纸篓，要把所有东西都倒进去。我阻止了他，把东西都放回抽屉，并暗示安迪他正向我表示仍感到这种被抛弃的愤怒，因此他扔掉我们一起做的所有东西。（确实，现在安迪在家里公开表示他的愤怒和受伤害的情绪，告诉父母不想再来治疗，并突然地哭起来，说我不喜欢他。当他的父母听到他表达这些强烈的情感时，会向他解释我们这样做的理由。）

在过去的5次访谈中，安迪工作得更加自由轻松，慢慢地他开始决定谁将保存我们共同创作的作品。他想保留他那些杰出的画并带回家；他觉得我可以留下他那本身体手册，因为那里面都是"秘密"，但他想自己保留破坏手册。黏土作品和乐高玩具做的房子被拆散放回到普通玩具一起，这样可以让其他患者利用这些玩具。安迪想知道我是否会在墙上保留他的一张照片。他带来了他的几张近照——打篮球的、穿着皮夹克衫的。我告诉他，我不能把他的照片贴在墙上，但也许他有点担心我会忘记他，我告诉安迪他将永远留在我的脑海里。

我们最后一次访谈是以准备一个特别的晚会的形式而结束的，安迪带了几瓶饮料，我的任务是提供另一种食品，我说起我将会很想他，我知道他父母会让我知道他现在的情况。安迪拉低了他的棒球帽的帽檐，似乎想藏起他的悲伤情感。

在结束期，治疗师要预期矛盾心理的出现。一方面，儿童由于通过被认可和取得成就而觉得自我的提高，但这一过程也激起过去所感觉到的失落和拒绝的反应。安迪背对着我（变被动为主动），因为他觉得我在抛弃他。我觉得，安迪的这种反应是对以前的那种被拒绝的情感的再次体验。我正在忘记他并将注意力转向新的幼儿——在他的感觉中是玛丽出现在家庭中时情景的再现。尽管在治疗过程中我描述了一些他的反应，然而主要的情感——失落、愤怒、悲痛实际上是在家和他父母在一起时，体验到并用语言表达出来的。

在这结束阶段，具体化过程继续被使用，并在幼儿患者身上起特殊作用。具体地说，我们一起做了一个日历，安迪在每一次访谈后都标上一个 X，确定我们剩下的会面次数。随着我们访谈次数的减少，我们要确实地整理并清空安迪个人抽屉里的内容。这一过程因为通过具体行动表示，使孩子了解到实际的分离和结束，重新回到家里。

附录：对幼儿性欲的否认

安迪的案例使我们有机会讨论当前渗透入我们文化和全民意识中的儿童性欲的一些问题。当我作为一个专业团体的教师或同行，呈现出前面的临床资料时，我受到了攻击，人们提出了以下的问题，"安迪发生了什么事？""他有过什么样的性遭遇？""他被性虐待吗？"这些问题中隐含的意思，是指一个有着这一类性幻想的幼儿必定遭受过实际的创伤。这种普遍的反应表现了人们明显缺乏对幼儿性发展的理解。这是受到精神健康团体中大部分人的支持的全民性的对性虐待的过度意识象征。

在我们诊断和评估过程中的一个主要问题是许多儿童"专家"不明白幼儿发展过程中自然的性生活和性幻想的强度。所有的幼儿都是以自我身体为中心来观察外界，他们试图整理出关于性欲的各种问题。他们过于关注于性的研究：男孩和女孩有什么不同？女孩是不是失去了她们的香肠？她们曾经是男孩吗？我会失去我的香肠吗？婴儿怎么出生的？是鹳鸟把他们带来的吗？医生在医院制造婴儿吗？父亲是不是把什么放入了母亲的阴道内？婴儿是怎样出来的？当婴儿出来时是不是会爆炸？婴儿是从生殖器出来的吗？

当我们对幼儿进行心理治疗时，自然会试着想理解和整理事实材料。在与相关的实际身体的概念联系的过程中，爱、怀孕、生育、所有其他的难题都得到发展并解答。口腔概念（通过吃而怀孕），肛门概念（通过排泄而生育），生殖器概念（攻击女士）是这种强烈关注的典型表现，通过幼儿的敏感性具体形成这些概念。因为安迪与前恋母侵犯性冲突抗争，因此当他想要理解世界时，他的性幻想是"具攻击性的"。

这种对身体自然的性欲关注经常被幼儿治疗师误解为性虐待或性过度刺激形式的迹象。实际上，近 10～15 年以来出现一批专门的乡村派性虐待专家，依靠一些解剖学上的道具，宣称能够追查性虐待的事实真相。许多这些专家在他们的临床会诊时得出自然的幼儿性幻想的结论，并通常成为他们的虐待的证据。无疑的，许多职业医生会否认所有的幼儿潜意识地应对性欲世界的冲突。

毫无疑问，性虐待确实存在，而且对幼儿的发展有很大的影响，可是，它总是伴随着明显的退行和在幼儿生活中许多领域的功能性缺失的迹象。尽管安迪在游戏中展现出性交互的暴力形式，但他在学校、在家、在社团能表现很好。一个遭受创伤的幼儿，他的自我已完全失去机能性。当性虐待发生时，在幼儿日常生活中会有典型的戏剧性和意义深远的变化。睡眠中断，明显的退行，依恋一个安全对象，自我功能全面下降。甚至随着这些变化，治疗师必须对这种性虐待的确定非常谨慎，因为后面补充的发现可能会暗示那只不过有可能是性创伤。其他创伤（如明显的分离、外科手术等）也能导致幼儿的这些反应。

我感到幼儿心理治疗师必须理解这些自然性事件，这也是所有的幼儿在他们成长过程中都努力想要弄清楚的。

参考文献

Freud, S, (1905) , *Three Essays on Sexuality* (Standard Ed., VoL 13) . London: Hogarth Press.

Freud, S. (1908) . *On the Sexual Theories of Children* (Standard Ed., Vol. 9) . Longdon: Hogarth Press.

Freud, S, (1924) . *Dissolution of the Oedipus Complex* (Standard Ed., Vol, 19) . London: Hogarth Press.

Nagera, H. (1966) . Early childhood disturbances, neurosis and the adult disturbances, *psychoanalytic Study of the Child*. New York: International University Press.

Nagera, H. (1991) . The four-to-slx stage. In: S. Greenspan & G. Pollack (eds.) , *The Course of Life, Vol III, Middle to Late Childhood*. Conn: International University Press.

Nagera, H. (1996) . Early childhood disturbances, neurosis, and the adult disturbances. *Psychoanalytic Study of the Child*. New York: International University Press.

VanDorn, H. (1991) . The Oedipus complex revisited. In: 5. Greenspan & G. Pollack (Eds.) , *The Course of Life, Vol. III, Middle to Late Childhood*. Conn: International University Press.

第十二章　玛格丽特的案例

一、引言：潜伏期

本章材料主要是对一位7岁女孩的病症的诊断和治疗，正如第四部分中第一个病例，患者的父母参与了整个治疗过程，诊断最初是以展开式的心理治疗法进行的。

对这个处于潜伏期阶段的小女孩，我们必须放在一个发展的情境中加以讨论。当我们对一个7岁的儿童进行评估时，关于潜伏期阶段儿童的正常现象和发病的症状，我们头脑里会有什么样的想法呢？

在弗洛伊德的幼儿性欲理论中，他认为幼儿的性活动有"两阶段"——性活动在幼儿早期开始，进入"俄狄浦斯情结"阶段时达到顶点，在潜伏期时出现中断；而在青春期早期，受青春期内驱力进一步发展的刺激，又重新出现。这种发展过程中的中断，是由两个同时产生的内部因素促成：一是由于"俄狄浦斯情结"冲突的解决使心理上得到发展；二是由于自我的发展（儿童的思维、知觉、理智方面的发展），个体更加成熟。

在前一案例中的引言中，我们讨论了由于阉割焦虑（想像中的威胁）和不断的自恋性失望及创伤（父母的联合是强有力的事实），处于"俄狄浦斯情结"阶段的幼儿如何逐渐转移他的强烈的性欲，如何转变与父母之间的对抗。性的驱力和攻击性驱力已受到压制；正如前面所说，因为这两种驱力的出现会产生高度焦虑感和不断的挫折感，所以他们现在处于暂停的、潜伏的状态中。除此之外，幼儿现在已有能量让"自我"帮助他建立起对潜意识的防御机制，并且发现其他的快乐。尤其是进入具体形象思维阶段后，他的心智和思维发展成熟（皮亚杰，1967；shapiro，1976），增强了他学习和理解周围世界的能力。正常发展中，在潜伏期这一阶段内，部分能量从本能冲动中转移，幼儿的自我增强。在这一"理智发展阶段"，随着幼儿解决问题、学习知识、运用他不断增长的能力理解并参与外部世界，一种新形式的快感（升华）形成了。

评估潜伏期阶段过程，要讨论以下几个方面：

和手淫做斗争　尽管内驱力被压制了，仍不断地有较多的内部冲动想表现出来，幼儿担心这些感觉会以手淫的形式爆发出来。我们经常会看见这一年龄儿童为了控制这些感觉不爆发出来，建立强迫性的仪式和观念。而这往往会产生"睡眠问题"。因为这些内驱力在入睡前安静的时间里通常会更强大。许多潜伏期阶段的孩子也会将他们生理上的性欲冲动转移到全身活动中去。这一阶段的孩子们的活动中，摔跤、体操、足球和其他的全身性的活动占主要地位。

超我的发展　弗洛伊德认为"俄狄浦斯情结阶段的继承者是超我"。在早期，幼儿慢慢接受了父母的禁令和许可，但他迫切地需要能有效压制这些被禁止的内驱力，意识中被认可的部分（超我）就作为一种内部控制机制变得更巩固、更有效了。控制力（由羞愧和罪恶感而引起）现在较少依赖于周围的成人，更多地是以儿童意识内的标准和价值观产生的。因此，我们认为幼儿的自尊在这一时期主要受其自身内部机制控制。例如，尽管教师并没有看他的作业，儿童因为他家庭作业做得好而感觉到自我的提高，或者因为没有做完作业而感到自我降低。

客体关系　随着在家庭内部的强烈性关系的部分解除，开始转向家庭以外新的成人权威（和新的认同）和他的同龄人。教师很快成为了新的权威，经常能听到处于潜伏期早期的儿童说："但我老师说……"伙伴们和友谊变得越加重要，并取代了一些儿童的家庭内的性联系。儿童结识朋友并与之交往，这一时期的儿童尤其喜欢通过在外借宿和夏夜野营的方式获得进一步的分居的成功，从而加快了儿童参与外部世界社会化的过程。

幻想和游戏　因为理智的发展（自我的发展），儿童能够运用思考能力而不是直接采取行动。他能通过迅速增大的幻想世界来表达并体验早期快乐，例如，现在一个男孩宁愿花钱购买动画书或"星际旅行"，并能非常投入沉浸于其中情节和书中人物的遭遇，而不愿意直接使用大炮、弓箭进行游戏。在他的幻想中，他是一个"星际旅行者"，拥有力量，而不会用他的游戏大炮和弓箭直接去射击和刺杀。女孩从杂志上收集摇滚明星的图片，而不愿生活在家里的冲突中或者在学校的游戏中。

潜伏期幼儿游戏显著的特点是转向和其他同龄人一起玩耍。这个年龄段的游戏可提高社会化发展的进程。竞争性、攻击性驱力的表现，仍在继续，但这种表现方式必须适应周围的新的社会环境。在潜伏期儿童群体中，最显著的是关于规则、得分过程、公平和欺骗的无穷尽的讨论。当儿童发展技能和能力时，他必须适应其群体的标准和其他更多的条件。这对于将来生活在大的社会圈子中是一个重要的基础。

升华　潜伏期的另一重要指标是，幼儿能升华较多的原始本能驱力，他是不是开始从他的创造性活动和成功中获得快乐，是否有一些能使这些内驱力中和的东西？在发展过程中，直接的本能表现显然不被其父母或其他的权威人士或日益增强的内在的自我所接受。发展中的幼儿能找到另一种与前者不同的方法来表现吗？潜伏期自我的成长为此提供了大量的机会。例如，一些儿童变得渴望成为画家或作家，通过运用这些新的自我技能，这些创作可以是一些重要的令人满意的主题，并且是以能被周围权威人士接受的形式表现出来。逐渐，这些活动成为他们自身快乐的基本来源之一。尽管我强调艺术创作的快乐，这种升华也可以各式各样自我活动的形式出现，诸如运动和身体技能的发展。

当我们分析这位 7 岁女孩病症时，我们首先要知道她是否已达到潜伏期这一发展阶段，她是不是仍强烈地困扰于"俄狄浦斯情结"中？是不是在其口腔期、肛门期发展过程中遗留下一些未解决的问题？

除此之外，她是如何尽力和前面定义的潜伏期发展过程的现象竞争的？她的超我所起作用的效果如何？是过于软弱，允许许多驱力爆发，还是过度严厉和惩罚性的？她是不是能有效地离开家里的成员，和家里主要成员分离，并能很容易地和同龄人交朋友，一起游戏玩耍？她的老师如何影响她？她是不是能有效地发展其技能和能力进行学习，而这些成就是否能为她带来快乐？

对玛格丽特和她的家庭关系的评估分析

在评估时，玛格丽特已经 7 岁，她来自一个完整的中上阶层的家庭，父亲在一家小公司里做主管，母亲是一所公立学校的教师，她父母都大约 30 出头，他们的另一个小孩才刚满 7 个月。

问题呈现

和玛格丽特父母共会见 3 次，讨论玛格丽特现存的问题、她的成长过程、父母双方各自的成长史、恋爱及结婚过程；在评估过程中母亲更容易冲动，而父亲对表达出的一些问题持"认可"态度。

母亲总地认为玛格丽特是极端专横有控制欲的女孩，她经常命令她周围的朋友，由她来决定游戏的内容，经常向老师报告其他同学的一些"不好的行为"，因为她具有一些领导者的素质，她似乎总是有朋友，但和同龄人在一起时，经常表现出与他人争斗或指挥他人（同伴）。

玛格丽特大多时间对她的父母非常不满意，她抱怨母亲所有的正常的日常要求，总是拖延不做或表示反抗，有很长时间她和母亲一直对饮食进行争吵。例如，玛格丽特讨厌夹肉馅面包条，从不碰"烤焦的"热狗，还有一长串列着她不爱吃的食物名单。午餐时只吃很少的食物，而且必须用特殊的方式包装——所有食物必须用塑料袋整齐地放在午餐盒里。

玛格丽特的抱怨也延伸到学校，一个主要的内容就是"这些事不公平"。一个同学竟花费了较多的时间做功课；有人碰了她的桌子，移动了她的东西；小孩子们都是低俗不堪的。她抱怨这些事情使她无法在测验和作文中获得好的成绩，尽管事实上，她的成绩非常好。

她父母也提起这种不断增长的完美主义的其他表现形式，玛格丽特要花费很长时间挑选适合穿的衣服，至少花费 20 分钟只为了以正确的方式折叠袜子。练习芭蕾舞步时，直到她认为做得很好才停下来。在练习过程中她变得烦躁直到她达到目标。在最近的几个月中，她的完美主义不断扩张，并且耗去她更多的能量。尽管玛格丽特在许多方面做得很好，因为她专注于不犯一点错误，所以在她达到目标时几乎体验不到快乐。

在过去的一年中，玛格丽特做了许多噩梦，这影响了她的正常睡眠；她表现出对上床睡觉的紧张，并一直与父母对抗以推迟睡觉时间。

我关注父母双方表述玛格丽特问题资料时的方式，母亲的话语非常急促，显示出对她女儿极大的焦虑。我想知道是什么导致这种焦虑，父亲并没有全心投入关于他女儿的问题的描述，他是否同意母亲的观点呢？我注意到他的沉默，在母亲表述过程中曾几次问道："你也这样认为吗？"尽管他口头上同意，但是否他的沉默是因为他是该负责任的，或者只是为了附和一下母亲的强烈的要求，而不愿说出他的真实的想法？

在父母对孩子的评估中，或者在父母让孩子进行治疗的动机中发现如此重要的差异是不常见的。因为对孩子进行治疗是主要的家庭责任，重要的是要尽早地填补这些差异，以使这种治疗不会中途停止。较为理想的是，这应该在评估或反馈阶段做好，这对父母之间的差异使我内心感到不舒服，并让我警觉应该更多地了解父母双方对这次治疗的目的。

发展史

玛格丽特的问题在其幼儿早期，由于父母陷入婚姻的困境而显露出来。

在评估分析时，M夫妇（玛格丽特的父母）已有10年的婚姻，M夫人怀玛格丽特时，她们刚结婚2年，M先生回到原来的学校进修高级商业课程，在M夫人怀孕期间，他开始有外遇，尽管这位母亲知道"有些不对劲儿"。而整个事情在玛格丽特2岁半时才被发现，接着两人开始分居。玛格丽特每个星期三和周末去看父亲，这样持续了一年，父母又开始约会，在分居一年后重新在一起。玛格丽特4岁时，父亲搬回来和她们一起住。不久，母亲怀孕了。玛格丽特6岁时，森出生了。

　　母亲总是觉得与玛格丽特的关系一直处于紧张状态中。玛格丽特的成长和发展都没有出现问题。她开始学走路和说话都较其他小孩早，玛格丽特在幼儿园时老师们都认为她是一个聪明而有能力的孩子。而这种紧张是来自于玛格丽特的情绪，在她 1 岁时，她经常大声哭闹，这使母亲感到自己不喜欢这个孩子。她曾嫉妒她的那些朋友，她们似乎能很自在地和孩子们在一起。这种紧张状态一直在持续。M 夫人回想起"玛格丽特要求被抱在怀中，直到她睡着"。现在 M 夫人觉得有很强的内疚感，因为她意识到和森在一起时她确实觉得很舒适。而想起当玛格丽特还是婴儿时总不让她有哭的时候，因为哭声会使她感到作为一个母亲的失败。她渴望回去工作，而且在玛格丽特 6 岁时，她确实回去工作了（做兼职教师）。

　　在玛格丽特蹒跚学步时，M 夫人就感到母女之间不断出现争执。这种争执主要是关于食物。玛格丽特变得非常挑食。除此之外，在打算去某个地方时，玛格丽特总是要让母亲等她。在她明知道母亲不能立刻满足她的要求时，她仍然坚持。两人似乎总是在争夺控制权。而接受在厕所大小便的训练似乎很顺利，很明显玛格丽特自己愿意接受。如果玛格丽特自己不愿意的话，而大多数情况下她都如此，那么战争即将在母女之间爆发。这位母亲说她对此非常生气，她从未打过玛格丽特，但却变成"一个尖叫者"（她的母亲说到此时，带着明显的焦虑和内疚，她经常把这种消极反应和与森在一起时良好的感觉进行比较）。

　　同时，她知道她的婚姻有些问题——有很长一段时间夫妻之间没有过性生活——夫妻双方都感到这种婚姻紧张状况影响了 M 夫人对玛格丽特的养育。当丈夫的隐情最终暴露时，夫妻之间爆发了一场激烈的争吵，争吵后，妻子真正感觉到心里非常的轻松。在妻子的要求下夫妻立刻分居。在那时丈夫已开始中止这段婚外情。妻子仍坚持要分居（丈夫不同意）。在分居期间，这位母亲和他人约会了几次，感觉到仍被人所需要，这使她重新恢复自尊。但她仍爱着她丈夫，当丈夫再次向她求婚时，立刻答应了。这位父亲说他知道他犯了一个大错，所以从一开始分居就为重新结合在一起而努力。

　　现在，在玛格丽特的问题上，夫妻双方有一些分歧。父亲也认为玛格丽特可能会显得很令人讨厌，和她母亲相处很不融洽，他意识到他女儿的情绪有些问题。但他觉得当女儿和他在一起时相处很好，他能使她安静下来，恢复理智。他认为如果能冷静地对待，玛格丽特是非常有可塑性的。而正是母亲对待女儿的方法导致这种对抗的局面。

父亲同时觉得，玛格丽特非常的聪明。她是一个出色的舞蹈者并且经常为他表演。她非常擅长扮演 Katarina Witt，一个花样滑冰运动员。在周末，他们也曾在一起做过很多事，如购物、整理花园等等，彼此亲密无间。

M 夫人经常对玛格丽特感到生气。如果是父亲做早餐和做煎蛋，玛格丽特会很乐意吃。但对母亲做的煎蛋却从不吃。母亲说在家里有一明显的分界线，父亲和女儿在一边，而母亲和儿子在另一边。

这些材料开始使我有些了解父母在关于玛格丽特问题上表现出的情绪上的差异。

母亲的焦虑和急促的语气似乎是因她对女儿强烈的内疚而引起的。这种内疚来自于怀着玛格丽特时长期的消极的情绪。她似乎对她过去的表现非常担心，我猜想她惟恐她已经影响了女儿的发展。

我能理解为何父亲对玛格丽特似乎较为纵容。他清楚玛格丽特的问题所在（情绪障碍，和伙伴、母亲之间的关系问题），但他似乎表现出想要保护女儿。他是不是在暗示如果母亲能像他一样冷静地对待女儿，那么玛格丽特就会没有问题了？而他对女儿的宽容，是不是因为对那次婚外恋的内疚呢？

我觉得在对待玛格丽特的态度上双方确实存在很大的差异，我想知道，这些差异中是否有些和那次发生在玛格丽特幼儿早期阶段时的婚姻中断有所联系呢？

父母的背景情况

M 先生来自于一个中上阶层家庭，是三兄弟中年龄最小的。他的父亲也是一个商人，但并不是很成功。他是一个性格内向的人，能力不强。M 先生感到自己来自于一个"强女权式的家庭"。他的母亲拥有家庭的控制力量，她常常"对三个儿子比对孩子父亲更为密切"。母亲和儿子形成了家庭中的强大联合，而父亲是圈外人。母亲在社区中是一个领袖人物。她具有鲜明的政治观点，多次被选举担任一些政治职务。

M 先生的母亲试图养育她的三个儿子，过去的这种关系状态令玛格丽特的父母都感到不舒服。很明显，这位祖母感到她儿子的婚姻和决定在较远社区居住的做法都是对她不忠实的迹象。M 先生的两个哥哥仍在原来的生活圈子内，这位祖母断绝了与这个"不忠实的儿子"的联系。

玛格丽特的妈妈是二姐妹中的妹妹。她的父亲是一个非常成功的商人，因为公务在国外工作了很长时间。父亲有着"暴君"的名声，家里的每个人都害怕他。M 夫人感到自己的母亲从来没有展示出能力，而是将她自己奉献给了丈夫和孩子。M 夫人常常害怕这种"殉道者式的特质"会传递给她。她回忆起自己曾经弹了多年的吉他，但是因为父亲宣称他厌恶那件乐器，她放弃了。M 夫人原来家庭中的紧张气氛一直存在。

与玛格丽特的会谈

玛格丽特是一个很美丽的 7 岁女孩，很瘦，看上去小心翼翼。她穿着很漂亮，亚麻色的长辫子很动人。

玛格丽特最初环顾我的办公室，看着窗外，说："如果我不得不跳下去，那真是一个考验。"（我的办公室在 19 层楼。）我评论说她可能很害怕来见我。

我问她，她的父母关于送她来咨询是怎么和她讲的，她说是她和爸爸谈得太多了。她在晚上去睡觉，与父母分开时感到害怕。她会想到吸血鬼。昨晚她梦到一个女孩走进了一个巨大吸血鬼的嘴巴里。

她开始使用房间里的艺术用品；一个图画故事出现了，有着长长辫子的公主拿着篮子走进森林。她画出了背景中的城堡。在这个故事中公主找到了一只小兔子。她带着小兔子回到了城堡，问她的妈妈她能不能养着它。妈妈同意了，她很高兴地和小兔子在一起了。图画很有创造性；玛格丽特富有技巧，同时使用了多种手法。公主的金色长发是用黏土做的，它粘在纸上，呈现了三维立体的效果。

第二次咨询时，玛格丽特很快又沉醉于她的多手法创作。另一个森林场景出现了，公主在其中漫步。在一棵树的树杈上有一条危险的蛇（用黏土做的）。蛇有一种重病，传染给了森林里所有的东西。玛格丽特在图画上用许多小块的黏土来表现这种想法，"传染"了树杈、树干等等。疾病到处传播，最后公主也被传染了。当这发生时，玛格丽特战栗了。她对这项设计十分投入，我们将这个作品放进她个人的抽屉，以备以后使用。

在两次咨询中我都谈到了玛格丽特明显带有的恐惧。我指出，对于睡觉和可怕的噩梦，就像那个吸血鬼的梦，她都感到紧张不安。我甚至可以看出，当她画画时，她变得多么惊恐。我说，是内在的感觉令她烦恼。由于她能够自由地表达她的想象，这能够帮助我们搞清楚她的内在忧虑是关于什么的。

心理动力学技术性评估

评估的目的是为了明确问题所涉及的范围并分析是哪些因素导致这些问题的出现。玛格丽特的问题主要涉及以下几个方面：焦虑和其他症状，性格问题及外部环境问题。

玛格丽特的追求完美是一个日益明显的症状。她想做到不犯一点儿错误，完全正确，这样就不断地消耗她大量的能量以至阻碍她的学习和游戏。而焦虑也总会在夜间以梦的形式表露出来。

玛格丽特的专横和控制欲不断发展——性格问题——这一点在许多人际关系中体现出来。在这些交互作用中她表现出愤怒并想处于统治地位。

玛格丽特与母亲的对抗不仅受她内部情绪的驱动，而且经常受到外部事件的刺激。她母亲容易生气，玛格丽特对这一外部刺激表现出反抗。

Ⅰ.驱力评估

尽管玛格丽特已是处于潜伏期年龄阶段的女孩，但她仍处于剧烈的俄狄浦斯情结冲突中。她处在激烈的家庭三角关系中——对父亲的性欲和与母亲的对抗。评估时，她通过图画和故事情节来实现想要一个小孩的愿望（公主发现了小兔／婴儿并得到女王的许可留下它）。当她画到蛇／阴茎传播可怕的疾病时，她的这种性欲使她感到恐惧。俄狄浦斯情结的主题不仅表现在幻想中，而且表现在日常生活中。父亲和女儿的关系更为亲密，母亲经常是被排除在外的敌对者。看来她心理所固着的阶段对于她这个潜伏期年龄阶段的儿童是有问题的。可以看到她还有俄狄浦斯期之前驱力斗争的痕迹。口欲期和肛欲期主题表现在玛格丽特与她母亲的关系上。口欲期斗争表现在玛格丽特和母亲关于饮食的争执中，以及她担心被吸血鬼所吞吃。肛欲期斗争主题表现在她对母亲的要求故意拖延，和持续的对母亲的消极对抗。

Ⅱ.自我评估

玛格丽特是一个非常有天赋的儿童，她的自我机能发展得很好。正如在她的出色的学习成绩和她的图画中所表现的，她既聪明又富有创造力。

如前所述，玛格丽特的内心冲突已达到很高水平。她对自己的俄狄浦斯欲望（性欲和敌对性）有很强的犯罪感，她通过可怕的梦来寻求惩罚。她运用了投射的防御机制——她的自我攻击性在梦中投射成可怕的形象（例如吸血鬼），想要抓到她并吞食。玛格丽特和母亲早期的攻击性冲突表现在日常行为中。她通过对食物的选择，拒绝母亲给她提供的食物以及一些被动攻击行为来表示对母亲的反抗。而且，她通过对攻击者的认同这一机制来应对母亲的攻击，并把这一方法广泛地使用。玛格丽特宁愿成为愤怒的攻击者，而不愿屈服于母亲，这一点在同龄人之中显得尤为突出。

玛格丽特一直努力与母亲对她的不满做斗争，这种不满是从她出生时就开始的。从材料中可以看出母亲在玛格丽特幼年时拒绝给予爱抚在她心理上造成了明显的自恋性创伤。她内心感觉抑郁和失去自尊，但由于受到被驱动的完美主义影响，玛格丽特对这些消极情感表现出积极的防御。她试图维持"自身的优越"，以消除抑郁。

Ⅲ.超我评估

玛格丽特的超我发展完好，然而正是这种超我过多地起作用，而使她的生活出现问题。玛格丽特的超我严厉而又苛刻。玛格丽特早期侵犯的内化及她认为母亲永远不满意她这两者更强化了她的这种超我意识。

由于俄狄浦斯性驱力及对母亲侵犯性的对抗（包括俄狄浦斯及其之前的阶段）被压抑，而产生罪恶感，并随之带来惩罚的需要。这种罪恶感／惩罚最显著的动力性表示是噩梦。这个"坏女孩"在白天通过某种方式来惩罚自己，在夜间则通过经历被怪物或吸血鬼抓住的恐惧来惩罚自己。

如前所述，母亲对女儿的不满情绪已渗入玛格丽特的心中，她经常觉得"自己是不好的"。正如感到随之而来的抑郁一样，玛格丽特也感受到失去自尊。她运用大量的防御机制积极与这种不愉快的状态斗争。当她以侵犯者自居时，攻击性的、轻视他人的玛格丽特称自己是完美无缺的，而其他人都是有缺陷的。同样，她运用完美主义机制来减少内心的冲突。她认为如果她不断做到完全正确，就不会有无能或自卑的感觉。因为她内心冲突的持续存在，她需要扩展她的完美机制。

Ⅳ. 发生动力学陈述

在玛格丽特幼年时，父母间婚姻关系很紧张，这对母女之间关系产生了明显的影响。母亲总是对女儿感觉不舒服不满意。这种潜在的心态在她对女儿的抚育过程中造成了最初的问题。玛格丽特很早就对此进行反抗，表现在对食物及喂养方式上的争执，以及抱怨母亲的要求和期望而引起日常争执。

这种争执被带入俄狄浦斯阶段，和母亲的对抗更为激烈。评估结果表明，玛格丽特仍一直陷于未解决的俄狄浦斯冲突中。

父母双方对玛格丽特的不同态度更加剧了她内心的冲突，父亲的和蔼、慈爱及亲密相处加强了爱的俄狄浦斯情结联系。母亲则是疏远的、不耐烦、批评性的尖叫者，这增强了玛格丽特内心的愤怒。

玛格丽特将仍处于潜伏期发展阶段，她的大部分能量束缚在和父母之间的关系上。在潜伏期阶段，她本来应该开始转向对外部客体的依恋。而玛格丽特内心冲突极易爆发，使这种转变非常困难。

玛格丽特的基本自我能力表现出高水平。她这种表现是否符合潜伏期的阶段内有效升华这一标准呢？这种成就能不能给她带来新的快感呢？不幸的是，玛格丽特几乎没有从成就中体验到快感，这种成就主要是用来减轻那些在她心里不断产生的焦虑感。

Ⅴ. 治疗建议

我建议对玛格丽特进行一周两次的领悟心理治疗。像安迪一样，她强烈显示出她会是展开式治疗的很好的配合者。她的自我功能完整而且发展完善。她善于想像并有技巧地表达她的想法，能够与心理医生沟通。除此之外，和安迪相比，玛格丽特是处于潜伏期的儿童，有着较好的自我反省能力。在评估阶段，当我指出她如何受到噩梦的影响，玛格丽特似乎理解她需要一个"烦恼医生"。

对父母我建议每周会面一次，在这一案例中和父母们的会面显得非常重要。一个主要目的是帮助母亲分析她与女儿之间的关系，并帮助她有能力对女儿产生共情。另一重要目的是转变家庭中目前存在的状况。"好父亲与坏母亲"这种分界是最明显的动力表现。这同时又引发玛格丽特俄狄浦斯情结的混乱。父母双方对我工作的信任，正如父母－孩子关系治疗中所述，将有助于对父母的辅导。

反馈阶段面谈 玛格丽特和父母都进行反馈面谈，但把时间错开，以便可以分别会见玛格丽特和她父母。

首先，我约见玛格丽特的父母，指出在评估过程中，我感觉他们对玛格丽特进行心理治疗表现出的态度差异。母亲看上去急切渴望，而父亲则怀有疑虑。我告诉他们当我表述对玛格丽特的看法时，他们都能自然如实地全面回答是对治疗很重要的。

我说玛格丽特是一个聪明的有天赋的女孩，但她心理上仍有障碍。我也认为她是骄傲的，瞧不起其他人。而这一点以后可能会更严重（性格问题），且持久不易消除。玛格丽特利用这一点使自己感觉良好。她宁愿成为一个批评者而不是被他人批评。

同时我解释她的"完美主义"也起相同的作用。她试图表现得十分优秀以此来消除心中"不完美"的忧虑。对玛格丽特，这是一场无止境的战斗，无论她做得多么好，都不能消除她内心的忧虑。

我的工作是帮助她意识到这些消极的自我知觉，并明白这些是不正确的观念。

我也要求父母每周会谈一次，继续努力消除这种"好父亲坏母亲"的分界线，并帮助母亲认识到她与女儿之间存在的这种紧张关系。

父亲比我所预期的要乐于合作，我觉得这是因为我前面所说的评论。他同意我的观点，认为女儿需要一些治疗。同时，觉得他和他的妻子在对玛格丽特的看法上存在分歧。最初他并不喜欢家里形成的这种分界，但出于某种原因，使他担当起这种角色。他觉得妻子对女儿很不耐烦，经常生气，而且结果总是她有理。他试图使妻子明白和玛格丽特相处并不困难，玛格丽特是善解人意的。他站在玛格丽特这一边是因为每次母女争吵后，玛格丽特显得很沮丧、情绪低落。然而，他知道现在情况真的很混乱。他很高兴，我能为他们进行咨询，因为他们确实需要帮助。

母亲也认为他们真的还应该做得更好。她说玛格丽特的父亲不明白无论她怎么做，玛格丽特总是与她背道而驰，和父亲在一起时则不会。她高兴父亲最终能坦白地说出心里话。

在会谈的后一阶段，我单独与玛格丽特交谈。

当我告诉玛格丽特她仍会处于焦虑中，她无明显反应。而对她拥有自己的抽屉可以安全地放置自己的作品感到非常高兴。

治疗重点

当我们开始心理治疗时，我们将如何预期和确定治疗目标，有可能产生什么样的阻抗和移情。

治疗目标

玛格丽特的许多内驱力受到压抑并阻隔于意识之外，她对母亲的愤怒和竞争及对父亲的性欲都被压抑，治疗目的之一就是帮助她意识到这种情感并将它看做是成长过程中的一部分。这种意识将减少她内心的罪恶感。

同样，帮助她理解这种内驱力也很重要，这种内驱力常以她的完美主义形式表现出来。努力成为最优秀的，这可以使玛格丽特消除她对于自身的焦虑。而轻视他人可以消除"某人可能会攻击她"的担心。治疗的另一个重要目标是帮她意识到她有很强的自我忧虑，并帮助她分析这种忧虑的产生过程。

帮助玛格丽特达到这些治疗目的也有助于她母亲心理的转变及父母之间

态度的转变。

阻抗

我们能肯定玛格丽特将会经历一段艰难时间，在这一期间，她会感觉渺小、恐惧、无助及不完美。这些情感当她还是婴儿时就从与母亲的关系中体验到了。可以理解玛格丽特花了很长时间来逃避这些情感。在大多情况下，她处理问题的方式是很强制性的。而在治疗过程中，她将能够面对她的自我忧虑，不受其控制。

移情

我们可以预测，玛格丽特在和心理医生的关系中将会多次表示出对父亲的依恋（俄狄浦斯情结）。我估计我也成为她想要战胜的一个客体。这种移情使我有机会和她谈论"特别的父亲的情感"，正是这种情感使她感到罪恶感。

同时随着治疗的深入，玛格丽特可能会将我看成具掠夺性的母亲。这种新产生的客体关系，可能使我们能深入到玛格丽特幼年时和母亲的经历。

二、玛格丽特治疗阶段的第一个月

在此阶段，我想更多地突出治疗阶段中的具体细节，在评估后对玛格丽特进行治疗的第一阶段，主要强调治疗的具体步骤，同时也对如何逐渐建立起治疗的气氛进行描述。

治疗初期，我想创造一种游戏的、童话般的气氛。我经常给孩子们看我办公室里摆设的各种小玩具。"卷毛"是放在一个书架顶上的一只玩具牧羊犬。"女士"是一个打扮漂亮的玩具小女孩，放在另一边几张装饰画旁的架子上。"长腿"是有着瘦瘦的腿类似山羊的一种蜘蛛，趴在我种的 15 盆植物的叶子上啃食着，这些植物摆在高 9 米窗户的窗沿上。

这些小东西能帮助孩子远离严酷的现实生活而进入他的游戏或梦想世界。因此，我支持使用这种"放松"方法，它能帮助心理医生和病人进入心理的前意识和潜意识部分。

在评估后的第一阶段，我给玛格丽特介绍了"长腿"之后，她开始用黏土做成蛇状物。过了几分钟，我问她是不是在做另一条蛇（参见评估过程中出现在玛格丽特梦中的蛇），她告诉我这是热狗，然后又做了一个小圆面包夹住热狗。我问她要不要加芥末或调味品？她让我做了些附加佐料，又告诉我热狗和面包是坏的，而芥末和调味品都变质了。我微笑地注视着，知道玛格丽特其实并不喜欢吃太多东西。玛格丽特说她讨厌母亲做的肉馅面包。昨天晚上她母亲要她吃了 20 口才让她离开餐桌，而且她说道，有很多东西她不喜欢吃，她母亲是一个差劲的厨师。例如，前几天她母亲拿出一个罐装意大利面条做晚餐。因此，我判断，她母亲是一个"蹩脚的供食者"。

玛格丽特自发地告诉我她做过的一个可怕的梦，这可能来自于她看的一个电视节目《大草原上的小房子》中一段情节。在万圣节那天，玛格丽特一家都在房间里，桌子旁坐着一位无头女人，当她告诉我这一场景时，她明显在颤动。我说："这样的梦一定很恐怖。"

玛格丽特提到每个冬天她都会做噩梦，梦中有猎人和狼。这些猎人绑架了她母亲并把她变成巫婆。然后，这些猎人和狼跟在她的后面。玛格丽特希望她不再做这种梦。

我注意到这些梦很令她烦恼，想到我们在前面曾讨论过她的梦。我说到为什么我们会做梦——似乎在夜里我们努力想要弄清楚生活中非常重要的事情，而这些事在白天是难以进行思考的。我能看出在夜间她想了很多，而大部分是关于她母亲的。

玛格丽特说晚上经常不能入睡，这花了她很长时间去适应。当她晚上睡不着时，早晨就很不愿起床。她担心她会疲倦不堪，学习成绩下降。她讨厌学习成绩不好。我说她成绩一直很好，但这样说通常不能使人们不去担心得差分或犯错误。当我说到这时，玛格丽特有力地点点头，对我的评论表示赞同。

在这第一阶段的治疗过程中，很多重要的主题呈现出来：和母亲之间困惑的关系，对食物的厌恶与母亲有关，晚上的焦虑和梦，以及她极力追求完美等问题。我可以给她清楚地指出这些主题。如果一个治疗师有一个评估诊断作为背景材料，那么要确定所涉及的这些主题，判断它们的重要性程度对他来说是很容易的事。

在这一阶段，我对如此快地了解到玛格丽特对母亲的困惑的情感所吸引。这似乎暗示着玛格丽特非常清楚地意识到了父母与孩子之间战争的相互影响。因此我很快和她讨论这件事，并就此事对她进行分析。玛格丽特不清楚她对母亲愤怒的程度。她把母亲看成一个女巫，或者是在《大草原上的小房子》的梦中被砍了头的女士。我最终的目的之一是帮助玛格丽特意识到这一点，并感受到这种被压抑的最初愤怒。

玛格丽特对与一个"烦恼医生"进行合作表现出一定的成熟。她把梦中的忧虑带入治疗过程中，暗示她想消除这些令人烦恼的情感。

通过注意到人们担心犯错这一点，有时即使只是一个很小的错误，我开始探讨玛格丽特的"完美"问题。我将继续探讨这一问题的隐喻，如"她想成为完美小姐"。在帮助病人了解为何想成为"完美小姐"中，第一步是要将这种隐喻清楚地展示给病人的自我。后面，我将补充说明那些想在外部世界中成为完美主义者，实际上是担心在其内心的不完美。

几星期后，玛格丽特开始熟悉环境，经常做一些房间主人的举动。在我们坐的旁边的大圆桌上有一些蜡笔、黏土、书签和纸——是上一位病人遗落在房间的某个地方的。玛格丽特开始进行整理，把断的蜡笔与完整的蜡笔分离开，通过她的举动暗示我不整理房间。她喜欢扮演这种做家务的角色，而后治疗时间都用在整理东西上。

玛格丽特的心情很好，她告诉我上次会面后做的两个梦，梦中有好有坏。在第一个梦中，她是一个电影舞蹈明星，正在 42 街一家剧院演出。她说她喜欢舞蹈，是一个芭蕾舞演员，又是滑冰运动员。她说着在我的办公室里优雅地滑行起来。但在梦中，当她正跳着舞时，她摔断了腿。因为感到疼痛，她从梦中醒来，庆幸那只是一场梦。

我想知道为什么当她正做着一个好梦时会同时梦见不好的事情呢？当然玛格丽特没有回答我，我分析说："有时，女孩对她们拥有的极好的、奇妙的激动情感会感到内疚。"她们可能会想办法来惩罚自己，玛格丽特没有作声把脸转向一边。

但她接着说另一个关于淋浴的梦（我认为是一个联想）。半夜她正在洗澡，当她拧开水时，水突然变得很热，以至烫伤了自己，她告诉我一年前这事确实发生过，她认为这是她母亲的错，因为母亲在她之前洗过澡。我奇怪为什么她现在做这个梦。这是不是另一种内心惩罚？我们必须弄清楚为什么玛格丽特如此强烈的有要受惩罚的愿望。

　　我最初从两方面思考关于玛格丽特做家务的活动（为我整理办公室），这是由于她的完美主义中有条理、秩序这一部分而显示出来的呢？或者这种举动是移情的开始呢？当她告诉我有关她的舞蹈明星梦并开始表演时，我开始感觉到俄狄浦斯移情作用已占优势。我感到玛格丽特能很快地将她的梦带入治疗中来，而有很大比例的这一年龄的病人要花费很长时间来表述此类材料。

　　读者可能会想起在评估中我说到玛格丽特的大部分困扰都与未解决的俄狄浦斯情结相关。她的一些障碍是来自于被禁止的对父亲的性爱。我感到她正开始将这种情感迁移到生命中另一新男性身上——她的心理治疗师。当这种情感在治疗阶段中强烈地表现时，我要促成它成熟，最终，我能向玛格丽特解释这种情感。例如，我可以说她正向我展示对父亲的特别情感，这种情感在她这个年龄的女孩都会有，而且都会有好的和不好的感觉。但现在治疗师要等待，直到这种情感显露出来，以便对它们的讨论不仅仅只是理性的表面现象观察，而且是病人内心能深切感到的东西。

　　为什么这种令人不安的因素会发生在愉快的梦里？玛格丽特是一个舞蹈明星，但突然摔断了腿，她想淋浴却烫伤了自己。我集中地思考她的俄狄浦斯情结冲突。如果她感受到女性快乐，她同时也会觉得是在做一件不被允许的事情。她的内心意识到，对她父亲有女性的情感是不好的想法。因此她设法通过超我来寻求惩罚。而玛格丽特没有意识到这种联系，在这一阶段我开始详述这种自我惩罚（内惩罚）。

玛格丽特在第二阶段时，用黏土搭了一所房子。我很奇怪，问她是否要告诉我有关这房子的故事，因为她的想像能有助于我们的治疗。故事如下：一个单独住在房子里的女人（她用了一个乐高玩具中的妇女外形）；暴风雨来临，掀掉了房顶，这个女人受伤不得不住进医院。当她在医院时，房子空在那里，很快就到处是蜘蛛和蜘蛛网。玛格丽特从玩具抽屉中拿出几个蜘蛛和几条蛇，在破房子里摇摆爬行。她告诉我她害怕蜘蛛，尤其是多毛的大毒蛛。

最后，这个女人从医院回来，她看上去非常老，似乎已有70岁了，脸上满是皱纹。玛格丽特说这女人实际只有48岁，医院给她做了整容手术。我问为了使她看上去更老是吗？玛格丽特说是的。

我明白了。这使我想起白雪公主和灰姑娘的故事。谁是最美丽的人——是女王还是年轻的小公主，是恶继母还是美丽的女儿？玛格丽特知不知道当女孩长大时，她们自然想比她们的母亲更美丽。

玛格丽特走到窗前，那里摆放着我的植物。她发现了一朵"快要凋谢的花"，一朵已过花期的天竺葵。她建议我们为这朵花做一个"小花房（plantateria）"来照看它。在她的指挥下，我们用黏土做了一个小盒子，将这朵花种进去，垫上泥土，浇水。我们很小心地做着这些，并约定下次会面时再来看这朵花的情况。我说，哦，这朵可怜的已过花期的花妈妈需要很多的照顾。

在这一次会面中，我感觉到俄狄浦斯三角关系的进一步发展，这其中的主题是一个年轻女孩与她母亲之间的对立。母亲单独住在一所房子里，灾难摧毁了她的房子，她受伤并住进了医院，而且被外科医生整容。玛格丽特通过移置——自然力的伤害和医生的误诊

（不是玛格丽特）——来表达对母亲的愤怒。因为玛格丽特已经明白和母亲之间的问题。我觉得这种激烈的对抗中争论点在于谁是更美丽的人——是白雪公主还是女王，灰姑娘还是卑鄙的继母，或暗指是玛格丽特还是她母亲。

玛格丽特对于我的评估没有直接回答，而是通过儿童具体的行为表达出来其隐含的意义。她走到那些植物前，发现那朵快要凋谢的花朵，她的矛盾心情表露出来。她想要解除这种"对母亲的愤怒的愿望"。这"将死的母亲"——花需要细心的照顾，因此花被移植在"小花房"——医院。

我觉得这是一个非常好的关于孩子们在治疗中如何配合的例子。他们所建立起的心理防御机制较成人要少得多，经常能很容易进入他们的潜意识中。而且，与成人之间所使用的冗长而又文绉绉的语言不适用于儿童。他们经常从具体的隐喻中表达意思，这是一种前意识语言。玛格丽特在房间里发现一朵将要枯萎的花，而这朵花就暗指她母亲。作为幼儿心理治疗师，我们要说出这种隐喻。因此，拥有一个具体的房间，一个单独的抽屉来保存这些具体的想法，并形成一个主题集来具体阐述治疗中主要的问题，这是非常有益的。

三、对玛格丽特及其父母的继续治疗

在这一阶段对玛格丽特的治疗中，将继续对第一个月的主题进行阐述。我们开始进行家庭的游戏——母亲、父亲、婴儿和女儿。母亲在浴室洗澡，她洗了很长时间，以至皮肤起皱。同时女儿准备做晚餐，给婴儿喂食，为父亲做饭。当父亲看到母亲洗完澡出来时，他说她看上去像晒蔫的李子。听到这里我笑了，并再次想起白雪公主中——母亲和继母们如何变得又老又丑。我拿出一本新手册（用文件夹），给手册上题名"家庭手册"。在这本手册我写下了几个句子，关于女孩们如何想要变得美丽，变得比母亲更时髦，她们经常会问"谁更美丽？"

在以后的一次会谈中，玛格丽特用黏土做了一个漂亮的指环戒指——从女王伊莎贝拉那偷来的。玛格丽特这次扮演一个新人物——"诗冉裴小姐"。在游戏中，她被抓到警察局，一个严厉的警察（治疗师）审问她。审讯时，她被戴上了手铐，按了指纹。玛格丽特认罪后，她被判进监狱服10年徒刑。在会面的最后，我在家庭手册中记录，当女孩对母亲不诚实时，会感觉很不舒服。她们希望变得更美丽，嫉妒母亲所拥有的东西——珠宝、晚礼服、香水、化妆品。女孩在成长过程中都有这种感觉，这种感觉有时使她们做噩梦。（这些记载并不是一次写完，当玛格丽特一边看我写一边认真听，我大声念给她听并记在手册上）。

> 在这几个小时的会面中，玛格丽特的游戏继续着和她母亲的俄狄浦斯对抗。我有很多次机会使她意识到她的嫉妒情感和她的部分超我反应（玛格丽特有犯罪感，晚上经常做惩罚性的噩梦）。

在这一阶段许多次会面中，玛格丽特继续她的种植游戏。枯萎的花都被移植到小花房里受到特殊照顾，有一些已经得了"瑟莫拉"花虫病。她仔细观察它的生长情况，我称她为护养员。她的兴趣开始转向所有活的植物，为那些即将开花的植物除虫，她建议我们一起把这些枯叶摘除。她唧唧咕咕地对着小花骨朵说话。我评论所有女孩在成长过程中都会有特殊的家庭情感——某天她们想要拥有自己的植物和小孩来照顾。实际上，玛格丽特似乎是在照顾小孩。我前面的评论对玛格丽特造成威胁；她停止游戏，走到时钟前看还剩多少时间。在这以后的时间，她毫无表情地坐在椅子上，看着时间，等待治疗的结束，我分析也许我的关于"婴儿"的说法使她感觉紧张。

> 在她的游戏中，我感觉玛格丽特进入母性移情的另一种形式。办公室成了家庭，她照看所有的婴儿。正如她在前面的整理和打扫活动中所体现的一样，种植游戏中也表现出她的俄狄浦斯情感。但

我试图使这更明显"女孩想拥有自己的小植物和小孩来照顾"——这使她产生焦虑，从而停止游戏变得毫无表情。

这上述的体验接触到"心理治疗技巧"这一主题。我们如何知道何时开始进行困难的直陈症状或开始解释问题？开始介入的主要的内部反应指标是我们产生共情的程度。玛格丽特的抗拒很明显是她的咨询师／父亲情感使她产生焦虑，这使我不得不谨慎对待，进行治疗。同时，我认为尽管玛格丽特退缩，但她还能承受，继续接受治疗。尽管引起她的抗拒，但我觉得使她明白上述意识是可行的，这也提醒我，玛格丽特是脆弱的。

所有的心理治疗师都想尽力掌握好解释的时间，我们凭借对病人了解程度及当时的直觉引起的共感来判断。除了对时间的控制外，解释语也很重要。在可接受的游戏语言中的隐喻明显有助于这一过程的进行，而且更易于被孩子们所接受。然而，即使有正确的直觉和知识，心理治疗师在时间上仍会有偏差，这时病人可能会暂时退缩。在基本的心理治疗过程中很少造成真正的危害。实际上，尽管会遇到令人十分不快的主题，并由此引起焦虑，心理医生仍会另寻方法成功地对这一主题进行讨论。

在这一阶段的治疗中，玛格丽特正准备在学校话剧中扮演一角色，这一话剧会在父母面前进行表演。她不仅对自己所扮角色熟悉，而且知道所有其他同学的台词。她担心其他同学会出错，觉得那将是很难堪的事。因此排练时，当别人讲错时，她总是要纠正她们。一些同学对此非常生气——她太自以为是——他们说她并不是老师，不应该管这么多。但玛格丽特向我解释，如果话剧演得糟糕，她会觉得"很尴尬"。我注意到这正是她"完美小姐"焦虑的很好体现。

玛格丽特回忆起以前许多觉得难堪的事情。有一次上课时，她当着全班同学面在黑板上解答一道减法运算题，但她认为这是一道加法题。这件事已过去了一年多，但她仍记忆犹新。我认为当人们每天想要表现得完美无缺，他们内心深处担心有些不好的、糟糕的事情随时会暴露出来。（我感到玛格丽特正尽力使自己摆脱这种损害自我的感觉，同时感受到在日常生活中无意中犯的错会导致这种潜意识中的恐惧"解除"。任何一个小小的错误会引起她对内心潜在的不完美的恐惧，这种恐惧，其根源在于母女关系。）

对食物的主题我们也进行了讨论。我们用黏土进行做饭游戏，有味美好吃的食物，也有煮得糟糕的食物。玛格丽特不喜欢夹肉面包和菠菜，喜欢吃比萨饼和花生油。她说起她母亲糟糕的厨艺，抱怨母亲很多次都煮得时间不够长，所以不好吃。有时，她已经非常饿，而母亲还没有开始准备晚餐。

玛格丽特写了一封信给母亲："我再说一次，不要再把压碎的三明治放在我的午餐盒里。"她又补充一句："我依然爱你。"她放入几张泡泡糖包装纸作为小礼物，来缓和信中语句的气氛。她做了一个信封，我们找到一张邮票，把这封信寄出去。我说："当你母亲没有准备好你的午餐时，你觉得她不爱你，"我又补充说道："当女孩们还小时，她们就很强烈地感到爱她们的妈妈会精心为她们准备食物。"（我首次引入新的想法）。我分析，当玛格丽特很小的时候，她母亲有很重的忧虑感，有时觉得难以照顾玛格丽特。所以现在，玛格丽特对于母亲在食物上所出的错非常敏感。（母亲确信我会以玛格丽特能够理解的方式来与她讨论这件事）。在玛格丽特的面前，我在我们共同编著的家庭手册上记下这个观点。

在这一治疗阶段的前期，我们隐隐约约看到各种主题呈现出来：与母亲对抗（俄狄浦斯对抗），对父亲移情，防御的精密性（完美主义）以及通过食物表现出来的口唇期冲突。心理治疗师要保持灵活的头脑，因为治疗过程中这些主题或争论点变换得很快。

和父母的交谈中，他们感受到玛格丽特比以前快乐了，在学校表现好了，与其他同学之间争执也少了。

父母说玛格丽特仍试图更亲近父亲，她开玩笑地问："你愿意做我的丈夫吗？你会离婚吗？你认为我有多美丽？"父母双方都感到这种情形持续太长时间了。母亲说当她听到这些话时，对玛格丽特感到非常恼怒。当她和丈夫讨论什么事时，玛格丽特总是打断他们。从这些事情中我看出，当父母谈论一些私事时，仍是母亲告诉玛格丽特她必须在一旁等待。当我问她父亲为何他不将玛格丽特打发走，他显得很困惑，说："我真的不知道，我明白你们的意思，也许我过于同情她"，我大声问是否他仍觉得妻子对玛格丽特太严厉。他点头同意，并说只有他才能使玛格丽特平静下来并恢复理智。母亲愤怒地说："问题在于我总是严厉的纪律执行者，而他总是慈爱的、讲道理的父亲。"

"好父亲，坏母亲"分界的这一类讨论帮助父母双方更全面地了解这种令人困扰的分歧。实际上，他们都对这种分歧的强烈程度感到震惊，同时对女儿已洞悉这种分歧感到震惊。意识到这点，父亲开始变得严厉，强化规则并指出母亲要多与女儿进行些愉快的活动。

在这一阶段的后一部分，母亲开始回忆早年时和玛格丽特之间的紧张关系。她感觉到有很多事发生，在她怀孕、生产时，以及在玛格丽特婴儿早期第一次表示否定时。在她怀孕时，她总是感觉丈夫觉得她不再有吸引力。她开始觉得丈夫对她不忠实，觉得玛格丽特是一个巨大的包袱。实际上，她说，丈夫确实背叛了她，因为他已开始有外遇（在她怀孕期间）。在分娩时，她"失去了他"。她开始进入"妄想狂似的状态"，让她丈夫离开房间，她记得曾尖叫"把那个人赶出去——他要伤害我"。在玛格丽特的婴儿期她仍觉得有这种困扰的情感。她觉得她对玛格丽特来说不是一个有力的依恋对象，而其他人会比她更好地抚育玛格丽特。她不断问："我应该是玛格丽特的母亲吗？"她现在意识到她丈夫那时移情别恋，他可能更愿意别人来做玛格丽特的母亲。这些材料中包含很多的痛苦经历，当讨论这些时，父母双方都感到痛苦。同时，这样的述说似乎给母亲带来了一些解脱，使她理解过去家庭生活中的问题。我分析这是非常重要的材料。因为对玛格丽特的疏远，她总是感到非常痛苦。她开始叙述这种情感产生的可理解的背景。

在这一阶段治疗中有一重要的转变，父母开始明白母女关系恶化的原因。玛格丽特的出生正是家庭出现问题的阶段。母亲疏远孩子正是父亲——既是丈夫，又是孩子的父亲——疏远母亲的反映，而这种疏远使她远离她的孩子。这一新的信息和理解观点开始帮助母亲感觉好受些，觉得自己不是十分令人讨厌、冷酷的人。

这种治疗在另一水平上涉及"父母孩子关系之间的治疗"技术（见第二部分）。母亲想要恢复母女之间关系，需要帮助弄清阻碍这种关系的潜意识障碍。尽管这其中还有一些重要的未知的潜意识因素，但仍是在父母合作中的领域内。许多幼儿治疗师在类似情形下对个人进行心理治疗时可以参照这位母亲的例子。我觉得这可能是一次令人遗憾的失误。幼儿治疗师可以在父母与幼儿关系这一领域中对这种事件进行探讨，可以根据玛格丽特的发展需要，在适当时候采取适当的方式来处理这些问题。例如，如果我观察合适的时间内母亲不能合作，进行个人单独治疗的安排将会比较适合。

由于玛格丽特的幼年发展过程已渐清晰，我们能更全面地看清重要的"发展过程中的障碍"的形成过程。母亲将不满情绪延伸到女儿身上，给玛格丽特的内心投下了阴影。

四、玛格丽特及其父母的中心问题

在为玛格丽特治疗的下一阶段，她发掘出许多早年与母亲之间关系的主题。

玛格丽特的游戏转向图画和手指敷的水彩画。她从混乱的色彩中找到快乐，这种快乐我们称之为"smuching"。整个白色桌面上满是各种各样的颜色。实际上，我们开始了一个定期的"smuch"时间，在这一时间，她是全身心地享受在快乐中，而后，最后几个小时，她认真地打扫干净，她说起很多关于她的兄弟森吃东西时的情形，他总是弄得乱七八糟，当他学习自己动手吃饭时，吃得到处都是。我能了解森和母亲在一起时是在享受这种混乱，而这正是玛格丽特所向往的，但在她小时候并没体验过这样快乐。

　　对玛格丽特来说，这是一个不寻常的游戏，因为它有很强的回归性质，这种回归与她现在的生活方式不一致。我直觉的反应是由于玛格丽特内心的焦虑及母亲的紧张状态，她幼年时没有体验到这种"放松"。后来，和父亲重归于好的心情轻松的母亲和第二个孩子在一起时，能进行这种典型的混乱游戏。母亲将这与玛格丽特进行比较时，心里感到内疚。

在这混乱的颜色中加入水变成了调合剂，而后又加入胶水和糖。将它放入塑料牛奶盒中，这混合物表面上隆起了许多泡。在制作过程中，吸收了一些有害的特质，它们变得具有毒性了。

"卷毛"和"长腿"在这游戏中充当特殊的临时保姆。有了这种神秘的牛奶，他们登广告（做一些小的标记），称自己是享有国际声誉的高水平的临时保姆。父母亲雇他们看小孩，他们带着孩子们去公园玩，卷毛抱着这些小孩，背上背着婴儿。孩子们口渴了，他们给孩子们喝那杯酿制好的有毒的牛奶。孩子们很快死去了。母亲（另一个玩偶）来接孩子，他们告诉她孩子们在山脚下睡着了，当母亲去叫醒她的孩子时，"卷毛"、"长腿"将一块巨石推到母亲和孩子们身上。在这时玛格丽特经常大声叫道"到了孩子死的时间了"，然后接着做游戏。

我在家庭手册上记录，所有年长的姐姐都憎恨年幼的弟弟，对他们有强烈的嫉妒感和除去他们的愿望；这种死亡愿望也可能会指向母亲。当玛格丽特说"到了孩子们死的时间了"，她的脸上有灿烂开心的笑容。

　　我认为这正展现出这些激烈情感。这使玛格丽特减轻罪恶感，并能理解正常人这些情感的产生根源。

尽管玛格丽特在家里对婴儿表示出愤怒，在我办公室的"孩子"受到了不同的对待。这种前面提到的女性移情在玛格丽特对我的植物的关心上表现出来。这些植物对她来说变得非常重要。她仔细地给花浇水，而注意不会浇得太多。观察嫩芽的生长及它们"孵化"的过程。她检查每片叶子的生长情况，摘除枯叶，使植物生长得更好。尽管前面我强调这种活动中的俄狄浦斯性质，而玛格丽特现在更多地表现出母性关怀。我感觉每个植物都像是她的孩子，她乐于为他们提供最好的照顾。实际上，我的这些植物从未像现在这样生长良好。玛格丽特对此项活动投入大量精力。

我认为玛格丽特是一个非常出色的母亲，我告诉她，在她小时候，她母亲想要很好地照顾她，但在那段时间里，她母亲经常有很多的烦恼，而且心情低落、沮丧。当母亲们处于这种情形时，她们是很难去顾及孩子们的心情的。玛格丽特说，她不记得她小时候的事，但她确实记得她母亲总是情绪低落，经常和父亲吵架。我说："那时必定很难看见母亲现在对森的这种爱。"

当我逐渐理解这段材料时，我开始感到玛格丽特正在做一个重大的转变。她明显地为这些办公室的"孩子们"提供了那种爱护，这种爱是她潜意识觉得没有体验到的感觉。我感觉这段材料有助于治疗的进行，因为玛格丽特看见母亲和森之间的不一样的母子关系。尽管玛格丽特在游戏（保姆游戏）中表示了她的嫉妒，而她正形成一种新的能力。她通过亲自扮演好母亲的角色，给孩子们足够的爱护，来克服过去的经历带来的失落感。这是一种重要的消极转变为积极的机制。我觉得这很可能成为一种过渡的适应性行为。我经常发现在治疗过程中，治疗的良好气氛能使病人回复到过去的紧张状态中，从中寻找好的解决方法。玛格丽特早期试图应付挫折，导致成为愤怒的攻击者。现在她似乎已能够通过成为一位慈爱的有同情心的母亲来解除过去的问题。

玛格丽特在这期间又制作了几幅图画。这些画非常形象生动。玛格丽特花了很长时间来制作这些画。告诉我这是一些悲剧性作品。其中一幅画画的是沙漠中的一棵小树。这棵小树外形丑陋，而且几乎干枯了。图画中用黏土表示多节的树根和枝条。枝上没有一片叶子。玛格丽特生气地告诉我关于这棵树没有什么好说的，因为它没有水分，很快就要枯死了。我评论在我办公室的那些植物长得很好，也许当她还很小时，她感觉不能有足够的水喝，我从玛格丽特的脸上看到忧郁的表情。

第二幅画是关于一群鸟的故事，图画中天空阴沉沉，不远处的机场有一座灯塔。玛格丽特生气地告诉我故事的内容：这群鸟想要到机场去乘飞机，但它们总是误机——迟到，最后，它们终于及时赶到了，搭上了最后一班飞机。但是一场暴风雨又使它们返回。在远处飞机再次起飞时，没有看见鸟群。我说，这些鸟努力想搭上母亲的船（玛格丽特用手指塞住耳朵），但总有些什么事阻碍它们。也许是母亲的黑风暴，也许是玛格丽特的黑风暴使船离开。玛格丽特看上去对这种说法很愤怒，用手紧紧地塞着耳朵，坐到时钟前直到会面结束。

尽管有这些明显的阻抗表现，我觉得在这次评论后，我和玛格丽特的关系更紧密了。她有时会打断我的谈话，插入一小段对话，很随意地谈起自上次会面以来几天内发生的事情。例如，她很有表情地描述当她的弟弟穿着尿布在房间里到处走动时的情景。她想像她未来的婚姻——她想要几个小孩，但一次只生一个，因为太多小孩是很难照顾的。她患了睑腺炎。我问她我能不能仔细地看一看。她知道她不能用手去擦，过去常担心肿块会越长越大。她的朋友莎拉对她很生气，并给取了一个外号"麻烦"。这使玛格丽特很烦恼。但现在她把莎拉叫做"胖子泡泡"，因为她很胖。这些是对玛格丽特现在生活场景中很轻松的一些评论，是亲密朋友之间的轻松随意的交谈。通过这些交谈来了解儿童心中所想，儿童在这种关系中会逐渐放松并感觉舒适。

在这一段时间与父母的会面中，M 夫人继续表述她过去那段糟糕的婚姻紧张状态及其给母女关系所造成的影响。

父母双方叙述了他们近来在一次假期的晚餐准备工作中所发生的一次争

吵。母亲需要一打鸡蛋做晚餐，可是父亲忘了。当他们说起这件事时，母亲承认到她当时心里充满愤怒。是什么使这种潜在而又熟悉的情感爆发出来？在这次晚餐前的 2 个星期内，父亲都在办公室里工作到很晚，母亲又有了以前的感觉——他是真的在工作，还是和别人出去约会了？她甚至几次打电话去办公室，结果发现他真的是在工作。她开始意识到这段期间她变得有些疯狂，经常对玛格丽特尖叫，有点歇斯底里。我们突然意识到 M 夫人对玛格丽特的反应就像是对丈夫的情妇的反应——另有所爱。这一点是对母亲有力的洞悉。对母亲来说，这是一种熟悉的感觉——她有这种感觉已经很长时间了。可能甚至在玛格丽特出生之前就有了。当她明白这种想法有多么疯狂，而且在她和女儿之间造成那么大的障碍时，她哭了。她要求另外约见几次，来追溯这么多年以来这种想法如何表现在玛格丽特身上（她丈夫参加了所有的会谈）。她带了一个小纪念盒，盒子里装的是玛格丽特婴儿时的头发。当她说话时，她不停地抚弄这缕头发，似乎这样能使母女之间联系更紧密。在这次会谈期间她反复地说："我知道我的丈夫是真的爱我，而玛格丽特确是我的女儿。但在过去要转变这种感觉是非常困难的。"

毫无疑问，这种新的认识转变了母女之间这种潜意识中的关系。M 夫人叙述，当丈夫更多地参与一些家务琐事时，她则更多地和玛格丽特一起进行有趣的活动。最近，母亲和女儿一起去滑冰。母亲感觉她们过得很愉快——当她们手拉手艰难地滑行时，真的很开心。当她们回家时，"过去的玛格丽特"又出现了，玛格丽特当着母亲的面问父亲："为什么你才回来？没有你一点也不好玩。"在过去，母亲会非常生气。但这次相反，她开玩笑地说玛格丽特正尽力让父亲感觉好受些，因为她和母亲在一起过得很开心，玛格丽特听到这笑了。

父母亲说，玛格丽特的典型的愤怒情绪似乎渐渐消失。玛格丽特很早就想买一只豚鼠，母亲和女儿一起去买了一只回来。玛格丽特非常认真地听母亲讲关于如何喂养这只豚鼠。她们一起给它取名为"吱吱"。玛格丽特不停地说："真难以相信，吱吱是属于我的。"玛格丽特开始尝试新的食物：煎土豆，母亲做的各种鸡蛋食品。她的母亲现在会故意逗她："我做的煎蛋比父亲做的好吃吗？"玛格丽特则调皮地说："没有。"

玛格丽特吃饭时不再摇晃，也不经常在吃的时候上厕所了。她和母亲一起准备午餐盒，她母亲可以在里面放一些让玛格丽特惊喜的东西。而且近来，她们开始一起做饭。例如，母亲在烤蛋糕，而玛格丽特则用冰淇淋在蛋糕上加点缀。当母亲感到能愉快地给女儿提供食物时，她明显体验到无穷的快乐。

> 为转变母女关系，在这一期间对母亲的咨询工作的重要性使我印象深刻。尽管 M 夫人内心潜在冲突仍很强，这在很多方面与个别心理治疗法不同，在个别心理治疗中母亲是主要病人。这里有一非常重要的潜在界线——我们的治疗集中在母女关系上，目的是为使这疏远的双方重新联合在一起。M 夫人不想再去探讨生活中的其他时段，除了当这些方面涉及这一中心主题时。玛格丽特使我想起我最早的病人。心理治疗师可以在"父母合作"领域内进行更深的潜在心理探索，重要的是目的和边界要明确。

五、结束期

父母说起玛格丽特几个月内的变化。M 夫妇和玛格丽特相处很融洽。玛格丽特比以前胃口好，对食物比以前更适应，很少向母亲表示愤怒。父母对她与伙伴关系的转变印象深刻。他们看见她不再那么专横，而且有了几个好朋友。这些稳定性变化表明治疗的结束期已经来临。在这一期间，玛格丽特创造了一个新的游戏。

玛格丽特打算利用她的那些多功能工具设计并制造一艘船。她用乐高玩具作为基础，上面加上些夹子、黏土、碎硬纸板和纱线作为附属品。不久，一艘漂亮的小船完工了。这是一项巨大的工程；它有主舵和监视器，有能提供住宿和吃饭的起居舱，一个用做储存的小货舱，几个分离的救生艇靠在大船旁，还有夜航指示灯和救生衣。这艘船是由一个15岁的小女孩打造、修理、清洗，并由她驾驶出海。两个乐高玩偶表示是她的两个女朋友。她们都穿着制服，在船上从事机械维修，满身油污。母亲、父亲、祖父都对这一工程提供经济资助，并偶尔会来看一看，对这一工程感到惊奇。而后，他们就都消失了。

同时她又做了一个大船坞。在那里存放着这艘船所需的所有供给物资：燃料、食物、日常用品及备用设备。

三个女孩共同完成这一奇迹。一旦这艘船做好，这故事的主题是这艘船的使用寿命和三个住户的生存能力。船本身并没有什么任务，不需要去钓鱼，也不需要从一地方到另一地方去旅行，不需要运送货物去外国港口。它的作用是对自身的维护保养，并在暴风雨的大海中幸存下来。当在海上遭遇恶劣天气时，女机械师们聚集在船舱里进行维修。当食物不充足时，其中一个女孩乘坐救生艇去钓鱼。当她被突然袭击的海浪打得离开大船时，能够通过安装在救生艇上的通信系统与大船联系而获救。

很多情节都用来叙述那条长长的由船坞引出的"救生索"，它与船上相同的救生索相连（用黏土做成的架子），这些救生索很像水管，两端紧紧系着。当软管相连时，就能定期提供给养，这些给养是从船坞通向船上货舱。

这是一个充满激情和快乐的游戏。因为暴风雨，船几乎不能被引入船坞。好几次当软管接好时，又被海水打断。这几个10多岁的潜水员需要潜入海中去修理被损坏的部分。这是非常关键而且十分危急的时刻，决定着供给是否能最终送到船上。有趣的是当船漂在海上时，它从不会离大船坞太远，总是在船坞的附近。救生索经常被切断，然后又被修好。水流或其他的船只也会给这艘船造成损坏。偶尔有一次遭到鲨鱼的破坏。尽管遭遇到这么多破坏，三个女孩凭着自己的力量和机智战胜了困难。

在供给重新恢复后，精疲力竭的女孩们回到起居舱，她们做了一顿丰盛的晚餐——意大利通心面、肉丸、蛋糕和冰淇淋——用来补充能量。

我发现这一连载故事非常有趣，并且再现了这次治疗的其中一些主题。我觉得这只小船是母亲船的象征，这艘母亲船得以在海上幸存下来。这是母亲的复活，母亲是幼儿早期生命中主要的支柱。这艘船的船长以及她的同伴通过努力，获得了给养。故事的关键在于供给是否会被切断，以及女孩将经历的暴风雨（陷入困境的母女关系）的猛烈程度。尽管海洋风暴的存在，但冒险精神得到了充分的培养和发展。这条供应线——脐带——可以被切断，我觉得玛格丽特继续再次体验到她早年的创伤。

玛格丽特的船只游戏及其同时在家和在学校里的明显成效，使我觉得她已经找到了解决内心冲突的有效方法。弗洛伊德（1914）描述了在治疗期间通过治疗而产生的转变的巨大潜能："过去的经历可以通过做游戏产生移情而无害地再现。在游戏中，它可以完全自由地发展扩张，然后通过隐藏在病人潜意识中的病理性的本能冲动向我们展示过去的一切。"

在治疗的早期阶段，饥饿和抚育的主题变得至关重要。玛格丽特通过以攻击者自居的防御机制来抵挡来自母亲的威胁和伤害。她对母亲对午餐盒的敷衍了事感到气愤。她攻击作为供养者的母亲和其他孩子。通过这种机制，她避免无助的感觉，并且变成强有力的攻击者。这是一种很有问题的防御机制，因为它使玛格丽特和她的母亲、她的同伴、老师疏远。我觉得在治疗过程中，她能够形成一种更具适应性的应对机制。这可以帮助她克服长期存在的威胁。玛格丽特似乎形成了"以培育者自居"机制。种植在我办公室的那些"婴儿"得到了来自玛格丽特的精心呵护。而这项愉悦的行为随着治疗的进行而得到发展。船只游戏中她采用了类似的应对技能。这个15岁的船长离开家，独自承担起维持生命的责任，自食其力。因此，我觉得玛格丽特能够实现一个重要的转换——从作为一"进攻者"（非适应的）的应付转变成一个"抚育者"者的应付——而且我认为这种转变来自于治疗中的机遇。首先，这种治疗展开并揭示冲突，患者说出了她长期困扰她的冲突，以及应对这种冲突的方式，而后通过游戏、探讨和理解发现了一种新的更具适应性的方法以应对过去的冲突。同时，我觉得因为在对父母的咨询中对母亲的洞察力，母亲真正能够有效地抚育女儿，这促进了这种新的应对机制的发展。

这个船只游戏不仅突出表现了玛格丽特有效的应付行为，而且向我表明了她向潜伏期的明显转变。这个 15 岁的船长离开家（主要的父母人物留在岸上），她和她的同伴承担了所有的责任。这一行为反映了玛格丽特真正实际地脱离父母，及摆脱俄狄浦斯时期前期问题重重的三角关系。她投入到新伙伴和她的好朋友群体中。这代表着潜伏期阶段的适宜的转变，从家庭的力比多中心转向外部世界的新的中心。

由于在后期阶段的几个月中效果稳定、良好，我们决定结束这为期 15 个月的心理治疗。

参考文献

Freud, A.（1960），Identification with the aggressor. In *The Ego and the Mechanisms of Defense*, pp. 117-131. New York: International Universities Press.

Freud, S.（1905），*Three Essays on Sexuality*（Standard Ed., Vol. 7）. London: Hogarth Press.

Freud, S.（1914）. *Remembering, Repeating and Working Through*（Standard Ed., Vol. 12）. London: Hogarth Press.

Freud, S.（1924）. *The Dissolution of the Oedipus Complex*（Standard Ed., Vol. 19）. London: Hogarth Press.

Gross, G., & Rubin I.（1972）. Sublimation. *Psychoanalytic Study of the Child* 27:334-359. New York: Quadrangle Books.

Nagera, H.（1966）. *Early Childhood Disturbances: The Infantile Neurosis and the*

Adult Disturbances. New York: International Universities Press.

Nagera, H.（1981）. The developmental profile. In *The Developmental Approach to Childhood Psychopathology*, pp. 3-36. New York: Jason Aronson.

Peller, L.（1954）. Libidinal phases, ego development and play. *Psychoanalytic Study, of the Child* 9:178-198. New York: International Universities Press.

Piaget, J.（1967）. *Six Psychological, Studies*. New York: Random House.

Sarnoff, C.（1976}. *Latency*. New York: Jason Aronson.

Shapiro, T., & Perry, R.（1976）. Latency revisited. *Psychoanalytic Study of the Child* 31:79-105. New Haven: Yale University Press.

Tyson, P., & Tyson, R.（1990a）. Psychosexuality. In *Psychoanalytic Theories of Development*, pp. 41-68. New Haven: Yale University Press.

Tyson, P., &: Tyson, R.（1990b）. The development of the ego. In *Psychoanalytic Theories of Development*, pp. 295-320. New Haven: Yale University Press.

Tyson, P., &; Tyson, R..（1990c）. The superego. In *Psychoanalytic Theories of Development*, pp. 195-240. New Haven: Yale University Press.